张锡纯医学全书

张锡纯
医方精粹

郑腾飞　胡蓝方　黄小龙　点校

U0200426

学苑出版社

图书在版编目（CIP）数据

张锡纯医方精粹/郑腾飞，胡蓝方，黄小龙点校．—北京：学苑出版社，2017.4

（张锡纯医学全书）

ISBN 978 - 7 - 5077 - 5197 - 0

Ⅰ.①张…　Ⅱ.①郑…　②胡…　③黄…　Ⅲ.①方书 - 中国 - 民国　Ⅳ.①R289.36

中国版本图书馆 CIP 数据核字（2017）第 060526 号

责任编辑: 黄小龙

出版发行: 学苑出版社

社　　址: 北京市丰台区南方庄 2 号院 1 号楼

邮政编码: 100079

网　　址: www. book001. com

电子邮箱: xueyuanpress@163. com

销售电话: 010 - 67601101（销售部）67603091（总编室）

印 刷 厂: 北京画中画印刷有限公司

开本尺寸: 880×1230　1/32

印　　张: 10.75

字　　数: 242 千字

版　　次: 2017 年 4 月第 1 版

印　　次: 2017 年 11 月第 2 次印刷

定　　价: 39.00 元

前有张仲景　后有张锡纯

中国近代医学第一人

　　张锡纯，字寿甫，生于1860年，卒于1933年秋，祖籍山东诸城，祖上于明代时迁居河北盐山县边务乡。张锡纯家为儒医之家，少时饱读经史，后遵父命习医，上至《内经》《伤寒》，下至名医诸家无不遍览。后教书乡里，科举不第，遂转而攻医。时西学渐入，张氏开始接触西洋医学，潜心研读十余载，为人诊治，药效非凡，沉疴痼疾常能药到病除，渐闻名于乡里。辛亥革命后，受聘从军，任军医之职。1918年，奉天设立达中医院，张氏被聘为院长。张锡纯晚年携亲眷至天津，开业行医。张氏在其行医生涯中主张中西医应取长补短，相互汇参，并将自己的经验加以整理、刊行，在医界引起很大反响，被称为"医学中第一可法之书"，张氏亦被称为"中国近代医学第一人"。

医学中第一可法之书

　　张锡纯《医学衷中参西录》自刊行以来深受医学界广大读者的推崇，后经奉天章福记书局多次刊行，畅销海内外，为近代以来中医界不可多得的优秀著作。新中国成立以后，该书又经河北人民出版社点校、整理出版，加入了张锡纯后人保存的张锡纯遗稿。近年来各医家又多次对该书进行整理、完善，

1

使张锡纯的学术思想在医学界广为传播。

学宗经典，自创新方

张锡纯潜心研读《内经》《本经》《伤寒杂病论》等秦汉经典及其他历代先贤医籍，吸取其精华，"瀹我灵性，益我神智，迨至性灵神智洋溢活泼，又贵举古人之规矩、准绳扩充之、变化之、引申触长之"（《前三期合编·自序》），而自创新方。故"书中诸方，除古方数首之外，其余一百六十余方，皆系拙拟。此非矜奇立异，欲与古人争胜也。诚以医者以挽回人命，为孜孜当尽之天职，至遇难治之证，历试成方不效，不得不苦心经营，自拟治法。迨拟出用之有效，且屡次用之，皆能随手奏效，则其方即不忍抛弃，而详为录存。是此一百六十余方，皆迫于孜孜挽回人命之热忱，而日积月累以成卷帙者也"（《前三期合编·例言》）。这表明，张氏所创新方皆源自临证实践。更难能可贵的是，张锡纯不藏私，每首新方皆分述主治病证、方药组成、剂量用法及方药分析，且多数方论附有相关医案。如此一来，读者更加容易活学活用。

衷中参西，中西汇通第一人

自西医东渐，打破了华夏大地中医"一统天下"之局面。中医界面临西医学的兴起，"维新派"审时度势，与时俱进，倡导中西医汇通，张锡纯为其一。有学者评价说："能融贯中西，汇通新旧，以求医学之尽善尽美，而无偏私之见存于其中者，则余于张君寿甫之《衷中参西录》。"（《第五期·第八卷》盛泽王镜泉登《绍兴医报》论《衷中参西录》为医家必读之书）张锡纯在回顾他对西医学的认识过程时说："自幼承家学渊源，医学与读书并重。是以自成童时即留心医学，弱冠后即为人诊病疏方。年过三旬始见西人医书，颇喜其讲解新异多出中医之外。后又十余年，于医学研究功深，乃知西医新异之理原多在中医包括之中，特古籍语意浑含，有赖后人阐发耳。"（《第五期·第一卷·论中医之理多包括西医之理沟通中西原非难事》）张氏在客观分析中西医各有所长与所短，并倡导应优势互补时说："自西药之入中国也，维新者趋之恐后，守旧者视之若浼，遂至互相抵牾，终难沟通。愚才不敏，而生平用药多喜取西药之所长，以济吾中药之所短，初无畛域之见存于其间。故拙著之书，以衷中参西为名也。盖西医用药在局部，是重在病之标也；中医用药求原因，是重在病之本也。究之标本原宜兼顾，若遇难治之证，以西药治其标，以中药治其本，则奏效必捷，而临证亦确有把握矣。"（《第五期·第二卷·论中西之药原宜相助为理》）他还说："夫医学以活人为宗旨，原不宜有中西之界限存于胸中。在中医不妨取西医之所长（如实验器械化学等），以补中医之所短；在西医尤当精研气化（如脏腑各有性情及手足六经分治主六气等），视中医深奥之理原为形上之道，而非空谈无实际也。"（《第五期·第一卷》）"盖中、西医学原可相助为理，而不宜偏废，吾国果欲医学之振兴，固非沟通中、西不可也。"（《第五期·第六卷·论痫证治法》）综上所述，张锡纯当年审时度势，衷中参西之理念至今也没有过时，并且对目前的中西医结合有一定的指导意义。

张锡纯所在时代，西医对霍乱病长于预防而短于治疗。为此，张锡纯发明了治疗霍乱的"急救回生丹"，用药有朱砂、冰片、薄荷冰、粉甘草，他认为此方治霍乱无论寒热，均可应用。随后，张锡纯又制有防治兼用的"卫生防疫宝丹"，"治霍乱吐泻转筋，下痢腹疼，及一切痧证，平素口含化服，能防一切疠疫传染"。此方流传一时，如沈阳某煤矿发生霍乱，"有工人病者按原数服药 40 丸，病愈强半，又急续服 40 丸，遂脱然痊愈。后有病者数人，皆服药 80 丸。中有至剧者一人，一次服药 120 丸，均完全治愈。"

这两种方药的药味及制法均系衷中参西的成果，经济简便，效果又在单独用中药或西药之上。1919～1920 年，曾在东北及河北、山东、河南大面积试用，据较可靠的报告，治愈数万人。

提倡传统内练法

吴云波先生指出："张锡纯提倡医家力行'内练、内修'的静坐气功，认为这是'领悟脏腑经络之功能和人体内气化作用'的捷径，他由此得出这样的认识：'内练内修'的佛、道气功是中医的源起和基础。"

张锡纯在"论哲学与医学之关系"一文中指出："哲学实为医学之本源，医学即为哲学之究竟。"他说："是其人必先有明哲之天资，及明哲之学问，而后能保其身也。而此明哲保身之天资学问，在修士原为养生之道。此修士之养生，所以名为哲学也。"又说："诚以静坐之功，原为哲学之起点。"

在这方面，张锡纯有不少具体的观点，如："医者，生命所托。必其人具有非常聪明，而后能洞人身之精微，察天地之气化，辨药物之繁赜。临证疏方，适合病机，救人生命。若是则研究医学者顾可不留心哲学，藉以沦我性灵、益我神智乎哉？"

张锡纯认为，为把握中医所指的人体之"本"，是有赖于内练法之熟稔的。如，怎样才能体察到中医脏腑的存在？他说："当其内视功深之候，约皆能洞见脏腑，朗若掣电；深究性命，妙能悟真。"

张锡纯认为，把握哲学便能洞悉中医的实质，由此，可极大地提高中医的诊疗水平。他说："拙著医书中多论及哲学，非以鸣高也，实欲医者兼研究哲学，自能于医学登峰造极也。"

本次点校、编著采用奉天章福记书局民国二十年印行版本为底本、以河北人民出版社 1957 年版本为对校本。本丛书共分《张锡纯医方精粹》《张锡纯医论医案撮要》《张锡纯经方讲习录》《张锡纯医书拾遗》《张锡纯内科证治精华》五册，分别从方剂、医论医案、经方、遗稿、内科经验等方面入手进行整理，以方便读者携带和研读。

限于编校者的学识，书中难免有错漏，敬请读者批评指正。

本书编委会
2017 年 2 月

编 校 说 明

一、本册本着精练原则，从《医学衷中参西录》前三期方剂讲解 160 余首方剂中遴选出 116 首较为常用的方剂讲解编纂成书，更名为《张锡纯医方精粹》。

二、方剂在原书中的归类未加改动。

三、将原书繁体字改为简体字，竖排版改为横排，同时对原书中不同的部分在排版格式和字体上加以区分。

四、依据惯例竖排本将原书横排版中"右"改为"上"。

五、原书中药物的计量未做改动。

六、原书中通假字，保持原貌，未做改动；对于书中较为明显的刊误，径直改动未加标注。

七、本书中提到的计量单位"瓦"：1 瓦 = 1 克（gram，"柯兰某"），见张锡纯《医学衷中参西录》例言二十九。后文中不再出注。

目　录

张锡纯医方精粹

例　言

一、发明药性之书，始于《神农本经》。其书为有文字之后第一书（《易》虽在先，其时犹无文字），简策之古可知。其书共载药三百六十五味，以象周天之日数，分上中下三品：上品者，养生之药也；中品者，治病之药也；下品者，攻病之药也。各品之下，皆详载其气味与主治，明其气味，主治之理亦即寓其中矣。而药性独具之良能，又恒有出于气味之外者。古圣洞彻精微，皆能为之一一表出，此在医学中，诚为开天辟地之鼻祖也。

乃后人识见短浅，凡于药有独具之良能，不能以气味推求者，皆删去不载。如桂枝治上气吐吸（吸不下达即吐出，即喘者之不纳气也）甚效，《本经》载之，而后世本草不载也，山茱萸治寒热往来（肝虚极者之寒热往来）甚效，《本经》载之，而后世本草不载也，若此者不胜举。愚每观至此等处，恒深为惋惜，故斯编于论药性处，皆祖述《本经》，而于后世本草不轻采取也。或有疑其未载明入何脏腑及何经络者，不知其所主何病，即知其药力能至何处。究之服药后，药随气血流行，无处不到。后世之详为分疏其脏腑经络者，似转贻学者以拘墟之弊也。

二、阐发医理之书，始于《黄帝内经》。其书系黄帝与其臣岐伯、伯高、鬼臾、雷公相问答之词，分为《素问》、《灵枢》。《素问》大旨以药治病，《灵枢》大旨以针灸治病。特其年远代湮，不无残缺。古时相传多以口授，尤易亡失，故晋皇甫谧言其书不完全，宋林亿疑其书有伪托。且仲景《伤寒论》序谓，撰用《素问》九卷，今《素问》二十四卷，其中有伪托可知。然其醇粹之处，确乎贻之圣神，断非伪托者所能为。即如以针灸治病，此时为东西所共认，设非古圣开其始，后世能创造乎？即西人之细讲剖解者，能创造乎？是以读《内经》之法，但于其可信之处，精研有得，即能开无限法门；其不可信之处，或为后世伪托，付之不论可也。此孟子所谓"书难尽信"之义也。乃今之偏重西法者，不于《内经》可信之处费心研究，但于其不可信之处极力指摘，推其意见，直谓《内经》真本久失，所传于世者皆系伪托。有斯理乎？夫我四万万同胞，皆黄帝之子孙也，以祖宗嘉惠后人之典册，不知抱残守缺，倍加爱护，而转欲弁毛弃之，此真令人可发浩叹者也。故斯编于各门中，祖述《内经》之处甚多，而于后世医书之祖述《内经》者，若《难经》，若《伤寒》、《金匮》诸书，亦偶有所采取焉。

三、斯编所载之方，多系拙拟。间有用古人成方，亦恒有所加减，或于方中独有会心之处，亦偶载其方而详为疏解。又于各门方后，附录西人恒用之效方，及西药试之果有实效者。至论脏腑经络之处，恒兼取道家之说，以其授受有自来也。又间采西人之说，以其剖验有实考据也。

四、西人于脏腑剖验虽精，而仍有未能剖验之处。人之脏腑有气、有血、有功用、有性情。西人剖验之学，详于论血，略于论气；能明脏腑之功用，未识脏腑之性情，究于医学未臻醇备。斯编论脏腑之气血及其功用、性情，不但多为西人所未发明，即汉晋以来名医亦多有未发明者。

张锡纯医方精粹

五、西人之药，喜用猛烈之品，吾中华服之恒与脏腑有不宜。诚以西人多食肉，吾人多谷食，自幼养料既异，脏腑之性质即因之有异。斯编于用西法处，恒取其化学之理，运用于医理之中。而自处方药即间有引用西药之时，亦必其性稍和平，不至含有猛烈毒性者。

六、古人用药，多是煎一大剂，分三次服下，病愈不必尽剂，不愈者必一日服尽，此法今人不讲久矣。愚治伤寒、瘟疫与一切急证，必用此法。盖治此等证，势如救火，以水泼之，火势稍减。若不连番泼之，则火势复炽，而前功尽弃。若治他证，不必日服药三次，亦必朝夕各服药一次（煎渣再服可权作一次），使药力昼夜相继，见效自速也。

七、富贵之家服药，多不用次煎，不知次煎原不可废。慎柔和尚治阴虚劳热专用次煎，取次煎味淡，善能养脾阴也。夫淡气归胃，《内经》曾言之，淡能养脾阴之义，原自"淡气归胃"悟出，而其所以然之故，人仍多不解。徐灵胎曰：《洪范》言五行之味，水曰润下，润下作咸；火曰炎上，炎上作苦；木曰曲直，曲直作酸；金曰从革，从革作辛，皆直言其物之本味。至于土，则变其文曰：土爱稼穑，稼穑作甘。盖土本无味，借稼穑之味以为味，夫无味即是淡。故人脾胃属土，凡味之淡者，皆能入脾胃也。

又按：治阴虚专责重于脾，人亦多不解。陈修园谓：脾为太阴，乃三阴之长。故治阴虚者，当以滋脾阴为主，脾阴足，自能灌溉诸脏腑也。

八、白虎汤中用粳米，古方生用，今人亦生用。至谓薏米、芡实、山药之类犹粳米也。诸家本草多注炒用者，为丸散计耳。今人用之入汤剂亦必炒熟，殊令人不解。惟专用以健脾胃或可炒用，若用以止泻利即不宜炒。盖生者汁浆稠黏，可以留恋肠胃；若炒熟煮之，则无汁浆矣。至于用以滋阴，用以淡渗，则不宜炒熟，尤彰彰明矣。

九、今之党参即古之人参。为其生于山西之上党山谷，故曰党参，而生于山西之五台山者尤佳，故又别之曰台党参。与今之辽东人参原非一种，而气温性和，实较辽人参为易用。且其价又甚廉，贫家亦可服用，诚济世之良药也。今辽东亦多有此药，不必皆生于山西。然必参皮作横纹，若胡莱菔之纹，而更密于胡莱菔之纹者，方为野山自生之参，用之以代人参甚有功效。若无横纹，系土人种植之物，不堪用也。又斯编方中所用人参，皆可用野党参代之，而不可用辽东秧参代之。辽东秧参俗名高丽参，其性燥热，不宜轻用，而用于伤寒、瘟疫诸方中，尤非所宜。又有潞党参，皮色微红，生于潞安紫团山，故又名紫团参，其补力亚于台党参，而性平不热，用于气虚有热者甚宜。

十、黄芪入汤剂生用即是熟用，不必先以蜜炙。若丸散剂中宜熟用者，蜜炙可也。若用治疮疡，虽作丸散，亦不宜炙用。王洪绪《证治全生集》曾详言之。至于生用发汗、熟用止汗之说，尤为荒唐。盖因气分虚陷而出汗者，服之即可止汗，因阳强阴虚而出汗者，服之转大汗汪洋。若气虚不能逐邪外出者，与发表药同服，亦能出汗。是知其止汗与发汗不在生熟，亦视用之者何如耳。

十一、石膏寒而能散，以治外感有实热者，直同金丹。《神农本经》谓其微寒，则性非大寒可知。且谓其能治产乳，则性情纯良可知。世人多误认为大寒而煅用之，则辛散之性变为收敛（点豆腐者必煅用，以其能收敛也）。用于外感有实热者，至一

4

两即能伤人，因外感之热宜散不宜敛也。乃重用煅石膏而偾事者，不知其误在煅不在石膏，转谓煅用之而犹猛悍如此，则不煅者更可知矣，于是遂视用生石膏为畏途。即有放胆用者，亦不过七八钱而止。夫石膏之质甚重，七八钱不过一大撮耳。以微寒之药，欲用一大撮以挽回极重之寒温，又何能有大效？是以愚治外感有实热者，轻证亦必用至两许。若实热炽盛，又恒重用至三四两，将药煎汤数盅，分三四次温饮下，欲以免病家之疑，且欲其药力常在上焦，而寒凉不侵下焦致滑泻也。盖石膏生用，以治外感实热，断无伤人之理，且放胆用之，亦断无不能退热之理。特是坊间轧细之石膏多系煅者，即方中明开生者，亦恒以煅者充之，因煅者其所素备，且又自觉慎重也。故凡用生石膏者，宜买其整块明亮者，自监视轧细方的。

或问：同一石膏也，何以生用之则能散，煅用之则性之散者骤变为敛乎？答曰：石药之性与草木之药不同，恒因煅与不煅而其性迥异。如丹砂无毒，煅之即有毒，煅石作石灰，其燥烈之性顿发，以水沃之其热如火。石膏原硫、氧、氢、钙化合而成，煅之则硫、氧、氢皆飞去，所余之钙已变为石灰，黏涩异常。是以烧洋灰者，必多用石膏。洋灰岂可服乎？故凡煎石膏，其渣凝结于罐底者，即系煅石膏，其药即断不可服。

十二、细辛有服不过钱之说，后世医者恒多非之，不知其说原不可废。凡味辛兼能麻口之药，若花椒、天雄、生半夏，大抵皆有此弊，不但细辛也。盖能麻口者，即能麻肺，肺麻则其呼吸即停矣。尝因胃中受凉，嚼服花椒三十粒，下咽后即觉气不上达，移时呼吸始复常。乃悟古人谏君恐有不测，故有捣椒自随者。由斯观之，用药可不慎哉！

十三、半夏为降逆止呕之主药，今坊间制以白矾，若用以降逆气止呕吐，恐服后病转增剧，因矾味能令人涌吐也。愚用半夏治此等证，必用微温之水将半夏淘洗数次，务须将矾味淘净。然淘时须斟酌其矾有多少，即额外加半夏多少，约计其淘净晒干后，仍还足原定分量。至坊间之好清半夏，其矾较少，用时亦须淘之。若专用以利痰，则清半夏不淘亦可。

十四、龙骨、牡蛎，若专取其收涩，可以煅用。若用以滋阴、用以敛火，或取其收敛兼取其开通者（二药皆敛而能开），皆不可煅。若用于丸散中，微煅亦可。今用者一概煅之，殊非所宜。

十五、山茱萸之核原不可入药，以其能令人小便不利也。而僻处药坊所卖山茱萸，往往核与肉参半，甚或核多于肉。即方中注明去净核，亦多不为去，误人甚矣。斯编重用山茱萸治险证之处甚多，凡用时愚必自加检点，或说给病家检点，务要将核去净，而其分量还足，然后不至误事。又山萸肉之功用长于救脱，而所以能固脱者，因其味之甚酸，然间有尝之微有酸味者，此等萸肉实不堪用。用以治险证者，必须尝其味极酸者，然后用之，方能立建奇效。

十六、肉桂气味俱厚，最忌久煎。而坊间又多捣为细末，数沸之后，药力即减，况煎至数十沸乎？至于石膏气味俱淡，且系石质，非捣细煎之，则药力不出。而坊间又多不为捣细，是以愚用石膏，必捣为细末然后煎之。若用肉桂，但去其粗皮，而以整块入煎。至药之类肉桂、类石膏者，可以肉桂、石膏为例矣。

十七、乳香、没药最宜生用，不可炒枯。若用于丸散中，先轧作粗渣，入锅内隔纸烘至半熔，候冷轧之，即成细末，此乳香、没药去油之法。

十八、威灵仙、柴胡诸药，原是用根。坊间恒杂以茎叶，医者不知甄别，即可误事。细辛之叶，其功用亦不如根，故李濒湖《本草纲目》亦谓用根。至樗白皮与桑白皮，亦皆用根上之皮，其真伪尤属难辨，用者必自采取方的。如樗根白皮大能固涩下焦，而带皮樗枝煎汤又能通大便。俗传便方，大便不通者，用带皮樗枝七节，每节长寸许，煎汤服之甚效。其枝与根性之相异如此，用者不可慎哉！

十九、赭石为铁氧化石，性同铁锈，原不宜煅。徐灵胎谓：若煅之复用醋淬，即能伤肺。此书诸方中有赭石者，皆宜将生赭石轧细用之。

二十、药有非制过不可服者，若半夏、附子、杏仁诸有毒之药皆是也。虽古方中之附子亦偶生用，实系卤水淹透，未经炮熟之附子，亦非采取即用也。凡此等药，方中虽未注明如何炮制，坊间亦必为制至无毒。若其药本无毒，原可生用者，斯编方中若未注明制用，皆宜生用。有用斯编之方者，慎勿另加制法，致失药之本性也。

二十一、古人服药，病在下者食前服，病在上者食后服，此定法也。后人有谓："服药后必待脾胃消化，而后力能四达。若病在上者食后服，则脾胃必先消化宿食，而后消化药物，是求速而反迟也。"此说亦似近理，而不知非也。药力之行于周身，端藉人身之气化以传递之，犹空气之传声也。使两间无空气，发声于何处即止于何处。使人身无气化，脾胃虽能消化药物，亦不能传递于周身。盖人身之气化流行，原无脏腑界限，而药物下咽之后，即附之而行，其传递之神速，诚有倾刻可遍周身者。特是空气传声虽速，实渐远而声渐微，推之气化传药，亦渐远而力渐减。由是观之，病在下者食前服，病在上者食后服，俾药近病所，其直达之力必尤捷也。

二十二、凡汤剂，药汁不可煎少，少则药汁仍多半含于渣中。而滋阴清火之药，尤必药汁多煎方效。故斯编凡用重剂之处，必煎汁数杯，分数次服下。又或误将药煎干，复添水重煎，则药尽失其本性，服之病必增剧，即宜弃之勿服。

二十三、煎时易沸之药，医者须预告病家。如知母若至五六钱，微火煎之亦沸，若至一两几不能煎。然此药最易煎透，先将他药煎十余沸，再加此药，敞开药罐盖，略煎数沸，其汤即成。至若山药、阿胶诸有汁浆之药，龙骨、牡蛎、石膏、滑石、赭石诸捣末之药，亦皆易沸。大凡煎药，其初滚最易沸。煎至将滚时，须预将药罐之盖敞开，以箸搅之。迨沸过初滚，其后仍沸，敞盖煎之无妨，若不沸者，始可盖而煎之。盖险急之证，安危止争此药一剂。设更委之仆婢，将药煎沸出，复不敢明言，则误事多矣。故古之医者，药饵必经己手修制，即煎汤液，亦必亲自监视也。

二十四、此书即一期，加三万余言为二期，后即二期又加三万余言为三期，是三期书原即前三期合编也。今又即原书添补若干，又间有删改之处，实较原书为完备。

二十五、书中所载诸方，其方中紧要之药，有未确知其性味能力者，宜详观四期《药物学讲义》所载本药后之注解。盖愚对于诸药，虽剧如巴豆、甘遂，亦必亲自尝试。是以凡所用之药，皆深知其性味能力，于诸家本草之外，恒另有发明也。

二十六、书中所载各门诸病，有与五期医论相同者，当与五期医论汇通参观。盖医论为登各省医学志报之论说。每论一证，至为详细周到，若肺病、膈噎诸论中所用之方，恒有为此书中所不载者。

二十七、书中未备之证，五期论中亦恒及之，若鼠疫、疔疮、癫疾诸论是也。是五期之书可为此书之副本，宜间采之，以补此书之未备也。

二十八、古方分量，折为今之分量，诸说莫衷一是。从来愚用古方，原不拘于分量，若间有用古分量时，则以陈修园之说为准（说见五卷第一方后）。

二十九、西医用药分量以柯兰某为起点，合中量二分六厘四毫。东人依其法而易其名曰瓦。有用三分瓦之一者，将一瓦分为三分而用其一分也；有用四分瓦之一者，将一瓦分为四分瓦而用其一分也；有用十分瓦之二者，将一瓦分为十分而用其二分也。余可类推。

三十、书中诸方，除古方数首之外，其余一百六十余方，皆系拙拟。此非矜奇立异，欲与古人争胜也。诚以医者以挽回人命，为孜孜当尽之天职。至遇难治之证，历试成方不效，不得不苦心经营，自拟治法。迨拟出用之有效，且屡次用之，皆能随手奏效，则其方即不忍抛弃，而详为录存。是此一百六十余方，皆迫于孜孜挽回人命之热忱，而日积月累以成卷帙者也。计书自初期出版至今已岁星一周矣。而此十余年间，医界同人用书之方有效而来函相告者已不胜纪。有谓此书当于医界中开新纪元者，有推此书为至贵至宝之救命书者，有谓视此书为第二生命者，有谓拙著此书当为医学革命家者。夫同人如此推许，在愚原不敢当，然区区寸衷未尝不深感佩也。且亦足征此书为医界有用之书，不至滥竽贻讥也。

治阴虚劳热方

资生汤

治劳瘵羸弱已甚，饮食减少，喘促咳嗽，身热，脉虚数者。亦治女子血枯不月。

生山药一两　玄参五钱　于术三钱　生鸡内金捣碎，二钱　牛蒡子炒捣，三钱

热甚者，加生地黄五六钱。

《易》有之"至哉坤元，万物资生"，言土德能生万物也。人之脾胃属土，即一身之坤也，故亦能资生一身。脾胃健壮，多能消化饮食，则全身自然健壮。何曾见有多饮多食，而病劳瘵者哉？《内经·阴阳别论》曰："二阳之病发心脾，有不得隐曲，在女子为不月，其传为风消，其传为息贲者死，不治。"夫病至于风消、息贲，劳瘵之病成矣。而名为二阳之病者，以其先不过阳明胃腑不能多纳饮食也，而原其饮食减少之故。曰"发于心脾"，原其发于心脾之故。曰"有不得隐曲"者何居？盖心为神明之府。有时心有隐曲，思想不得自遂，则心神拂郁，心血亦遂不能濡润脾土，以成过思伤脾之病。脾伤不能助胃消食，变化精液，以溉五脏。在男子已隐受其病，而尚无显征；在女子则显然有不月之病。此乃即女以征男也。至于传为风消，传为息贲，无论男女，病证至此，人人共见。劳

瘵已成，挽回实难，故曰不治。然医者以活人为心，病证之危险，虽至极点，犹当于无可挽回之中，尽心设法以挽回之。而其挽回之法，仍当遵"二阳之病发心脾"之旨。戒病者淡泊寡欲，以养其心；而复善于补助其脾胃，使饮食渐渐加多，其身体自渐渐复原。

如此汤用于术以健脾之阳，脾土健壮，自能助胃。山药以滋胃之阴，胃汁充足，自能纳食（胃化食赖有酸汁）。特是脾为统血之脏，《内经》谓"血生脾"，盖谓脾系血液结成，故中多函血。西人亦谓脾中多回血管（详第二卷补络补管汤下），为血汇萃之所。此证因心思拂郁，心血不能调畅，脾中血管遂多闭塞，或如烂炙，或成丝膜，此脾病之由。而脾与胃相助为理，一气贯通，脏病不能助腑，亦即胃不能纳食之由也。鸡内金为鸡之脾胃，中有瓷、石、铜、铁，皆能消化，其善化有形郁积可知。且其性甚和平，兼有以脾胃补脾胃之妙，故能助健补脾胃之药，特立奇功，迥非他药所能及也。方中以此三味为不可挪移之品。玄参《本经》谓其微寒，善治女子产乳余疾，且其味甘胜于苦，不至寒凉伤脾胃可知，故用之以去上焦之浮热，即以退周身之烧热。且其色黑多液，《本经》又谓能补肾气，故以治劳瘵之阴虚者尤宜也。牛蒡子体滑气香，能润肺又能利肺。与山药、玄参并用，大能止嗽定喘，以成安肺之功，故加之以为佐使也。地黄生用，其凉血退热之功，诚优于玄参。西人谓其中含铁质，人之血中，又实有铁锈。地黄之善退热者，不但以其能凉血滋阴，实有以铁补铁之妙，使血液充足，而蒸热自退也。又劳瘵之热，大抵因真阴亏损，相火不能潜藏。夫相火生于水脏之命门穴，为阴中之火，方书谓之龙雷之火，犹两间之电气也。电之性喜缘铁传递，为地黄含有铁质，故又善引相火下行，安其故宅。《本经》列之上品，洵良药也。然必烧热过甚而始加之者，以此方原以健补脾胃为主。地黄虽系生用，经水火煎熬，其汁浆仍然黏泥，恐于脾胃有不宜也。至热甚者，其脾胃必不思饮食。用地黄退其热，则饮食可进，而转有辅助脾胃之效。生山药，即坊间所鬻之干山药，而未经火炒者也。然此药坊间必炒熟，然后鬻之，以俗习所尚使然也。而此方若用炒熟山药，则分毫无效（理详后一味薯蓣饮下）。于术色黄气香，乃浙江于潜所产之白术也。色黄则属土，气香则醒脾，其健补脾胃之功，迥异于寻常白术。今坊间鬻者，均名于术，而价值悬殊。其价之廉者，未必出于于潜。而但观其色黄气香，即其价值甚廉，用之亦有殊效。此以色味为重，不以地道为重也。且价廉则贫者可服，利济之功益普也。

西人谓胃之所以能化食者，全赖中有酸汁。腹饥思食时，酸汁自然从胃生出。若忧思过度，或恼怒过度，则酸汁之生必少，或分毫全无。胃中积食，即不能消化。此论与《内经》"二阳之病发心脾"，过思则伤脾之旨暗合。

或问曰：《内经》谓脾主思，西人又谓思想发于脑部，子则谓思发于心者何也？答曰：《内经》所谓脾主思者，非谓脾自能思也。盖脾属土，土主安静，人安静而后能深思，此《大学》所谓"安而后能虑"也。至西人谓思发于脑部，《内经》早寓其理。脉要精微论曰："头者精明之府。"夫头之中心点在脑，头为精明之府，即脑为精明之府矣。既曰精明，岂有不能思之理，然亦非脑之自能思也。试观古文，"思"字作"恖"。囟者脑也，心者心也。是知思也者，原心脑相辅而成，又须助以脾土镇静之力也。

或问曰：子解二阳之病发心脾一节，与王氏《内经》之

张锡纯医方精粹

注不同，岂王氏之注解谬欤？答曰：愚实不敢云然。然由拙解以绎经文，自觉经文别有意味，且有实用也。夫二阳之病发心脾，与下三阳为病发寒热，一阳发病少气、善咳、善泄，句法不同，即讲法可以变通。盖二阳之病发心脾，谓其病自心脾而来也。三阳为病发寒热，是形容三阳之病状也，故将之病"之"字易作"为"字。至一阳发病数句，其句法又与三阳为病句不同，而其理则同也。

或又问：三阳、一阳病，皆形容其发病之状，二阳病独推究其发病之原因者何居？答曰：三阳、一阳，若不先言其病发之状，人即不知何者为三阳、一阳病。至二阳胃腑，原主饮食，人人皆知。至胃腑有病，即不能饮食，此又人人皆知。然其所以不能饮食之故，人多不能知也。故发端不言其病状，而先发明其得病之由来也。

或又问：胃与大肠皆为二阳，经文既浑曰二阳，何以知其所指者专在于胃？答曰：胃为足阳明，大肠为手阳明，人之足经长、手经短，足经原可以统手经，论六经者原当以足经为主。故凡《内经》但曰某经，而不别其为手与足者，皆指足经而言，或言足经而手经亦统其中。若但言手经，则必别之曰手某经矣。经文俱在，可取而细阅也。

民国二年，客居大名。治一室女，劳瘵年余，月信不见，羸弱不起。询方于愚，为拟此汤，连服数剂，饮食增多。身犹发热，加生地黄五钱，五六剂后，热退，渐能起床，而腿疼不能行动。又加丹参、当归各三钱，服至十剂腿愈，月信亦见。又言有白带甚剧，向忘言及。遂去丹参，加生牡蛎六钱，又将于术加倍，连服十剂，带证亦愈。遂将此方邮寄家中。月余，门人高如璧来函云："邻村赵芝林病劳瘵，数年不愈。经医不知凡几，服药皆无效。今春骤然咳嗽，喘促异常，饮食减少，脉甚虚数，投以资生汤十剂痊愈。"审斯则知此方治劳瘵，无论男女，服之皆有捷效也。

女子月信，若日久不见，其血海必有坚结之血。治此等证者，但知用破血通血之药，往往病犹未去，而人已先受其伤。鸡内金性甚和平，而善消有形郁积，服之既久，瘀血之坚结者，自然融化。矧此方与健脾滋阴之药同用，新血活泼滋长，生新自能化瘀也。

十全育真汤

治虚劳，脉弦数细微，肌肤甲错，形体羸瘦，饮食不壮筋力；或自汗，或咳逆，或喘促，或寒热不时，或多梦纷纭，精气不固。

野台参四钱　生黄芪四钱　生山药四钱　知母四钱　玄参四钱　生龙骨捣细，四钱　生牡蛎捣细，四钱　丹参二钱　三棱钱半　莪术钱半

气分虚甚者，去三棱、莪术，加生鸡内金三钱；喘者倍山药，加牛蒡子三钱；汗多者以白术易黄芪，倍龙骨、牡蛎，加山萸肉（去净核）、生白芍各六钱。若其汗过多，服药仍不止者，可但用龙骨、牡蛎、萸肉各一两煎服，不过两剂其汗即止。汗止后再服原方。若先冷后热而汗出者，其脉或更兼微弱不起，多系胸中大气下陷，细阅拙拟升陷汤（在第四卷）后跋语，自知治法。

仲景治劳瘵，有大黄䗪虫丸，有百劳丸，皆多用破血之药。诚以人身经络，皆有血融贯其间，内通脏腑，外溉周身。血一停滞，气化即不能健运，劳瘵恒因之而成。是故劳瘵者肌

肤甲错，血不华色，即日食珍馐、服参苓，而分毫不能长肌肉、壮筋力。或转消瘦支离，日甚一日。诚以血瘀经络阻塞其气化也。玉田王清任著《医林改错》一书，立活血逐瘀诸汤，按上中下部位，分消瘀血，统治百病，谓瘀血去而诸病自愈。其立言不无偏处，然其大旨则确有主见，是以用其方者，亦多效验。今愚因治劳瘵，故拟十全育真汤，于补药剂中，加三棱、莪术以通活气血，窃师仲景之大黄䗪虫丸、百劳丸之意也。且仲景于《金匮》列虚劳一门，特以血痹虚劳四字标为提纲。益知虚劳者必血痹，而血痹之甚，又未有不虚劳者。并知治虚劳必先治血痹，治血痹亦即所以治虚劳也。

或问：治劳瘵兼用破血之药，诚为确当之论。但破血用三棱、莪术，将毋其力过猛乎？答曰：仲景之大黄䗪虫丸与百劳丸所用破血之药，若大黄、干漆、水蛭，皆猛于三棱、莪术。而方中不用三棱、莪术者，诚以三棱、莪术《本经》不载。至梁陶弘景著《名医别录》于《本经》外增药品三百六十五味，皆南北朝以前名医所用之药，亦未载三棱、莪术。是当仲景时犹无三棱、莪术，即有之，亦未经试验可知。而愚于破血药中，独喜用三棱、莪术者，诚以其既善破血，尤善调气（三棱、莪术详解在第八卷理冲汤下）。补药剂中以为佐使，将有瘀者瘀可徐消，即无瘀者亦可借其流通之力，以行补药之滞，而补药之力愈大也。况后天资生纳谷为宝，无论何病凡服药后饮食渐增者易治，饮食渐减者难治。三棱、莪术与参、术、芪诸药并用，大能开胃进食，又愚所屡试屡效者也。

或问：劳字从火，诚以劳瘵之证，阴虚发热者居其强半。故钱仲阳之减味地黄丸，张景岳之左归饮，皆为对证良方，以其皆以熟地黄为君，大能滋真阴退虚热也。子方中何以独不用也？答曰：若论用熟地，我固过来人也。忆初读方书时，曾阅赵氏《医贯》、张氏《八阵》、冯氏《锦囊》诸书，遂确信其说。临证最喜用熟地，曾以八味地黄丸作汤，加苏子、白芍，治吸不归根之喘逆；加陈皮、白芍，治下虚上盛之痰涎；加苏子、厚朴，治肾不摄气，以致冲气上逆之胀满（时病人服之觉有推荡之力，后制参赭镇气汤治此证更效，方在第二卷）；又尝减茯苓、泽泻三分之二，治女子消渴、小便频数（《金匮》谓治男子消渴，以治女子亦效，案详第二卷玉液汤下）；又尝去附子，加知母、白芍，治阴虚不能化阳，致小便不利，积成水肿；又尝用六味地黄丸作汤，加川芎、知母，以治如破之头疼；加胆草、青黛，以治非常之眩晕；加五味、枸杞、柏子仁，以敛散大之瞳子，且信其煎汁数碗，浩荡饮之之说；用熟地四两、茯苓一两，以止下焦不固之滑泻；用熟地四两、白芍一两，以通阴虚不利之小便；又尝于一日之中用熟地斤许，治外感大病之后，忽然喘逆，脉散乱欲脱之险证（此证当用后来复汤，彼时其方未拟出，惟知用熟地亦幸成功，是知冯楚瞻谓熟地能大补肾中元气诚有所试也）。且不独治内伤也，又尝用熟地、阿胶大滋真阴之类，治温病脉阳浮而阴不应，不能作汗，一日连服二剂，济阴以应其阳，使之自汗（详案在第五卷寒解汤下）；并一切伤寒外感，因下元虚惫而邪深陷者，莫不重用熟地，补其下元，即以托邪外出。惟用以治阴虚劳热之证，轻者可效，若脉数至七八至，鲜有效者。彼时犹不知改图，且以为地黄丸即《金匮》之肾气丸，自古推为良方。此而不效，则他方更无论矣。不知肾气丸原用干地黄，即药坊间之生地也。其桂用桂枝，即《神农本经》之牡桂也，与今之地黄丸迥不侔矣。其方《金匮》凡五见，一治"脚气，上入少腹，不仁"；一治"虚劳腰痛，少腹急拘，小便不利"；一治"短气

张锡纯医方精粹

有微饮，当从小便去之"；一治"男子消渴，小便反多，饮一斗，小便一斗"；一治"妇人转胞，胞系了戾，不得溺"。统观五条，原治少腹膀胱之疾居多，非正治劳瘵之药。况后世之修制，又失其本然乎！

后治一妇人，年近五旬，身热劳嗽，脉数几至八至。先用六味地黄丸加减作汤服不效，继用左归饮加减亦不效。愚忽有会悟，改用生黄芪六钱、知母八钱为方，数剂见轻。又加丹参、当归各三钱，连服十剂痊愈。以后凡遇阴虚有热之证，其稍有根柢可挽回者，于方中重用黄芪、知母，莫不随手奏效。

始知叔和脉法谓数至七八至为不治之脉者，非确论也。盖人禀天地之气以生，人身之气化即天地之气化。天地将雨之时，必阳气温暖上升，而后阴云会合，大雨随之。黄芪温升补气，乃将雨时上升之阳气也；知母寒润滋阴，乃将雨时四合之阴云也。二药并用，大具阳升阴应、云行雨施之妙。膏泽优渥烦热自退，此不治之治也（此理参观第二卷玉液汤后跋语益明）。况劳瘵者多损肾，黄芪能大补肺气，以益肾水之源，使气旺自能生水，而知母又大能滋肺中津液，俾阴阳不至偏胜，即肺脏调和，而生水之功益普也（黄芪、知母虽并用以退虚热，然遇阴虚热甚者，又必须加生地黄八钱或至一两，方能服之有效）。

或又问：肾气丸虽非专治虚劳之药，而《金匮》虚劳门，明载其治虚劳腰疼，似虚者皆可服之，子独谓无甚效验，岂古方不可遵欤？答曰：肾气丸若果按古方修制，地黄用干地黄，桂用桂枝，且止为丸剂，而不作汤剂，用之得当，诚有效验。盖生地能逐血痹（《神农本经》），而熟地无斯效也。桂枝能调营卫，而肉桂无斯效也。血痹逐则瘀血自消，营卫调则气血自理。至于山萸肉之酸温，亦能逐痹（《本经》山茱萸逐寒湿痹）。牡丹皮之辛凉，亦能破血。附子之大辛大温，又能温通血脉，与地黄之寒凉相济，以共成逐血痹之功。是肾气丸为补肾之药，实兼为开瘀血之药，故列于《金匮》虚劳门，而为要方也。其止为丸剂，而不作汤剂者，诚以地黄经水火煎熬，则汁浆稠黏，性近熟地，其逐血痹之力必减，是以《神农本经》谓地黄"生者尤良"也。后贤徐灵胎曾治一人，上盛下虚，胸次痰火壅滞，喘不能卧。将人参切作小块，用清火理痰之药煎汤送服而愈。后其病复发，病家自用原方，并人参亦煎服，病益甚。灵胎仍教以依从前服法，其病仍愈。夫同一人参也，生切块送服则效，煎汤则不惟不效，转至增剧。触类引伸，可以悟古人制肾气丸之精义矣。

或又问：肾气丸既按古方修制可以有效，而《金匮》虚劳门，肾气丸与大黄䗪虫丸之外又有七方，皆可随证采择，则子之十全育真汤，似亦可以不拟欤？答曰：《金匮》虚劳门诸方，虽皆有效，而一方专治虚劳门一证。若拙拟十全育真汤，实兼治虚劳门诸证。如方中用黄芪以补气，而即用人参以培元气之根本。用知母以滋阴，而即用山药、元参以壮真阴之渊源。用三棱、莪术以消瘀血，而即用丹参以化瘀血之渣滓。至龙骨、牡蛎，其取其收涩之性，能助黄芪以固元气；若取其凉润之性，能助知母以滋真阴；若取其开通之性（《本经》龙骨主癥瘕，后世本草亦谓牡蛎消血。），又能助三棱、莪术以消融瘀滞也。至于疗肺虚之咳逆、肾虚之喘促，山药最良。治多梦之纷纭，虚汗之淋漓，龙骨、牡蛎尤胜。此方中意也，以寻常药饵十味，汇集成方，而能补助人身之真阴阳、真气血、真精神，故曰十全育真也。

劳瘵者多兼瘀血，其证原有两种：有因劳瘵而瘀血者，其人或调养失宜，或纵欲过度，气血亏损，流通于周身者必然迟缓，血即因之而瘀，其瘀多在经络；有因瘀血而成劳瘵者，其人或有跌伤碰伤，或力小任重，或素有吐衄证，服药失宜，以致先有瘀血，日久浸成劳瘵，其瘀血多在脏腑。此二者服十全育真汤皆可愈。而瘀血在脏腑者，尤须多用破血之药。又瘀在经络者，亦可用前方资生汤加当归、丹参。瘀在脏腑之剧者，又宜用拙拟理冲汤，或理冲丸（方在第八卷）。此数方可参变汇通，随时制宜也。

世俗医者，遇脉数之证，大抵责之阴虚血涸。不知元气虚极莫支者，其脉可至极数。设有人或力作，或奔驰，至气力不能支持之时，其脉必数。乃以力倦之不能支持，以仿气虚之不能支持，其事不同而其理同也。愚临证细心体验：凡治虚劳之证，固不敢纯用补药。然理气药多于补气药，则脉即加数；补气药多于理气药，则脉即渐缓。是知脉之数与不数，固视乎血分之盈亏，实尤兼视乎气分之强弱。故此十全育真汤中，台参、黄芪各四钱，而三棱、莪术各钱半，补气之药原数倍于理气之药。若遇气分虚甚者，犹必以鸡内金易三棱、莪术也。

药性之补、破、寒、热，虽有一定，亦视乎服药者之资禀为转移。尝权衡黄芪之补力，与三棱、莪术之破力，等分用之原无轩轾。尝用三棱、莪术各三钱，治脏腑间一切癥瘕积聚，恐其伤气，而以黄芪六钱佐之，服至数十剂，病去而气分不伤，且有愈服而愈觉强壮者。若遇气分甚虚者，才服数剂，即觉气难支持，必须加黄芪，或减三棱、莪术，方可久服。盖虚极之人，补药难为功，而破药易见过也。若其人气壮而更兼郁者，又必须多用三棱、莪术，或少用黄芪，而后服之，不至满闷。又尝权衡黄芪之热力，与知母之寒力，亦无轩轾，等分用之，可久服无寒热也（此论汤剂，作丸剂则知母寒力胜于黄芪热力）。而素畏热者，服之必至增热；素畏寒者，服之又转增寒。其寒热之力无定，亦犹补破之力无定也。故临证调方者，务须细心斟酌，随时体验，息息与病机相符，而后百用不至一失也。古人云："良工心苦，志在活人"者，尚无愧斯言也。

西法曰：小肠外皮光滑，内皮摺叠。其纹以显微镜窥之，纹上有尖甚密，即吸管之口端。吸管者，吸噏食物之精液管也，百派千支，散布肠后夹膜之间，与膜同色，细微难见。食后少顷，内有精液，始见如白丝然。夹膜有小核甚多，即吸管回旋叠积所成者。一切吸管附近脊处乃合为一，名曰精液总管。在腰骨第二节，附脊骨而上，至颈骨第七节，即屈转而下，左入颈下回血会管（会者两管相会合处），直达于心。食物由胃至小肠头，即与胆汁、甜肉汁会合，渐落渐榨，榨出精液，色白如乳，众管吸之，初甚稀淡，渐入渐浓，远至会管，即混为血。小肠细管病，液核凝大，其人多食犹瘠。

按：小肠吸管，实为血脉化生之门径，设有不通，人即病瘠。则治劳瘵者，宜兼用破血之药，以化其液核之凝大，更可知矣。

又按：胆汁、甜肉汁，与小肠会合之理，西法言之甚详。其说谓胆乃肝液之囊，存其汁以待用者也。胆汁色绿、味极苦，系连右肝内旁之下，其汁乃下部回血（回血说在第二卷补络补管汤下）至肝所化。其功用能助小肠以化胃中不化之物。盖胃中之液，能化蛋白质为滋养素，然不能化淀粉及脂肪。迨至传入小肠，小肠饱满，肠头上逼胆囊，使其汁渗入小肠，能助小肠榨化一切食物，为乳糜白汁，以资养血脉。若无胆汁，或汁不足用，则小肠之物，精粗不分，粪色白结而不黄矣。如胆汁

张锡纯医方精粹

过多，则呕吐苦涎，泄泻色青是也。胆管闭塞，胆汁渗入血分，即有疸病（俗名黄病），溺色黄赤。胆汁之用，实以得中为贵。

甜肉者即"甜肉经"，长约五寸，横贴幽门（胃之下口），形如犬舌，头大向右，尾尖向左，中有一汁液管，斜入小肠上口之旁，与胆管入小肠处同路。所生汁如口津水，能参赞胆汁，同助小肠以榨化食物。

按：西人所谓甜肉经，唐容川谓当系胰子。盖胰子善于涤油，即善消油，故能助小肠以化脂肪。至化淀粉，当全赖胆汁。盖淀粉属土，胆汁属木，木能疏土，物理之自然也。

醴泉饮

治虚劳发热，或喘或嗽，脉数而弱。

生山药一两　大生地五钱　人参四钱　玄参四钱　生赭石轧细，四钱　牛蒡子炒捣，三钱　天冬四钱　甘草二钱

劳热之证，大抵责之阴虚。有肺阴虚者，其人因肺中虚热熏蒸，时时痒而作嗽，甚至肺中有所损伤，略一动作，辄发喘促，宜滋补肺阴，兼清火理痰之品。有肾阴虚者，其人因肾虚不能纳气，时时咳逆上气，甚或喘促，宜填补下焦真阴，兼用收降之品。若其脉甚数者，陈修园谓，宜滋养脾阴。盖以脾脉原主和缓，脉数者必是脾阴受伤，宜于滋阴药中，用甘草以引之归脾，更兼用味淡之药，如薏米、石斛之类（理详例言）。特是人身之阴，所盖甚广，凡周身之湿处皆是也。故阴虚之甚者，其周身血脉津液，皆就枯涸。必用浆最多之药，滋脏腑之阴，即以溉周身之液，若方中之山药、地黄是也。然脉之数者，固系阴虚，亦系气分虚弱，有不能支持之象，犹人之任重

而体颤也。故用人参以补助气分，与玄参、天冬之凉润者并用，又能补助阴分。且虑其升补之性，与咳嗽上逆者不宜，故又佐以赭石之压力最胜者，可使人参补益之力下行直至涌泉，而上焦之逆气浮火，皆随之顺流而下。更可使下焦真元之气，得人参之峻补而顿旺，自能吸引上焦之逆气浮火下行也。至于牛蒡子与山药并用，最善止嗽；甘草与天冬并用，最善润肺，此又屡试屡效者也。

初制此方时，原无赭石，有丹参三钱，以运化人参之补力。后治一年少妇人，信水数月不行，时作寒热，干嗽连连，且兼喘逆，胸膈满闷，不思饮食，脉数几至七至。治以有丹参原方不效，遂以赭石易丹参。一剂咳与喘皆愈强半，胸次开通，即能饮食。又服数剂，脉亦和缓。共服二十剂，诸病皆愈。

以后凡治妇女月闭血枯，浸至虚劳，或兼咳嗽满闷者，皆先投以此汤。俾其饮食加多，身体强壮，经水自通。间有瘀血暗阻经道，或显有癥瘕可据者，继服拙拟理冲汤，或理冲丸（皆在第八卷）以消融之，则妇女无难治之病矣。若其人胸中素觉短气，或大便易滑泻者，又当预防其大气下陷（大气下陷详第四卷升陷汤）。用醴泉饮时，宜减赭石、牛蒡子，并一切苏子、蒌仁、紫菀、杏仁，治咳喘套药皆不宜用。

按： 短气与喘原迥异。短气者难于呼，气不上达也；喘者难于吸，气不下降也。而不善述病情者，往往谓喘为"上不来气"。是以愚生平临证，凡遇自言"上不来气"者，必细经询问，确知其果系呼气难与吸气难，而后敢为施治也。

又按： 方书名咳喘曰"咳逆"，喘曰"喘逆"，因二证多由逆气上干也。而愚临证实验以来，知因大气下陷而咳喘者，

张锡纯医方精粹

亦复不少。盖肺悬胸中，必赖大气以包举之，而后有所附丽；大气以鼓舞之，而后安然呼吸。大气一陷，则包举之力微，肺即无所附丽，而咳嗽易生；鼓舞之机滞，肺必努力呼吸，而喘促易作。

曾治一少年，泄泻半载方愈。后因劳力过度，觉喉中之气不舒，五六呼吸之间，必咳嗽一两声，而其气始舒，且觉四肢无力，饮食懒进。诊其脉，微弱异常，知其胸中大气下陷，投以拙拟升陷汤，数剂而愈。

又曾治一人，年近五旬，素有喘疾。因努力任重，旧证复发，延医服药罔效。后愚诊视其脉，数近六至，而兼有沉濡之象。愚疑其阴虚不能纳气，因其脉兼沉濡，不敢用降气之药。遂用熟地、生山药、枸杞、玄参大滋真阴之药，大剂煎汤，送下人参小块二钱。连服三剂，脉即不数，仍然沉濡。喘虽见轻，仍不能愈。因思此证得之努力任重，胸中大气因努力而陷，所以脉现沉濡，且其背恶寒而兼发紧，此亦大气下陷之征也，亦治以升陷汤。方中升麻、柴胡、桔梗皆不敢用，以桂枝尖三钱代之。因其素有不纳气之证，桂枝能升大气，又能纳气归肾也（理详第二卷参赭镇气汤下）。又外加滋阴之药，数剂痊愈（详案在第四卷升陷汤下）。

按：此二证之病因，与醴泉饮所主之病迥异，而其咳喘则同。必详观升陷汤后跋语，及所载诸案，始明治此二证之理。而附载于此者，恐临证者审证不确，误以醴泉饮治之也。

沈阳商家子娄顺田，年二十二，虚劳咳嗽，甚形羸弱，脉数八至，按之即无。细询之，自言曾眠热炕之上，晨起觉心中发热，从此食后即吐出，夜间咳嗽甚剧，不能安寝。因二十余日寝食俱废，遂觉精神恍惚，不能支持。愚闻之，知脉象虽

治阴虚劳热方

危，仍系新证，若久病至此，诚难挽回矣。遂投以醴泉饮，为其呕吐，将赭石改用一两（重用赭石之理详第二卷参赭镇气汤下）。一剂吐即止，可以进食，嗽亦见愈。从前五六日未大便，至此大便亦通下。如此加减服之，三日后，脉数亦见愈，然犹六至余，心中犹觉发热。遂将玄参、生地皆改用六钱，又每日于午时，用白蔗糖冲水，送服西药阿斯匹林（药性详后参麦汤下）七厘许。数日诸病皆愈，脉亦复常。

沈阳苏惠堂，年三十许，劳嗽二年不愈，动则作喘，饮食减少。更医十余人，服药数百剂，分毫无效，羸弱转甚。其姊丈李生，在京师见《衷中参西录》再版，大加赏异，急邮函俾其来院诊治。其脉数六至，虽细弱仍有根柢，知其可治。自言上焦恒觉发热，大便三四日一行，时或干燥。遂投以醴泉饮，为其便迟而燥，赭石改用六钱，又加鸡内金二钱（捣细），恐其病久脏腑经络多瘀滞也。数剂后，饭量加增，心中仍有热时，大便已不燥，间日一行。遂去赭石二钱，加知母二钱，俾于晚间服汤药后，用白蔗糖水送服阿斯匹林四分瓦之一（瓦之分量详于例言），得微汗。后令于日间服之，不使出汗。数日不觉发热，脉亦复常，惟咳嗽未能痊愈。又用西药几阿苏六分，薄荷冰四分，和以绿豆粉为丸，梧桐子大。每服三丸，日两次，汤药仍照方服之。五六日后咳嗽亦愈，身体从此康健。

按：几阿苏，亦名结列阿曹笃。乃干馏山毛榉树脂和那笃伦卤液而振荡之，取其所得之依的儿，及依的儿那笃留谟之化合物，以硫酸分解之，再以馏精制之，得中性透明微黄色油状之液，有窜透特异之烟嗅，仿佛那布答林（俗名洋樟脑）。其功用近于石碳酸，而其抑制发酵防腐败之力，远胜石碳酸，能消除一切毒菌，凝固蛋白质及血液，故善治肺结核（详后参麦汤下）

24

及肠胃炎，补内外血管破裂，妊妇呕吐，小儿吐泻。用其液浸棉晒干塞牙孔，止牙疼如神。惟性过于燥，且又臭味难服。佐以薄荷冰之辛凉芳香，则性味和平，以治肺炎、肺结核，其效尤速，故以治久嗽能愈也。凡阿苏之用量，初服宜百分瓦之一。久服之可以渐渐加多，以加至一次服百分瓦之五为极量。在西药中甚属猛烈之品，慎勿多服。

来复汤

治寒温外感诸证，大病瘥后不能自复，寒热往来，虚汗淋漓。或但热不寒，汗出而热解，须臾又热又汗，目睛上窜，势危欲脱。或喘逆，或怔忡，或气虚不足以息，诸证若见一端，即宜急服。

萸肉去净核，二两　生龙骨捣细，一两　生牡蛎捣细，一两　生杭芍六钱　野台参四钱　甘草蜜炙，二钱

一人，年二十余，于孟冬得伤寒证，调治十余日，表里皆解。忽遍身发热，顿饭顷，汗出淋漓，热顿解，须臾又热又汗。若是两昼夜，势近垂危。仓猝迎愚诊治。及至，见汗出浑身如洗，目上窜不露黑睛，左脉微细模糊，按之即无，此肝胆虚极，而元气欲脱也。盖肝胆虚者，其病象为寒热往来。此证之忽热忽汗，亦即寒热往来之意。急用净萸肉二两煎服，热与汗均愈其半。遂为拟此方，服两剂而病若失。

一人，年四十余，外感痰喘，愚为治愈，但脉浮力微，按之即无。愚曰："脉象无根，当服峻补之剂，以防意外之变。"病家谓："病人从来不受补药，服之则发狂疾，峻补之药实不敢用。"愚曰："既畏补药，如是备用亦可。"病家依愚言。迟半日，忽发喘逆，又似无气以息，汗出遍体，四肢逆冷，身躯

后挺，危在倾刻。

急用净萸肉四两，暴火煎一沸即饮下，汗与喘皆微止。又添水再煎数沸饮下，病又见愈。复添水将原渣煎透饮下，遂汗止喘定，四肢之厥逆亦回。

一少年，素伤烟色，又感冒风寒，医者用表散药数剂治愈。间日忽遍身冷汗，心怔忡异常，自言气息将断，急求为调治。诊其脉，浮弱无根，左右皆然。愚曰：此证虽危易治，得萸肉数两，可保无虞。时当霖雨，药坊隔五里许，遣快骑冒雨急取净萸肉四两、人参五钱，先用萸肉二两，煎数沸急服之，心定汗止，气亦接续。又将人参切作小块，用所余萸肉，煎浓汤送下，病若失。

一人，年四十八，大汗淋漓，数日不止，衾褥皆湿，势近垂危，询方于愚。俾用净萸肉二两，煎汤饮之，其汗遂止。翌晨迎愚诊视，其脉沉迟细弱，而右部之沉细尤甚，虽无大汗，遍体犹湿。疑其胸中大气下陷，询之果觉胸中气不上升，有类巨石相压。乃恍悟：前此之汗，亦系大气陷后，卫气无所统摄而外泄之故。遂用生黄芪一两，萸肉、知母各三钱，一剂胸次豁然，汗亦尽止。又服数剂以善其后（此案参看第四卷升陷汤后跋语方明）。

一妊妇得霍乱证，吐泻约一昼夜，病稍退，胎忽滑下，觉神气顿散，心摇摇似不能支持，求愚治疗。既至，则病势大革，殓服在身，已舁诸床，病家欲竟不诊视。愚曰：一息犹存，即可挽回。诊之，脉若有若无，气息奄奄，呼之不应。取药无及，适此舍翁，预购药两剂未服，亦系愚方，共有萸肉六钱，急拣出煎汤灌下。气息稍大，呼之能应。又取萸肉、生山药各二两，煎汤一大碗，徐徐温饮下，精神顿复。俾日用生山药末两余，煮粥服之，以善其后。

历观以上诸案，则萸肉救脱之功，较参、术、芪不更胜哉！盖萸肉之性，不独补肝也，凡人身之阴阳气血将散者，皆能敛之。故救脱之药，当以萸肉为第一。而《本经》载于中品，不与参、术、芪并列者，窃忆古书竹简韦编，易于错简，此或错简之误欤？

凡人元气之脱，皆脱在肝。故人虚极者，其肝风必先动。肝风动，即元气欲脱之兆也。又肝与胆脏腑相依，胆为少阳，有病主寒热往来；肝为厥阴，虚极亦为寒热往来，为有寒热，故多出汗。萸肉既能敛汗，又善补肝，是以肝虚极而元气将脱者服之最效。愚初试出此药之能力，以为一己之创见。及详观《神农本经》山萸萸原主寒热，其所主之寒热，即肝经虚极之寒热往来也。特从前涉猎观之，忽不加察，且益叹《本经》之精当，实非后世本草所能及也。又《本经》谓山萸萸能逐寒湿痹，是以前方可用以治心腹疼痛。四卷曲直汤用以治肢体疼痛，为其味酸能敛。二卷中补络补管汤，用之以治咳血吐血。再合以此方重用之，最善救脱敛汗，则山萸萸功用之妙，真令人不可思议矣。

附录：

湖北张港崔兰亭君来函："张港红十字会朱总办之儿媳，产后角弓反张，汗出如珠，六脉散乱无根，有将脱之象，迎为诊治。急用净萸肉二两，俾煎汤服之，一剂即愈。举家感谢云：'先生之方如此效验神速，真神医也。'愚应之曰：'此非我之功，乃著《衷中参西录》者之功也。'总办因作诗一首，托寄先生相谢，且以表扬先生之大德云。"

治喘息方

参赭镇气汤

治阴阳两虚，喘逆迫促，有将脱之势。亦治肾虚不摄，冲气上干，致胃气不降作满闷。

野台参四钱　生赭石轧细，六钱　生芡实五钱　生山药五钱　萸肉去净核，六钱　生龙骨捣细，六钱　生牡蛎捣细，六钱　生杭芍四钱　苏子炒捣，二钱

一妇人，年三十余，劳心之后兼以伤心，忽喘逆大作，迫促异常。其翁知医，以补敛元气之药治之，觉胸中窒碍不能容受。更他医以为外感，投以小剂青龙汤，喘益甚。延愚诊视，其脉浮而微数，按之即无，知为阴阳两虚之证。盖阳虚则元气不能自摄，阴虚而肝肾又不能纳气，故作喘也。为制此汤，病人服药后，未及覆杯曰：吾有命矣。询之，曰：从前呼吸惟在喉间，几欲脱去，今则转落丹田矣。果一剂病愈强半，又服数剂痊愈。

按：生赭石压力最胜，能镇胃气、冲气上逆，开胸膈，坠痰涎，止呕吐，通燥结。用之得当，诚有捷效。虚者可与人参同用。

一人，当上脘处发疮，大如核桃，破后调治三年不愈。疮口大如钱，觉自内溃烂循胁渐至背后。每日自背后以手排挤至

张锡纯医方精粹

疮口，流出脓水若干。求治于愚，自言自患此疮后，三年未尝安枕，强卧片时，即觉有气起自下焦上逆冲心。愚曰：此即汝疮之病根也。俾用生芡实一两，煮浓汁送服生赭石细末五钱，遂可安卧。又服数次，彻夜稳睡。盖气上逆者，乃冲气之上冲，用赭石以镇之，芡实以敛之，冲气自安其宅也。继用拙拟活络效灵丹（在第四卷），加生黄芪、生赭石各三钱煎服。日进一剂，半月痊愈。

一人，伤寒病瘥后，忽痰涎上涌，杜塞咽喉，几不能息。其父用手大指点其天突穴，息微通（点天突穴法详第三卷）。急迎愚调治。遂用香油二两熬热，调麝香一分灌之，旋灌旋即流出痰涎若干。继用生赭石一两、人参六钱、苏子四钱煎汤，徐徐饮下，痰涎顿开。

一妇人，年近五旬，得温病，七八日表里俱热，舌苔甚薄作黑色，状类舌斑。此乃外感兼内亏之证。医者用降药两次下之，遂发喘逆。令其子两手按其心口，即可不喘。须臾又喘，又令以手紧紧按住，喘又少停。诊其脉，尺部无根，寸部摇摇，此将脱之候也。时当仲夏，俾用生鸡子黄四枚，调新汲井泉水服之，喘稍定，可容取药。遂用赭石细末二钱同生鸡子黄二枚，温水调和服之，喘遂愈，脉亦安定。继服参赭镇气汤，以善其后。

一妇人，连连呕吐，五六日间勺水不存，大便亦不通行，自觉下脘之处疼而且结，凡药之有味者入口即吐，其无味者须臾亦复吐出。医者辞不治。后愚诊视，脉有滑象，上盛下虚，疑其有妊。询之，言月信不见者五十日矣。然结证不开，危在目前。《内经》谓："有故无殒亦无殒也。"遂单用赭石二两煎汤饮下，觉药力至结处不能下行，复返而吐出。继改用赭石四两，又重罗出细末两许，将余三两煎汤调细末服下。其结遂开，大便亦通，自此安然无恙，至期方产。

友人毛仙阁曾治一妇人，胸次郁结，饮食至胃不能下行，时作呕吐。仙阁用赭石细末六钱，浓煎人参汤送下。须臾，腹中如爆竹之声，胸次、胃中俱觉通豁，至此饮食如常。

友人高夷清曾治一人，上焦满闷，艰于饮食，胸中觉有物窒塞。医者用大黄、蒌实陷胸之品十余剂，转觉胸中积满，上至咽喉，饮水一口即溢出。夷清用赭石二两、人参六钱为方煎服，顿觉窒塞之物降至下焦。又加当归、肉苁蓉，再服一剂，降下瘀滞之物若干，病若失。

友人李景南曾治一人，寒痰壅滞胃中，呕吐不受饮食，大便旬日未行。用人参八钱、干姜六钱、赭石一两，一剂呕吐即止。又加当归五钱，大便得通而愈。

门人高如璧曾治一叟，年七十余，得呃逆证，兼小便不通，剧时觉杜塞咽喉，息不能通，两目上翻，身躯后挺，更医数人治不效。如璧诊其脉，浮而无力。遂用赭石、台参、生山药、生芡实、牛蒡子为方投之，呃逆顿愈。又加竹茹，服一剂，小便亦通利。

历观以上诸治验案，赭石诚为救颠扶危之大药也。乃如此良药，今人罕用，间有用者，不过二三钱，药不胜病，用与不用同也。且愚放胆用至数两者，非卤莽也，诚以临证既久，凡药之性情能力及宜轻宜重之际，研究数十年，心中皆有定见，而后敢如此放胆，百用不至一失。且赭石所以能镇逆气，能下有形瘀滞者，以其饶有重坠之力，于气分实分毫无损。况气虚者又佐以人参，尤为万全之策也。其药虽系石质，实与他石质不同。即未经火煅，为末服之，亦与肠胃无伤。此从精心实验而知，故敢确凿言之。

或曰：赭石质甚重坠，故《别录》谓其坠胎，诸案中如此重用赭石，以治他证犹可，以治妊妇恶阻、肠胃坚结，纵能治愈，独不近于行险乎？此中理甚精奥，非细心研究不知也。赭石之原质，系铁七氧三化合而成，其质原与铁锈相似（铁与氧气化合则生锈）。铁锈善补血，赭石亦善补血。故《本经》谓其主赤沃漏下；《别录》谓其治带下、养血气；《日华》谓其治月经不止；《普济方》用治血崩。统视以上主治，则赭石善于理血养血可知。既能养血，其血足不自能荫胎乎？而《别录》谓其坠胎者，指五六月以后之胎而言也。盖五六月以后之胎，已成形体，赭石重坠有压力，故可迫之下坠。若恶阻时，胞室之血脉初次凝结，无所谓形体也，此时惟过用破血之药可以坠胎，岂善于养血之赭石，服之亦虑其坠胎乎？且恶阻至于肠胃坚结，百药不效，惟重用赭石，犹可救挽，纵有坠胎之弊，犹当权其事之轻重缓急，而放胆用之。此孙思邈所谓"心欲小而胆欲大"也。况用之又断不至坠胎乎！

按：赭石色赤，氧气与铁化合之色也。其原质类铁锈，故与铁锈同色。铁锈研末服之，不妨肠胃，故赭石生研服之，亦于肠胃无损也。铁锈之生，层层作薄片，而赭石亦必层层作薄片，且其每片之两面，一面点点作凸形，一面点点作凹形者，方为真赭石，故有钉头赭石及龙眼赭石之名。

仲景旋覆代赭石汤，赭石、人参并用，治"伤寒汗、吐、下解后，心下痞硬，噫气不除"。参赭镇气汤中人参借赭石下行之力，挽回将脱之元气，以镇安奠定之，亦旋覆代赭石汤之义也。

一妇人，年二十余，因与其夫反目，怒吞鸦片，已经救愈。忽发喘逆，迫促异常，须臾又呼吸顿停，气息全无，约十余呼吸之顷，手足乱动，似有蓄极之势，而喘复如故。若是循环不已，势近垂危。延医数人，皆不知为何病。后愚诊视其脉，左关弦硬，右寸无力。精思良久，恍然悟曰：此必怒激肝胆之火，上冲胃气。夫胃气本下行者也，因肝胆之火冲之，转而上逆，并迫肺气亦上逆，此喘逆迫促所由来也。逆气上干，填塞胸膈，排挤胸中大气，使之下陷。夫肺悬胸中，须臾无大气包举之，即须臾不能呼吸。此呼吸顿停所由来也（此理参观第四卷升陷汤后跋语方明）。迨大气蓄极而通，仍上达胸膈，鼓动肺脏，使得呼吸，逆气遂仍得施其击撞，此又病势之所以循环也。《神农本经》载：桂枝主上气咳逆、结气、喉痹，吐吸（吸不归根即吐出）。其能降逆气可知。其性温而条达，能降逆气，又能升大气可知。遂单用桂枝尖三钱，煎汤饮下。须臾，气息调和如常。夫以桂枝一物之微，而升陷降逆，两擅其功，以挽回人命于顷刻，诚天之生斯使独也。然非亲自经验者，又孰信其神妙如是哉！继用参赭镇气汤，去山药、苏子，加桂枝尖三钱、知母四钱，连服数剂，病不再发。此喘证之特异者，故附记于此。

喻嘉言《寓意草》中有重用赭石治险证之案数则，与上所载之案参观，其理益明。

滋培汤

治虚劳喘逆，饮食减少，或兼咳嗽，并治一切阴虚羸弱诸证。

生山药一两　于术炒，三钱　广陈皮二钱　牛蒡子炒捣，二钱
生杭芍三钱　玄参三钱　生赭石轧细，三钱　炙甘草二钱

张锡纯医方精粹

痰郁肺窍则作喘，肾虚不纳气亦作喘，是以论喘者恒责之肺、肾二脏，未有责之于脾、胃者。不知胃气宜息息下行，有时不下行而转上逆，并迫肺气亦上逆即可作喘。脾体中空，能容纳诸回血管之血，运化中焦之气，以为气血宽闲之地。有时失其中空之体，或变为紧缩，或变为胀大，以致壅激气血，上逆迫肺，亦可作喘。且脾脉缓大，为太阴湿土之正象。虚劳喘嗽者，脉多弦数，与缓大之脉反对，乃脾土之病脉也。故重用山药以滋脾之阴，佐以于术以理脾之阳。脾脏之阴阳调和，自无或紧缩或胀大之虞。特是脾与胃脏腑相依，凡补脾之药皆能补胃。而究之脏腑异用，脾以健运磨积，宣通津液为主。胃以熟腐水谷，传送糟粕为主。若但服补药，壅滞其传送下行之机，胃气或易于上逆，故又宜以降胃之药佐之，方中之赭石、陈皮、牛蒡是也，且此数药之性，皆能清痰涎，利肺气，与山药、玄参并用，又为养肺止嗽之要品也。用甘草、白芍者，取其甘苦化合，大有益于脾胃，兼能滋补阴分也。并治一切虚劳诸证者，诚以脾胃健壮，饮食增多，自能运化精微以培养气血也。

一人，年二十二，喘逆甚剧，脉数至七至，用一切治喘药皆不效。为制此方，将药煎成，因喘剧不能服，温汤三次始服下。一剂见轻，又服数剂痊愈。

或问：药之健脾胃者，多不能滋阴分；能滋阴分者，多不能健脾胃。此方中芍药、甘草同用，何以谓能兼此二长？答曰：《本经》谓芍药味苦，后世本草谓芍药味酸。究之，芍药之味苦酸皆有。陈修园笃信《本经》，谓芍药但苦不酸。然嚼服芍药钱许，恒至龈齿，兼有酸味可知。若取其苦味与甘草相合，有甘苦化阴之妙（甘苦化阴说始于叶天士），故能滋阴分；若取其酸味与甘草相合，有甲己化土之妙（甲木味酸己土味甘），故能益脾胃。此皆取其化出之性以为用也。又陈修园曰：芍药苦平破滞，本泻药非补药也。若与甘草同用，则为滋阴之品；与生姜、大枣、桂枝同用，则为和营卫之品；与附子、干姜同用，则能收敛元阳，归根于阴，又为补肾之品。本非补药，昔贤往往取为补药为主，其旨微矣。

按：此论甚精，能示人用药变化之妙，故连类及之。

西人谓心有病可以累肺作喘，此说诚信而有证。盖喘者之脉多数，夫脉之原动力发于心，脉动数则心动亦数可知。心左房之赤血与右房之紫血，皆与肺循环相通（理详后定心汤下）。若心动太急，逼血之力过于常度，则肺脏呼吸亦因之速过常度，此自然之理也。然心与肾为对待之体，心动若是之急数，肾之真阴不能上潮，以靖安心阳可知。由是言之，心累肺作喘之证，亦即肾虚不纳气之证也。

西人又谓喘证因肺中小气管痰结塞住，忽然收缩，气不通行，呼吸短促，得痰出乃减。有日日发作者，有数日或因辛苦寒冷而发作者，又有因父母患此病传延者。发作时，苦剧不安，医治无良法。应用纸浸火硝水内，取出晒干，置盆内燃点，乘烟焰熏腾时，以口吸氧气入肺（火硝多含氧气）。或用醉仙桃干叶当烟吸之，内服樟脑鸦片酒一二钱，更加姜末一分半、白矾七厘共为散，水调服。虽未必能除根，亦可渐轻。

按：此证乃劳疾之伤肺者，当名为肺劳。虽发作时甚剧，仍可久延岁月。其治法当用拙拟黄芪膏（黄芪膏在后）。

按：醉仙桃即曼陀罗花也，其花白色，状类牵牛而大，其叶大如掌而有尖，结实大如核桃，实蒂有托盘如钱，皮有芒刺如包麻，中含细粒，如火麻仁。渤海之滨生植甚多，俗呼为洋金花。李时珍谓："服之令人昏昏如醉，可作麻药。"又谓："熬水洗脱肛甚效。"盖大有收敛之功也。西人药学谓用醉仙桃花、实、叶，俱要鲜者榨汁，或熬干，或晒干作膏。每服三厘，能补火止疼，令人熟睡，善疗喘嗽。正与时珍之说相似。然此物有毒，不可轻用。今人治劳喘者，多有取其花与叶，作烟吸之者，实有目前捷效，较服其膏为妥善也。

治心病方

定心汤

治心虚怔忡。

龙眼肉一两　酸枣仁炒捣，五钱　萸肉去净核，五钱　柏子仁炒捣，四钱　生龙骨捣细，四钱　生牡蛎捣细，四钱　生明乳香一钱　生明没药一钱

心因热怔忡者，酌加生地数钱。若脉沉迟无力者，其怔忡多因胸中大气下陷，详见拙拟升陷汤（在第四卷）后跋语及诸案，自明治法。

《内经》谓："心藏神。"神既以心为舍宇，即以心中之气血为保护。有时心中气血亏损，失其保护之职，心中神明遂觉不能自主，而怔忡之疾作焉。故方中用龙眼肉以补心血，枣仁、柏子仁以补心气，更用龙骨入肝以安魂，牡蛎入肺以定魄。魂魄者，心神之左辅右弼也。且二药与萸肉并用，大能收敛心气之耗散，并三焦之气化亦可因之团聚。特是心以行血为用，心体常有舒缩之力，心房常有启闭之机。若用药一于补敛，实恐于舒缩、启闭之运动有所妨碍。故又少加乳香、没药之流通气血者以调和之。其心中兼热用生地者，因生地既能生血以补虚，尤善凉血而清热，故又宜视热之轻重而斟酌加之也。

西人曰：人身心肺关系尤重，与脑相等。凡关系重者，造

　　　　张锡纯医方精粹

化主护持之尤谨。故脑则有头额等八骨以保护之，而心肺亦有胸胁诸骨以保护之。心肺体质相连，功用亦相倚赖。心之功用关系全体，心病则全体皆受害，心之重如此。然论其体质，不过赤肉所为，其能力专主舒缩，以行血脉。有左右上下四房，左上房主接肺经赤血；右上房主接周身回血；左下房主发赤血，运行周身；右下房主接上房回血过肺，更换赤血而回左上房；左上房赤血，落左下房入总脉管，以养全体；右上房回血，落右下房上注于肺，以出碳气而接氧气（此理与后补络补管汤跋语参看方明）。故人一身之血，皆经过于心肺。心能运血周流一身，无一息之停。即时接入，即时发出，其跳跃即其逼发也。以时辰表验试，一瞥昣（即一分钟）跳七十五次，每半时跳四千五百次，一昼夜计跳十万八千次。然平人跳不自觉，若觉心跳即是心经改易常度。心房之内，左厚于右，左下房厚于右下房几一倍。盖左房主接发赤血，功用尤劳，故亦加厚也。心位在胸中，居左，当胁骨第四至第七节，尖当胁骨第五第六之间，下于乳头约一寸至半寸，横向胸骨，病则自觉周遭皆跳。凡心经本体之病，或因心房变薄变厚，或心房之门有病，或夹膜有病，或总管有病，亦如眼目之病，或在明角罩，或在瞳人，或在睛珠，非必处处皆病也。大概心病左多于右，因左房功用尤劳故耳。心病约有数端：一者心体变大，有时略大，或大过一半。因心房之户有病拦阻，血出入不便，心舒缩之劳过常度。劳多则变大，亦与手足过劳则肿大之理相同。大甚则逼血舒缩之用因之不灵矣；一者心房门户变小，或变大，或变窄，或变阔，俱为非宜。盖心血自上房落下房之门，开张容纳血入后，门即翕闭，不令血得回旋上出；其自下房入总管处亦有门，血至则开张使之上出，血出后门即翕闭，不令血得下返。若此处太窄、太小，则血不易出。太大、太阔，则血逼发不尽，或已出复返，运行不如常度矣。再者心跳，凡无病之人心跳每不自觉，若因病而跳，时时自觉，抚之或觉动。然此证有真有假，真者心自病而跳也，或心未必有病，但因身虚而致心跳，亦以真论。若偶然心跳，其人惊惧，防有心病，其实心本无病，即心跳亦暂时之事，是为假心跳证，医者均须细辨。凡心匀跳无止息，侧身而卧，可左可右，呼吸如常，大概心自不病。所虑跳跃不定，或三四次一停，停后复跳，不能睡卧，左半身着床愈觉不安，当虑其门户有病，血不回运如常。有停滞妄流而为膨胀者，有累肺而咳嗽、难呼吸或喘者，有累脑而昏蒙头疼、中风慌怯者，有累肝而血聚积满溢者，有累胃不易消化、食后不安、心更跳者，皆心病之关系也。若心自不病，但因思虑过多，或读书太劳，或用力过度，或惊惧喜怒失度，或色欲醉饱无节，或泄泻失血，或多食泻药，或夜失睡，在妇女或因月事不调。凡遇此等心跳病，医者应审察致病之由。如因房劳者，令戒房事；因饮食者，戒口止酒。更服黄连水、樟脑酒以安心，服鸡那或铁酒以补虚弱，戒勤劳行动，常平卧以安身体，游玩散步以适情意，停止工作以养精神，此治心跳良法也。若胸胁骨之下有时动悸，人或疑为心跳。其实因胃不消化，内有风气，与心跳病无涉。虚弱人及妇女患者最多，略服补胃及微利药可也。若饮食太少，或更过于菲薄，亦可令心跳。宜服鸡那及铁酒，兼多食肉为宜。

按：西人论心跳证有真假。真者手扪之实觉其跳，假者手扪之不觉其跳。其真跳者又分两种：一为心体自病，若心房门户变大、小、窄、阔之类，可用定心汤，将方中乳香、没药皆改用三钱，更加当归、丹参各三钱；一为心自不病，因身弱而累心致跳，当用第一卷治劳瘵诸方治之。至假心跳即怔忡证也，其收发血脉之动力，非大于常率，故以手扪之不觉其跳。特因气血虚而神明亦虚，即心之寻常舒缩，徐徐跳动，神明当之，亦若有冲激之势，多生惊恐。此等证治以定心汤时，磨取铁锈水煎药更佳。至于用铁锈之说，不但如西人之说，取其能补血分，实藉其镇重之力以安心神也。第七卷载有一味铁养汤，细观方后治验诸案，自知铁锈之妙用。惟怔忡由于大气下陷者，断不宜用。

又按：西人谓人之知觉运动，皆脑气筋（东人名脑髓神经）主之。遂谓人神明皆在于脑而与心无涉，且设法能即物之脑而实验之。然西人凡事必实验而后信，若心之能知觉与否，固不能若脑之可实验也。《内经》谓"心者，君主之官，神明出焉"，又谓"神游上丹田，在泥丸宫下"。夫脑之中心点，即泥丸宫也。古文"思"字作"恖"，上从"囟"，即顶门骨。徐氏《说文》释此字谓"自囟至心如丝相贯不绝"，是知心与脑相辅而成思。而自脑至心，皆为神明之所贯彻普照也。此理也，即可以西人之说证之。西人谓脑之左右，各有血脉管两支分布：两支在前，两支在后。此管由心而出，运血养脑。以全体之血计之，脑得七分之一。由其所言形迹论之，心与脑显然相通。岂神明之于中者，犹有隔阂而不相通乎？又丁韪良者，西人之甚博雅者，曾为同文馆之总教习。然其人于中书亦甚有研究工夫，故所著《天道溯源》一书，凡论思想处，皆归于心，而不仍西人之旧说，此诚研究中书而有得者也。又明·金正希曰："人见一物，必留一影于脑中。"此言人脑中如摄影镜子一般。此理虽无处可实验，而实确有可信。愚于此语悟得：心与脑虽功用相辅助，有时亦有偏重于一部之时。如人追忆往事，恒作抬头想象之状。此凝神于脑，以印证旧留之影也。若研究新理，恒作低头默思之状。此凝神于心，无所依傍以期深造也。更以愚自体验者明之，愚素留心算学，而未谙西法，欲学之又无师承。岁在丁酉，遂自购代数、几何诸书，朝夕研究，渐能通晓。而每当食蒜之后研究算学，即觉心上若有蛛丝细网幂住，与算理即有膈膜，因此不敢食蒜。且人陡遇惊恐甚剧之事即心中怔忡，或至手扪之亦觉其跳动。若谓神不在心，何他处不跳动乎？若谓伤脑其人即无知觉，试问：果伤其心，其人亦复能知觉乎？

安魂汤

治心中气血虚损，兼心下停有痰饮，致惊悸不眠。

龙眼肉六钱　酸枣仁炒捣，四钱　生龙骨捣末，五钱　生牡蛎捣末，五钱　清半夏三钱　茯苓片三钱　生赭石轧细，四钱

若服一二剂后无效者，可于服汤药之外，临睡时用开水送服西药臭剥（性详第七卷加味磁朱丸下）一瓦。借其麻痹神经之力，以收一时之效，俾汤剂易于为力也。

方书谓痰饮停于心下，其人多惊悸不寐。盖心，火也；痰饮，水也。火畏水刑，故惊悸至于不寐也。然痰饮停滞于心下者，多由思虑过度，其人心脏气血恒因思虑而有所伤损。故方中用龙眼肉以补心血，酸枣仁以敛心气，龙骨、牡蛎以安魂魄，半夏、茯苓以清痰饮，赭石以导引心阳下潜，使之归藏于阴，以成瞌睡之功也。

一媪，年五十余，累月不能眠，屡次服药无效。诊其脉，有滑象，且其身形甚丰腴。知其心下停痰也，为制此汤，服两剂而愈。

一妇人，年三十许，一月之间未睡片时，自言倦极仿佛欲睡，即无端惊恐而醒。诊其脉，左右皆有滑象。遂用苦瓜蒂十枚，焙焦轧细，空心时开水送服，吐出胶痰数碗，觉心中异常舒畅。于临眠之先又送服熟枣仁细末二钱，其夜遂能安睡。后又调以利痰养心安神之药，连服十余剂，其证永不反复矣。

《内经·邪客篇》有治目不得瞑方：用流水千里以外者八升，扬之万遍，取其清五升煮之，炊以苇薪。水沸，置秫米一升，制半夏（制好之半夏）五合，徐炊令竭为一升半，去其渣，饮汁一小杯，日三，稍益，以知为度（知觉好也）。故其病新发者，覆杯则卧，汗出而已矣。久则三饮而已也。观此方之义，其用半夏，并非为其利痰，诚以半夏生当夏半，乃阴阳交换之时，实为由阳入阴之候，故能通阴阳和表里，使心中之阳渐渐潜藏于阴，而入睡乡也。秫米即芦穄之米（俗名高粱），取其汁浆稠润甘缓，以调和半夏之辛烈也。水用长流水，更扬之万遍，名曰"劳水"，取其甘缓能滋养也。薪用苇薪，取其能畅发肾气上升，以接引心气下降，而交其阴阳也。观古人每处一方，并其所用之薪与水及其煎法、服法，莫不详悉备载。何其用心之周至哉！

按：《内经》之方多奇验。半夏秫米汤，取半夏能通阴阳，秫米能和脾胃。阴阳通、脾胃和，其人即可安睡。故《内经》谓"饮药后，覆杯即瞑"，言其效之神速也。乃后世因其药简单平常，鲜有用者，则良方竟埋没矣。

门生高如璧治天津河北玄纬路刘姓，年四十二，四月未尝少睡，服药无效。问治法于愚，告以半夏秫米汤方。如璧因其心下发闷，遂变通经方：先用鲜莱菔四两切丝，煎汤两茶杯，再用其汤煎清半夏四钱服之。时当晚八点钟，其人当夜即能安睡。连服数剂，心下之满闷亦愈。

治肺病方

清金益气汤

治尪羸少气，劳热咳嗽，肺痿失音，频吐痰涎，一切肺金虚损之病。

生黄芪三钱　生地黄五钱　知母三钱　粉甘草三钱　玄参三钱　沙参三钱　川贝母去心，二钱　牛蒡子炒捣，三钱

一妇人，年四十，上焦发热，咳吐失音，所吐之痰自觉腥臭，渐渐羸瘦，其脉弦而有力。投以清火润肺之药，数剂不效。为制此汤，于大队清火润肺药中，加生黄芪一味以助元气。数剂见轻，十余剂后，病遂痊愈。

或问：脉既有力矣，何以复用补气之药？答曰：脉之有力，有真有假。凡脉之真有力者，当于敦厚和缓中见之。此脾胃之气壮旺，能包括诸脏也（脾胃属土，能包括金、木、水、火诸脏腑）。其余若脉象洪而有力，多系外感之实热；若滑而有力，多系中焦之热痰；若弦而有力，多系肝经之偏盛，尤为有病之脉，此证之脉是也。盖肺属金，肝属木，金病不能镇木，故脉现弦而有力之象。此肝木横恣，转欲侮金之象也。凡肺痿、肺痈之病，多有胁下疼者，亦系肝木偏胜所致。

一人，年三十余，肺中素郁痰火，又为外感拘束，频频咳嗽，吐痰腥臭，恐成肺痈，求为诊治。其脉浮而有力，关前兼

　张锡纯医方精粹

滑。遂先用越婢汤，解其外感。咳嗽见轻，而吐痰腥臭如故。次用葶苈（生者三钱纱袋装之）大枣（七枚劈开）汤，泻其肺中壅滞之痰，间日一服。又用三七、川贝、粉甘草、金银花为散，鲜地骨皮煎汤，少少送服，日三次。即用葶苈大枣汤之日，亦服一次。如此调治数日，葶苈大枣汤用过三次，痰涎顿少，亦不腥臭。继用清金益气汤，贝母、牛蒡子各加一钱，连服十余剂，以善其后。

治呕吐方

镇逆汤

治呕吐，因胃气上逆，胆火上冲者。

生赭石轧细，六两　青黛二钱　清半夏三钱　生杭芍四钱　龙胆草三钱　吴茱萸一钱　生姜二钱　野台参二钱

薯蓣半夏粥

治胃气上逆，冲气上冲，以致呕吐不止，闻药气则呕吐益甚，诸药皆不能下咽者。

生山药轧细，一两　清半夏一两

上二味，先将半夏用微温之水淘洗数次，不使分毫有矾味。用做饭小锅（勿用药瓶）煎取清汤约两杯半，去渣，调入山药细末，再煎两三沸，其粥即成，和白沙糖食之。若上焦有热者，以柿霜代沙糖。凉者用粥送服干姜细末半钱许。

按：吐后口舌干燥、思饮水者，热也；吐后口舌湿润、不思饮水者，凉也。若呕吐既久，伤其津液，虽有凉者亦可作渴，又当细审其脉：滑疾为热，弦迟为凉。滑而无力，为上盛下虚，上则热而下或凉。弦而有力，为冲胃气逆，脉似热却非真热。又当问其所饮食者消化与否，所呕吐者改味与否。细心询问体验，自能辨其凉热虚实不误也。

从来呕吐之证，多因胃气冲气并而上逆，半夏为降胃安冲之主药，故《金匮》治呕吐，有大、小半夏汤。特是呕者，最忌矾味。而今之坊间鬻者，虽清半夏亦有矾，故必将矾味洗净，而后以治呕吐，不至同于抱薪救火也。其多用至一两者，诚以半夏味本辛辣，因坊间治法太过，辣味全消，又经数次淘洗，其力愈减，必额外多用之，始能成降逆止呕之功也。而必与山药作粥者，凡呕吐之人，饮汤则易吐，食粥则借其稠黏留滞之力，可以略存胃腑，以待药力之施行。且山药在上大能补肺生津，则多用半夏不虑其燥；在下大能补肾敛冲，则冲气得养，自安其位。且与半夏皆无药味，故用于呕吐甚剧，不能服药者尤宜也。

有因"胆倒"而呕吐不止者。《续名医类案》载：许宣治一儿，十岁，从戏台倒跌而下，呕吐苦水，绿如菜汁。许曰：此"胆倒"也，胆汁倾尽则死矣。方用温胆汤，加枣仁、代赭石，正其胆腑，可名正胆汤，一服吐止。

按：此证甚奇异。附载于此，以备参考。

治膈食方

参赭培气汤

治膈食（第五期《衷中参西录》第三卷论胃病噎膈治法及胃治法宜参看）。

潞党参六钱　天门冬四钱　生赭石轧细，八钱　清半夏三钱
淡苁蓉四钱　知母五钱　当归身三钱　柿霜饼五钱，服药后含化徐徐咽之。

人之一身，自飞门以至魄门，一气主之，亦一气悬之。故人之中气充盛，则其贲门（胃之上口）宽展，自能容受水谷，下通幽门（胃之下口）以及小肠大肠，出为二便，病何由而作？若中气衰惫，不能撑悬于内，则贲门缩小，以及幽门、小肠、大肠皆为之紧缩，观膈证之病剧者，大便如羊矢。固因液短，实亦肠细也。况中气不旺，胃气不能息息下降。而冲气转因胃气不降，而乘虚上干，致痰涎亦随逆气上并，以壅塞贲门。夫此时贲门已缩如藕孔，又加逆气痰涎以壅塞其间，又焉能受饮食以下达乎？故治此证者，当以大补中气为主，方中之人参是也。以降逆安冲为佐，以清痰理气为使，方中之赭石、半夏、柿霜是也。又虑人参性热、半夏性燥，故又加知母、天冬、当归、柿霜以清热润燥、生津生血也。用苁蓉者，以其能补肾，即能敛冲。冲气不上冲，则胃气易于下降。且患此证者，多有

便难之虞，苁蓉与当归、赭石并用，其润便通结之功，又其效也。若服数剂无大效，当系贲门有瘀血，宜加三棱、桃仁各二钱。

一叟，年六十余得膈证，向愚求方，自言犹能细嚼焦脆之物，用汤水徐徐送下，然一口咽之不顺，即呕吐不能再食，且呕吐之时，带出痰涎若干。诊其脉，关后微弱，关前又似滑实，知其上焦痰涎壅滞也。用此汤加邑武帝台所产旋覆花二钱，连服四剂而愈。

仲景《伤寒论》有旋覆代赭石汤，原治伤寒汗、吐、下解后，心下痞硬，噫气不除。周扬俊、喻嘉言皆谓治膈证甚效。拙拟此方，重用赭石，不用旋覆花者，因旋覆花《本经》原言味咸，今坊间所鬻旋覆花，苦而不咸，用之似无效验。惟邑武帝台为汉武帝筑台望海之处，地多咸卤，周围所产旋覆花，大于坊间鬻者几一倍，其味咸而兼辛，以治膈食甚效，诚无价之良药也。夫植物之中，含咸味者甚少，惟生于咸卤之地，故能饶有咸味，与他处产者迥异。为僻在海滨，无人采取购买。其处居民亦不识为药物（俗名六月兰），但取其作柴，惜哉！

或问：《本经》旋覆花，未言苦亦未言辛。药坊之苦者，既与《本经》之气味不合，岂武帝台之辛者，独与《本经》之气味合乎？答曰：古人立言尚简，多有互文以见义者。《本经》为有文字后第一书，其简之又简可知。故读《本经》之法，其主治未全者，当于气味中求之；其气味未全者，即可于主治中求之。旋覆花《本经》载其主结气，胁下满，惊悸，除水，去五脏间寒热，补中，下气。三复《本经》主治之文，则覆花当为平肝降气之要药，应藉金之辛味，以镇肝木，其味宜咸而兼辛明矣。至于苦味，性多令人涌吐，是以旋覆花不宜兼此味也。且其花开于六月，而能预得七月庚金之气，故《尔雅》又名之曰"盗庚"。庚者金也，其味辛也。顾其名而思其义，则旋覆花宜咸而兼辛尤明矣。有用拙拟之方者，有可用之旋覆花，其味不至甚苦，亦可斟酌加入也。

一人，年四十六，素耽叶子戏，至废寝食，初觉有气上冲咽喉，浸至妨碍饮食，时或呕吐不能下行。其脉弦长而硬，左右皆然，知系冲气挟胃气上冲。治以此汤，加武帝台旋覆花二钱、生芡实四钱，降其冲逆之气而收敛之。连服十剂而愈。

族家姑，年五旬有六，初觉饮食有碍，后浸增重，惟进薄粥。其脉弦细无力。盖生平勤俭持家，自奉甚薄，劳心劳力又甚过。其脉之细也，因饮食菲薄而气血衰；其脉之弦也，因劳心过度而痰饮盛也。姑上有两姊，皆以此疾逝世。气同者其病亦同，惴惴自恐不愈。愚毅然以为可治。投以此汤，加白术二钱、龙眼肉三钱，连服十余剂痊愈。

堂侄女，年四十八岁，素羸弱多病。侄婿与两甥皆在外营业，因此自理家务，劳心过度，恒彻夜不寐，于癸卯夏日得膈证。时愚远出，遂延他医调治，屡次无效。及愚旋里，病势已剧，其脉略似滑实，重按无力。治以此汤，加龙眼肉五钱。两剂见轻，又服十余剂痊愈。

奉天北镇县萧叟，年六十七岁，友人韩玉书之戚也，得膈证，延医治不愈。迁延五六月，病浸加剧，饮水亦间有难下之时。因玉书介绍，来院求为诊治，其脉弦长有力，右部尤甚。知其冲气上冲过甚，迫其胃气不下降也。询其大便，干燥不易下，多日不行，又须以药通之。投以参赭培气汤，赭石改用一两。数剂后，饮食见顺，脉亦稍和，觉胃口仍有痰涎杜塞。为加清半夏三钱，连服十剂，饮食大顺，脉亦复常，大便亦较易。遂减赭石之半。又服数剂，大便一日两次。遂去赭石、柿霜饼、当归、知母，加于术三钱。数剂后自言，觉胃中消化力稍弱。此时痰涎已清，又觉胃口似有疙瘩，稍碍饮食之路。遂将术改用六钱，又加生鸡内金（捣细）二钱，佐于术以健运脾胃，即藉以消胃口之障碍。连服十余剂，痊愈。

友人吴瑞五（奉天铁岭）治姜姓叟，年六十余，得膈食证，屡次延医调治，服药半载，病转增进。瑞五投以参赭培气汤。为其脉甚弦硬，知其冲气上冲，又兼血液枯少也，遂加生芡实以收敛冲气，龙眼肉以滋润血液。一剂能进饮食，又连服七八剂，饮食遂能如常。

治吐衄方

寒降汤

治吐血、衄血，脉洪滑而长，或上入鱼际，此因热而胃气不降也，以寒凉重坠之药，降其胃气，则血止矣。

生赭石轧细，六钱　清半夏三钱　蒌仁炒捣，四钱　生杭芍四钱
竹茹三钱　牛蒡子炒捣，三钱　粉甘草钱半

一童子，年十四，陡然吐血，一昼夜不止，势甚危急。其父通医学，自设有药房，亦束手无策。时愚应其邻家延请，甫至其村，急求为诊视。其脉洪长，右部尤重按有力。知其胃气因热不降，血随逆气上升也。为拟此汤，一剂而愈。又服一剂，脉亦和平。

一人，年十八，偶得吐血证，初不甚剧，因医者误治，遂大吐不止。诊其脉，如水上浮麻，莫辨至数。此虚弱之极候也，若不用药立止其血，危可翘足而待。遂投以此汤，去竹茹，加生山药一两，赭石改用八钱，一剂血止。再诊其脉，左右皆无，重按亦不见，愚不禁骇然。询之心中亦颇安稳，惟觉酸懒无力。忽忆吕沧洲曾治一发斑证，亦六脉皆无。沧洲谓脉者血之波澜，今因发斑伤血，血伤不能复作波澜，是以不见，斑消则脉出矣。遂用白虎加人参汤化其斑毒，脉果出（详案在第七卷青盂汤下）。今此证大吐亡血，较之发斑伤血尤甚。脉之重按

张锡纯医方精粹

不见，或亦血分虚极，不能作波澜欤？其吐之时，脉如水上浮麻者，或因气逆火盛，强迫其脉外现欤？不然，闻其诊毕还里（相距十里），途中复连连呕吐，岂因路间失血过多欤？踌躇久之，乃放胆投以大剂六味地黄汤，减茯苓、泽泻三分之二，又加人参、赭石各数钱，一剂脉出。又服平补之药二十余剂，始复初。

《金匮》治心气不足吐衄，有泻心汤，大黄与黄连、黄芩并用。后世未窥仲景制方之意，恒多误解。不知所谓心气不足者，非不足也。若果不足，何又泻之？盖此证因阳明胃腑之热，上逆冲心，以致心中怔忡不安，若有不足之象。仲景从浅处立说，冀人易晓，遂以心气不足名之。故其立方，独本《内经》吐血、衄血，责重阳明不降之旨，用大黄直入阳明之府，以降其逆上之热；又用黄芩以清肺金之热，使其清肃之气下行，以助阳明之降力；黄连清心火之热，使其元阳潜伏，以保少阴之真液，是泻之实所以补之也。且黄连之性肥肠止泻，与大黄并用，又能逗留大黄之力，使之不至滑泻。故吐非因寒凉者，服之莫不立愈。且愈后而瘀血全消，更无他患，真良方也。即使心气果系不足，而吐衄不止，将有立危之势，先用泻心汤以止其吐衄，而后从容调补，徐复其正。所谓急则治标，亦医家之良图也。乃世人竟畏大黄力猛，不敢轻用，即或用之，病家亦多骇疑。是以愚不得已，拟此寒降汤，重用赭石，以代大黄降逆之力。屡次用之，亦可随手奏效也。

或问：后世本草谓血证忌用半夏，以其辛而燥也，子所拟寒降汤，治吐衄之因热者，何以方中仍用半夏，独不虑其辛燥伤血乎？答曰：血证须有甄别。若虚劳咳嗽，痰中带血，半夏诚为所忌。若大口吐血，或衄血不止，虽虚劳证，亦可暂用半夏以收一时之功，血止以后，再徐图他治。盖吐血之证，多由于胃气挟冲气上逆；衄血之证，多由于胃气、冲气上逆，并迫肺气亦上逆。《内经·厥论篇》曰："阳明厥逆，喘咳身热，善惊，衄、呕血"，煌煌圣言，万古不易。是治吐衄者，原当以降阳明之厥逆为主，而降阳明胃气之逆者，莫半夏若也。

斯更可以前哲之言征之。黄坤载曰："人之中气，左右回旋，脾主升清，胃主降浊。在下之气不可一刻而不升，在上之气不可一刻而不降。一刻不升则清气下陷，一刻不降则浊气上逆。浊气上逆，则呕哕痰饮皆作，一切惊悸、眩晕、吐衄、咳喘、心痞、胁胀、膈噎、反胃，种种诸病于是生焉。胆为少阳之府，属甲木而化相火。顺则下行，而温肾水，相火宁秘，故上清而下暖；逆则上行，出水府而升火位，故下寒而上热。然甲木所以息息归根温水脏者，缘于胃腑戊土之下降。戊土不降，甲木失根，神魂飘荡，此惊悸、眩晕所由来也；二火升炎，肺金被克，此燥渴、烦躁所由来也；胆胃上逆，木土壅迫，此痞闷、膈噎所由来也。凡此诸证，悉宜温中燥土之药，加半夏以降之。其火旺金热者，须用清敛金火之品。然肺为病标，胃为病本。胃气不降，金火无下行之路也。半夏辛燥开通，沉重下达，入胃腑而降逆气。胃土右转，浊痰扫荡，肺脏冲和，神气归根，绵绵不竭矣。血原于脏而统于经，升于肝而降于肺，肝脾不升，则血病下陷；肺胃不降，则血病上逆。缘中脘湿寒，胃土上郁，浊气冲塞，肺气隔碍，收令不行，是以吐衄。此与虚劳惊悸，本属同原。未有虚劳之久不生惊悸，惊悸不止不至吐衄者。当温中燥土，暖水敛火，以治其本。而用半夏降摄胃气，以治其标。庸工以为阴虚火动，不宜半夏，率以清凉滋润之法，刊诸纸素，千载一辙，四海同风。《灵枢》

半夏秫米之奥旨（治目不得瞑在《邪客》篇）鲜有解者，可胜叹哉！"

按：因寒因热，皆可使胃气不降。然因热胃气不降者，人犹多知之；因寒胃气不降者，则知者甚鲜。黄氏论胃气不降，专主因寒一面，盖有所感触而言也。

曾有一少妇，上焦烦热，不能饮食，频频咳吐，皆系稀涎，脉象弦细无力。知系脾胃湿寒，不能运化饮食下行，致成留饮为恙也。询其得病之初，言偶因咳嗽懒食，延本处名医投以瓜蒌、贝母、麦冬之类，旋愈旋即反复。服药月余，竟至如此。遂为开苓桂术甘汤，加干姜、半夏（细观第三卷理饮汤后跋语自知），且细为剖析用药之意。及愚旋里，其药竟不敢服，复请前医治之，月余而亡。

夫世之所谓名医者，其用药大抵如此。何不读黄氏之论，而反躬自省也哉！

门人高如璧实验一方。赭石、滑石等分研细，热时新汲井泉水送服，冷时开水送服一两或至二两，治吐衄之因热者甚效。

如璧又在保阳，治一吐血证甚剧者，诸药皆不效。诊其脉，浮而洪，至数微数，重按不实。初投以拙拟保元寒降汤（在前），稍见效，旋又反复。如璧遂放胆投以赭石二两、台参六钱、生杭芍一两，一剂而愈。

唐容川曰："平人之血畅行脉络，充达肌肤，是谓循经，谓循其经之常道也。一旦不循其常，溢出于肺胃之间，随气上逆，于是吐出。盖人身之气游于血中而出于血外，故上则出为呼吸，下则出为二便，外则出于皮毛而为汗。其气冲和，则气为血之帅，血随之而运行；血为气之守，气得之而静谧。气结则血凝，气虚则血脱，气迫则血走。气不止而血欲止不可得矣。方其未吐之先，血失其经常之道，或由背脊走入膈间，由膈溢入胃中。病重者其血之来辟辟弹指，漉漉有声，病之轻则无声响。故凡吐血，胸背必疼，是血由背脊而来。气迫之行，不得其和，故见背疼之证。又或由两胁下走油膜入小肠，重则潮鸣有声，逆入于胃以致吐出。故凡失血，复多腰胁疼痛之证。此二者来路不同，治法亦异。由背上来者，以治肺为主；由胁下来者，以治肝为主。盖肺为华盖，位在背与胸膈，血之来路，既由其界分溢而出，自当治肺为是；肝为统血之脏，位在胁下，血从其地而来，则又以治肝为是。然肝肺虽系血之来路，而其吐出，实则胃主之也。凡人吐痰吐食，皆胃之咎。血虽非胃所主，然同是吐证，安得不责之于胃？况血之归宿在于血海。冲为血海，其脉隶于阳明，未有冲气不逆上而血逆上者也。仲景治血以治冲为要，冲脉隶于阳明，治阳明即治冲也。阳明之气下行为顺，今乃逆吐，失其下行之令，急调其胃，使气顺吐止，则血不致奔脱矣。此时血之原委不暇究治，惟以止血为第一要法。血止之后，其离经而未吐出者，是为瘀血。既与好血不相合，反与好血不相能，或壅而成热，或变而成劳，或结瘕成刺疼，日久变证未可预料，必亟为消除以免后来诸患，故以消瘀为第二法。止吐消瘀之后，又恐血再潮动，则须用药安之，故以宁血为第三法。邪之所凑，其正必虚，去血既多，阴无有不虚者。阴者阳之守，阴虚则阳无所附，久且阳随而亡，故又以补虚为收功之法。四者乃通治血证之大纲也。”

按：此论甚精当。愚向拟治吐衄诸方，犹未见唐氏书，今补录之以备参观。

温降汤

治吐衄，脉虚濡而迟，饮食停滞胃口不能消化，此因凉而胃气不降也。以温补开通之药，降其胃气，则血止矣。

白术三钱　清半夏三钱　生山药六钱　干姜三钱　生赭石轧细，六钱　生杭芍二钱　川厚朴钱半　生姜二钱

一童子，年十三四，吐血数日不愈，其吐之时，多由于咳嗽。诊其脉甚迟濡，右关尤甚，疑其脾胃虚寒，不能运化饮食，询之果然。盖吐血之证，多由于胃气不降，饮食不能运化，胃气即不能下降。咳嗽之证，多由于痰饮入肺。饮食迟于运化，又必多生痰饮。因痰饮而生咳嗽，因咳嗽而气之不降者，更转而上逆，此吐血之所由来也。为拟此汤，一剂血止，数剂咳嗽亦愈。

一童子，年十三，从愚读书，一日之间衄血四次。诊其脉，甚和平，询之亦不觉凉热。为此证热者居多，且以童子少阳之体，时又当夏令，遂略用清凉止血之品。衄益甚，脉象亦现微弱。遂改用此汤，一剂而愈。

或问：此汤以温降为名，用药宜热不宜凉矣。乃既用干姜之热，复用芍药之凉，且用干姜而更用生姜者何也？答曰：脾胃与肝胆，左右对待之脏腑也。肝胆属木，中藏相火，其性恒与热药不宜。用芍药者，所以防干姜之热力入肝也。且肝为藏血之脏，得芍药之凉润者以养之，则宁谧收敛，而血不妄行。更与生姜同用，且能和营卫，调经络，引血循经。此所以用干姜又用生姜也。

补络补管汤

治咳血、吐血，久不愈者。

生龙骨捣细，一两　　生牡蛎捣细，一两　　萸肉去净核，一两　　三七研细，二钱，药汁送服

服之血犹不止者，可加赭石细末五六钱。

一妇人，年三十许，咳血三年，百药不效，即有愈时，旋复如故。后愚诊视，其夜间多汗。先用龙骨、牡蛎、萸肉各一两煎服，以止其汗。一剂汗止。再服一剂，咳血之病亦愈，自此永不反复。

后又治一少年，或旬日，或浃辰之间，必吐血数口，浸至每日必吐，屡治无效。其脉近和平，微有芤象。亦治以龙骨、牡蛎、萸肉各一两，三剂而愈。

张景岳谓："咳嗽日久，肺中络破，其人必咳血。"西人谓胃中血管损伤破裂，其人必吐血。龙骨、牡蛎、萸肉，性皆收涩，又兼具开通之力（三药之性，详第一卷既济汤，来复汤与第四卷理郁升陷汤，第八卷清带汤下）。故能补肺络与胃中血管，以成止血之功，而又不至有遽止之患，致留瘀血为恙也。又佐以三七者，取其化腐生新，使损伤之处易愈，且其性善理血，原为治衄之妙品也。

咳血之原由于肺，吐血之原由于胃，人之所共知也。而西人于吐血，论之尤详。其说谓胃中多回血管，有时溃裂一二处而血出。其故或因胃本体自生炎证，烂坏血管，或因跌打外伤，胃中血管断裂，其血棕黑而臭秽，危险难治，但此类甚少。常见之证，大概血管不曾溃裂，其血亦可自管中溢出，其血多带黑色。因回血管之血色原紫黑，而溢出在胃，胃中酸汁

又能令血色变黑也。若血溢自胃中血管，即时吐出，其色亦可鲜红。其病原或因胃致病，或因身虚弱、血质稀薄，皆能溢出。有胃自不病，或因别经传入于胃，如妇女倒经，是子宫之血传入于胃。又如肝脾胀大，血不易通行，回血管满溢，入胃则吐出，入大、小肠则便出。便与吐之路不同，其理一也。吐血紫黑者，方书多谓系瘀血。愚向疑其不然，又不能确指其果系何故。今观此论，心始昭然。

又论中所谓回血管，乃导回紫血入心之管也。管内有门，门无定处，其体比脉管稍薄，其径稍大，有血则圆，无血则扁。总管二支，由心右上房而出。一支向下，以接下身脏腑两足之回血；一支向上，以接头脑两手之回血。散布小支，一如脉管之状。但脉管深居肉内者多，而回血管深浅皆有，蓝色无脉者是也。另有一种，名曰微丝血管，目力不能见。以镜显之，见密结如网，骨肉内外遍体皆然。与血脉管、回血管两尾相通，故赤紫两血通行无碍。夫血以赤色为正，其有紫色者何也？凡血运行，由心左下房发源，直出血脉总管，流布周身，长骨肉，养身命。然渐行渐改其性，迨由微丝血管入回血管之中，其色遂变为紫矣。由是紫血由回血管行近至心，流归总血管，以达心右上房，转落右下房。右下房有大血管一支，长寸许，即分为二，以入肺左右叶，运行肺中，随呼气吐出碳气，复随吸气纳进氧气，其色复变为赤。即由肺血管（左右各二支）回心左上房，转落左下房，复出血脉总管，往来运行，如环无端。

按：化学家谓空气中所含之气，大要可分为二种：一为氧气，一为氮气。氮气居百分之七十九，氧气居百分之二十一。氧气者，养人之生气也。然氮气多而氧气少者，诚以氧气浓烈，必须以氮气淡之，而后得其和平。人之百体，日有消长，其合骨肉用者，固赖血以生之；不合骨肉用者，又须赖血以出之。何以血行渐改变为紫色？缘其中有碳气也。碳气者，乃身体中无用之物杂化为气，与氧气合即有毒，与炭气同类，故曰碳气。凡人一呼一吸，合为一息。呼者吐碳气也，吸者吸氧气也。氧气入血则赤，赤为正血；碳气入血则紫，紫为坏血。故紫血必须入肺，运至气胞之上，泄碳气于胞内，气管递而出之，是为一呼；碳气既出，复递生气以入，直抵胞内，血遂摄之，是为一吸。呼吸一停，转流改换，人始无病。

或问：西人回血管之说，甚微妙矣。然其说可确信乎？答曰：其说确有凭据。以其虽为行血之管，而按之无动脉也。心体常动，每呼吸之间，约动四次。每心一动，即激发新血注于脉管中，而周身之脉管，皆随之一动。特其管多深藏肉里，故人周身动脉处无多。至回血管，多浅在肉外，微透青色，世俗误呼为青筋者皆是，虽密络周身，而按之皆不动，与血脉管之行血，实有进退之分。血脉管鼓进新血，随心力运行，故按之常动；回血管收回陈血，不随心力运行，故按之不动。盖运久之血，中含碳气，渐变紫色，赖心部收回，注之于肺，呼出碳气，吸进氧气，仍变为赤，此造化之神妙也。若心于回血管，亦鼓之使动，则其气机外向，即不能收回陈血，是以不借心力鼓之，惟借血脉管之余力，透过微丝血管以运行之。如微弱之水，涓涓徐流，不起波澜，以转回于心部，故曰：因其按之无动脉，而可决为回血管也。向尝疑治瘀证者，刺血管放血，其血不发紫。若谓其证因热甚而血发紫，何以因寒之证其血亦紫？且周身之血既发紫，何以止刺其数处出血少许，病或即愈。今乃知其所刺者皆回血管，其出血无多而病可愈者，放出

张锡纯医方精粹

碳气之力也。

或又问：西人回血管之说既可信，则其膈肺呼出碳气，吸进氧气，血仍变赤，复归于心之说，亦必可信，何以古圣贤皆未言及？答曰：此理《内经》言之，扁鹊《难经》亦言之，而《难经》较详。其书第一节曰"十二经皆有动脉，独取寸口，以决五脏六腑，死生吉凶之法，何谓也？然（答词也）。寸口者，脉之大会，手太阴之动脉也。人一呼脉行三寸，一吸脉行三寸。呼吸定息，脉行六寸。人一昼夜凡一万三千五百息，脉行五十度（《内经》谓十六尺丈二尺为一度）周于身，漏水下百刻。荣卫行阳二十五度，行阴二十五度，为一周也，故五十度复会于手太阴。寸口者，五脏六腑之所终始，故取法于寸口也。"盖人之脏腑，皆有血脉管与回血管。其回血管之血，由心至肺将碳气呼出，是诸脏腑之回血管至此而终也。迨吸进氧气，其血仍赤，归于心而散于诸脏腑。是诸脏腑之血脉管自此而始也，故曰：五脏六腑之所终始也。为肺能终始诸脏腑，是以诸脏腑之病，可于肺之寸口动脉候之。而寸口之动脉，遂可分其部位而应诸脏腑矣。特古书语意浑含，有待于后世阐发耳。

或又问：回血管之说，证以秦越人《难经》益可确信。然据西人之说，谓吐紫黑成块者，亦系回血管之血。何以人之腑中或胁下，素有瘀积，偶有因吐紫黑成块之血而愈者？答曰：此等证，西人亦尝论及。谓有因肝脾瘀血及他处瘀血由胃而出，而胃自不病者，吐后即觉松适，所谓以病医病也。然他处瘀血，既假道于胃而出，虽云胃自不病，而胃中回血管必有溃裂之处，亦宜治以化瘀兼收涩之药。浓煎龙骨牡蛎汤，送下三七细末，可以顷刻奏效。若但认为瘀血，任其倾吐，未有不危殆者。此有关性命之证，医者切宜知之。

或又问：据西人之说，是他经之血，皆可以借径于胃而吐出。至咳血出于肺，而他处之血，亦或借径于肺而上行否？答曰：此问甚精微，然可实指而确论之也。吾友苏明阳先生，当世之哲学士也（著有《天地新学说》）。尝告愚曰：肺管下行连心、连肝及胆。其相连之处，心及肝胆，皆有门与之相通，再下行至脐下，连于气海。气海即《医林改错》谓其状若倒提鸡冠花者是也。然相连之处，仍有膜膈之在若通若不通之间。因气海之中，所存者元气，若与此管不通，则元气不能上达；若与此管过通，元气又不能存蓄也。气海之下，又有管与之相连，亦在若通若不通之间。其管由气海之下，转而上行，循脊梁上贯脑部，复转而下行。气海上之管，任脉也；下之管，督脉也。人当未生之时，息息得母之气化，以贯注于气海，迨其气化充满，即冲开督任二脉，以灌溉诸脏腑。此人之先天，督任所以常通也。既生之后，气海之来源既停，其中所存之元气，遂蕴蓄其中，以为百年寿命之根。而其所以培养诸脏腑者，端藉呼吸与饮食之力。此人之后天，督任所以不通也。

愚曾即其言验诸物类，剖解之时，其形迹亦分毫不谬。由是观之，是心肝之血皆可由喉出也。任脉在下焦，又与冲脉血海相通，斯下焦之血亦可由喉出也。夫喉为肺管，其正支入肺，其分支即为任脉之管。凡血自任脉上溢而出于喉者，虽非借径于肺，与借径于肺者无异也。再者，人之咳嗽不已则气必上升，而血即可随之上溢，其血因嗽可从肺管上溢。久之亦可因嗽自胃管上溢，故凡自上失血之证兼咳嗽者，无论咳血、吐血、衄血，皆当急治愈其咳嗽，为要着也。

或问：《内经》谓阳明厥逆，则吐衄。西人谓胃中血管损

　　　　　　　　　　　　　　 张锡纯医方精粹

伤破裂出血，则吐血。此二说亦相通乎？答曰：阳明厥逆，胃腑气血必有膨胀之弊，此血管之所以易破也。降其逆气，血管之破者自闭。设有不闭，则用龙骨、牡蛎诸收涩之药以补之，防其溃烂。佐以三七、乳香、没药诸生肌之品以养之。此拙拟补络补管汤所以效也。设使阳明未尝厥逆，胃中血管或因他故而破裂，则血在胃中，亦恒随饮食下行，自大便出，不必皆吐出也。

此方原无三七，有乳香、没药各钱半。偶与友人景山谈及，景山谓："余治吐血，亦用兄补络补管汤，以三七代乳香、没药，则其效更捷。"愚闻之遂欣然易之。景山又谓："龙骨、牡蛎能收敛上溢之热，使之下行，而上溢之血，亦随之下行归经。至萸肉为补肝之妙药，凡因伤肝而吐血者，萸肉又在所必需也。且龙骨、牡蛎之功用神妙无穷：即脉之虚弱已甚，日服补药毫无起象，或病虚极不受补者，投以大剂龙骨、牡蛎，莫不立见功效，余亦不知其何以能然也。"愚曰：人身阳之精为魂，阴之精为魄。龙为天地之元阳所生（理详第五卷从龙汤下），故能安魂；牡蛎为水之真阴结成（海气结为蚝山即牡蛎山），故能强魄。魂魄安强，精神自足，虚弱自愈也。是龙骨、牡蛎，固为补魂魄精神之妙药也。

邑有吐血久不愈者。有老医于平津先生，重用赤石脂二两，与诸止血药治之，一剂而愈。后其哲嗣锦堂向愚述其事，因诘之曰："重用赤石脂之义何居？"锦堂曰："凡吐血多因虚火上升，然人心中之火，亦犹炉中之火，其下愈空虚，而火上升之力愈大。重用赤石脂，以填补下焦，虚火自不上升矣。"愚曰："兄之论固佳，然犹有剩义：赤石脂重坠之力，近于赭石，故能降冲胃之逆，其黏涩之力，近于龙骨、牡蛎，故能补血管之破。兼此二义，重用石脂之奥妙，始能尽悉。是以愚遇由外伤内，若跌碰致吐血久不愈者，料其胃中血管必有伤损，恒将补络补管汤去萸肉，变汤剂为散剂，分数次服下，则龙骨、牡蛎不但有黏涩之力，且较煎汤服者，更有重坠之力，而吐血亦即速愈也。"锦堂闻之欣然曰："先严用此方时，我年尚幼，未知详问，今闻兄言觉我多矣。"

邑张某，家贫佣力，身挽辘车，运货远行，因枵腹努力太过，遂致大口吐血。卧病旅邸，恐即不起。意欲还里，又乏资斧，乃勉强徒步徐行，途中又是复连吐不止，目眩心慌，几难举步。腹中觉饥，怀有干饼，又难下咽。偶拾得山楂十数枚，遂和干饼食之，觉精神顿爽，其病竟愈。

盖酸者能敛，而山楂则酸敛之中，兼有化瘀之力，与拙拟补络补管汤之意相近，故获此意外之效也。

治消渴方

玉液汤

治消渴。消渴，即西医所谓糖尿病，忌食甜物。

生山药一两　生黄芪五钱　知母六钱　生鸡内金捣细，二钱
葛根钱半　五味子三钱　天花粉三钱

消渴之证多由于元气不升，此方乃升元气以止渴者也。方中以黄芪为主，得葛根能升元气。而又佐以山药、知母、花粉以大滋真阴，使之阳升而阴应，自有云行雨施之妙也。用鸡内金者，因此证尿中皆含有糖质，用之以助脾胃强健，化饮食中糖质为津液也。用五味者，取其酸收之性，大能封固肾关，不使水饮急于下趋也。

邑人某，年二十余，贸易津门，得消渴证。求津门医者，调治三阅月，更医十余人不效，归家就医于愚。诊其脉，甚微细。旋饮水旋即小便，须臾数次。投以此汤，加野台参四钱。数剂渴见止，而小便仍数，又加萸肉五钱，连服十剂而愈。

方书消证，分上消、中消、下消。谓上消口干舌燥，饮水不能解渴，系心移热于肺，或肺金本体自热，不能生水，当用人参白虎汤；中消多食犹饥，系脾胃蕴有实热，当用调胃承气汤下之；下消谓饮一斗溲亦一斗，系相火虚衰，肾关不固，宜用八味肾气丸。

按：白虎加人参汤，乃《伤寒论》治外感之热传入阳明胃腑，以致作渴之方。方书谓上消者宜用之，此借用也。愚曾试验多次，然必胃腑兼有实热者，用之方的。中消用调胃承气汤，此须细为斟酌，若其右部之脉滑而且实，用之犹可。若其人饮食甚勤，一时不食即心中怔忡，且脉象微弱者，系胸中大气下陷，中气亦随之下陷，宜用升补气分之药，而佐以收涩之品与健补脾胃之品，拙拟升陷汤（在第四卷）后有治验之案可参观。若误用承气下之，则危不旋踵。至下消用八味肾气丸，其方《金匮》治男子消渴，饮一斗溲亦一斗，而愚尝试验其方，不惟治男子甚效，即治女子亦甚效。

曾治一室女得此证，用八味丸变作汤剂，按后世法地黄用熟地，桂用肉桂，丸中用几两者改用几钱，惟茯苓、泽泻各用一钱，两剂而愈。

后又治一少妇得此证，投以原方不效。改遵古法，地黄用干地黄（即今生地），桂用桂枝，分量一如前方，四剂而愈。

此中有宜古宜今之不同者，因其证之凉热，与其资禀之虚实不同耳。

尝因化学悟出治消渴之理，今试以壶贮凉水置炉上，壶外即凝有水珠，恒至下滴，迨壶热则其水珠即无。盖炉心必有氢气上升，与空气中之氧气合，即能化水，着于凉水壶上，即可成珠下滴，迨壶热则所着之水，旋着旋即涸去，故又不见水。人腹中之气化壮旺，清阳之气息息上升，其中必挟有氢气上升，与自肺吸进之氧气相合，亦能化水，着于肺胞之上，而为津液。津液充足，自能不渴。若其肺体有热，有如炉上壶热，所着之水旋即涸去，此渴之所由来也，当治以清热润肺之品。若因心火热而铄肺者，更当用清心之药。若肺体非热，因腹中气化不升，氢气即不能上达于肺，与吸进之氧气相合而生水者，当用升补之药，补其气化，而导之上升，此拙拟玉液汤之义也。然氢气必随清阳上升，而清阳实生于人身之热力，犹炉心有火，而炉心始有氢气上升也。故消渴之证，恒有因脾胃湿寒、真火衰微者，此肾气丸所以用桂、附，而后世治消渴，亦有用干姜、白术者。

尝治一少年，咽喉常常发干，饮水连连不能解渴，诊其脉微弱迟濡。投以四君子汤，加干姜、桂枝尖，一剂而渴止矣。

又有湿热郁于中焦作渴者，苍柏二妙散、丹溪越鞠丸，皆可酌用。

治癃闭方

宣阳汤

治阳分虚损，气弱不能宣通，致小便不利。

野台参四钱　威灵仙钱半　寸麦冬带心，六钱　地肤子一钱

济阴汤

治阴分虚损，血亏不能濡润，致小便不利。

怀熟地一两　生龟板捣碎，五钱　生杭芍五钱　地肤子一钱

阴分阳分俱虚者，二方并用，轮流换服，如下案所载服法，小便自利。

一媪，年六十余，得水肿证，延医治不效。时有专以治水肿名者，其方秘而不传。服其药，自大便泻水数桶，一身肿尽消。言忌咸百日，可保永愈。数日又见肿，旋复如故。服其药三次皆然，而病人益衰惫矣。盖未服其药时，即艰于小便，既服药后，小便滴沥全无，所以旋消而旋肿也。再延他医，皆言服此药，愈后复发者，断乎不能调治。后愚诊视，其脉数而无力。愚曰：脉数者，阴分虚也；无力者，阳分虚也。膀胱之腑，有下口无上口，水饮必随气血流行，而后能达于膀胱，出为小便。《内经》所谓"州都之官，津液存焉，气化则能出"者是也。此脉阴阳俱虚，致气化伤损，不能运化水饮以达膀

胱，此小便所以滴沥全无也。《易·系辞》曰："日往则月来，月往则日来，日月相推，而明生焉。寒往则暑来，暑往则寒来，寒暑相推，而岁成焉。往者屈也，来者信（伸音）也，屈信相感，而利生焉。"此天地之气化，即人身之气化也。爰立两方：一方以人参为君，辅以麦冬以济参之热，灵仙以行参之滞，少加地肤子为向导药，名之曰宣阳汤，以象日、象暑；一方以熟地为君，辅以龟板以助熟地之润，芍药以行熟地之滞（芍药善利小便故能行熟地之泥），亦少加地肤子为向导药，名之济阴汤，以象月、象寒。二方轮流服之，以象日月寒暑相推、往来，屈伸相感之义。俾先服济阴汤，取其贞下起元也。服至三剂小便稍利，再服宣阳汤，亦三剂小便大利。又再服济阴汤，小便直如泉涌，肿遂尽消。病家疑而问曰：前服济阴汤，小便微通，此时又服之，何其功效百倍于从前？答曰：善哉问也！前服济阴汤，似于冬令，培草木之根荄，以厚其生长之基也。于服宣阳汤数剂后，再服济阴汤，如纯阳月后，一阴二阴甫生，时当五六月大雨沛行，万卉之畅茂，有迥异寻常者矣。

或问：西人谓膀胱有进水之口，在出水之口下，其口斜透膀胱，且有油膜绕护，故不易辨认。西人实验最精，其说必不差谬。子论膀胱，何以仍遵古说？答曰：西人之说虽得之实验，然必以中法参之，始能尽脏腑之微奥。唐容川曰："三焦之根，出于肾系。两肾之间有油膜一条连于脊骨，自下而上，第七节命门穴处即肾系也。由肾系下生连网油膜（俗名网油，西人名连网），是为下焦；中生板油，是为中焦；上生膈膜，是为上焦。盖三焦即人身之油膜，上络心肺、中络脾胃、下络肠与肾，连膀胱。食入于胃，由肠而下。饮入于胃，则胃之四面皆有微丝血管将水吸出，散走油膜之上，即三焦也。水缘三焦下行，由肾漉过，以达膀胱。"今试取物脬验之，其出水口下，油膜绕护之处，即与三焦连网相连之处，初无外露之口。三焦气化流行，自能运转水饮，由连网而达于膀胱。《内经》所谓"三焦者，决渎之官，水道出焉"者是也。由斯观之，其进水之口，原在若有若无之间。谓之有可也，谓之无亦无不可也。彼西人驳三焦之说，而不知其所谓连网即三焦，且不知连网生于肾系，是实验虽精而犹未精也。

一妇人，年三十许，因阴虚小便不利，积成水肿甚剧，大便亦旬日不通。一老医投以八正散不效。友人高夷清为出方：用生白芍六两，煎汁两大碗。再用阿胶二两，熔化其中，俾病人尽量饮之。老医甚为骇疑，夷清力主服之。尽剂而二便皆通，肿亦顿消。后老医与愚觌面，为述其事，且问此等药何以能治此病。答曰：此必阴虚不能化阳，以致二便闭塞。白芍善利小便，阿胶能滑大便。二药并用，又大能滋补真阴，使阴分充足，以化其下焦偏胜之阳，则二便自能通利也。

长子荫潮治一水肿证。其人年六旬，二便皆不通利，心中满闷，时或烦躁。知其阴虚积有内热，又兼气分不舒也。投以生白芍三两，橘红、柴胡各三钱，一剂二便皆通。继服滋阴理气，少加利小便之药而愈。

一妇人，年四十许，得水肿证，百药不效。偶食绿豆稀饭，觉腹中松畅，遂连服数次，小便大利而愈。有人向愚述其事，且问所以能愈之故。答曰：绿豆与赤小豆同类，故能行水，利小便。且其性又微凉，大能滋阴退热。凡阴虚有热，致小便不利者，服之皆有效也。

白茅根汤

治阴虚不能化阳，小便不利，或有湿热壅滞，以致小便不利，积成水肿。

白茅根<small>掘取鲜者一斤，去净皮与节间小根，细切</small>

将茅根用水四大碗煮一沸，移其锅，置炉旁。候十数分钟，视其茅根若不沉水底，再煮一沸，移其锅，置炉旁。须臾，视其根皆沉水底，其汤即成。去渣，温服多半杯，日服五六次，夜服两三次。使药力相继，周十二时，小便自利。

茅根形象中空，颇类苇根。鲜者煮稠汁饮之，则其性微凉，其味甘而且淡。为其凉也，故能去实火；为其甘也，故能清虚热；为其淡也，故能利小便。且其根不但中空，周遭卟上有十二小孔（细视可见），象人十二经络。故又能宣通脏腑，畅达经络，兼治外感之热，而利周身之水也。然必须如此煮法，服之方效。若久煎，其清凉之性及其宣通之力皆减，服之即无效矣。所煮之汤，历一昼夜即变绿色，若无发酵之味，仍然可用。

一妇人，年四十余，得水肿证。其翁固诸生而精于医者，自治不效，延他医诊治亦不效。偶与愚遇，问有何奇方，可救此危证。因细问病情，知系阴虚有热，小便不利。遂俾用鲜茅根煎浓汁，饮旬日痊愈。

一媪，年六十余，得水肿证。医者用药，治愈三次皆反复，再服前药不效。其子商于梓匠，欲买棺木。梓匠固其亲属，转为求治于愚。因思此证反复数次，后服药不效者，必是病久阴虚生热，致小便不利。细问病情，果觉肌肤发热，心内作渴，小便甚少。俾单用鲜白茅根煎汤，频频饮之，五日而愈。

一妇人，年四十许，得水肿证。其脉象大致平和，而微有滑数之象。俾浓煎鲜茅根汤饮之。数日，病愈强半。其子来送信，愚因嘱之曰：有要紧一言，前竟忘却。患此证者，终身须忌食牛肉，病愈数十年，食之可以复发。孰意其子未返，已食牛肉，且自觉病愈，出坐庭中，又兼受风。其证陡然反复，一身尽肿，两目因肿甚不能开视。愚用越婢汤发之，以滑石易石膏（用越婢汤原方，常有不汗者，若以滑石易石膏则易得汗），一剂汗出，小便顿利，肿亦见消。再饮白茅根汤，数日病遂痊愈。

按：白茅根，拙拟二鲜饮与三鲜饮，用以治吐衄，此方又用以治水肿，而其功效又不止此也。愚治伤寒温病，于大便通后，阳明之盛热已消，恒俾浓煮鲜茅根汤，渴则饮之，其人病愈必速，且愈后即能饮食，更无反复之患。盖寒温愈后，其人不能饮食与屡次复病者，大抵因余热未尽，与胃中津液未复也。白茅根甘凉之性，既能清外感余热，又能滋胃中津液。至内有郁热，外转觉凉者，其性又善宣通郁热使达于外也。

又按：凡膨胀，无论或气、或血、或水肿，治愈后，皆终身忌食牛肉。盖牛肉属土，食之能壅滞气血，且其彭亨之形，有似腹胀，故忌之也。医者治此等证，宜切嘱病家，慎勿误食。

温通汤

治下焦受寒，小便不通。

椒目炒捣，八钱　小茴香炒捣，二钱　威灵仙三钱

人之水饮，由三焦而达膀胱。三焦者，身内脂膜也。曾即物类验之，其脂膜上皆有微丝血管，状若红绒毛，即行水之

处。此管热则膨胀，凉则凝滞，皆能闭塞水道。若便浊兼受凉者，更凝结稠黏，杜塞溺管，滴沥不通。故以椒目之滑而温、茴香之香而热者，散其凝寒，即以通其窍络。更佐以灵仙温窜之力，化三焦之凝滞，以达膀胱，即化膀胱之凝滞，以达溺管也。凉甚者，肉桂、附子、干姜皆可酌加。气分虚者，更宜加人参助气分，以行药力。

加味苓桂术甘汤

治水肿小便不利，其脉沉迟无力，自觉寒凉者。

于术三钱　桂枝尖二钱　茯苓片二钱　甘草一钱　干姜三钱
人参三钱　乌附子二钱　威灵仙一钱五分

肿满之证，忌用甘草，以其性近壅滞也，惟与茯苓同用，转能泻湿满，故方中未将甘草减去。若肿胀甚剧，恐其壅滞者，去之亦可。

服药数剂后，小便微利，其脉沉迟如故者，用此汤送服生硫黄末四五厘。若不觉温暖，体验渐渐加多，以服后移时觉微温为度。

人之水饮，非阳气不能宣通。上焦阳虚者，水饮停于膈上；中焦阳虚者，水饮停于脾胃；下焦阳虚者，水饮停于膀胱。水饮停蓄既久，遂渐渍于周身，而头面肢体皆肿，甚或腹如抱瓮，而膨胀成矣。此方用苓桂术甘汤，以助上焦之阳；即用甘草协同人参、干姜以助中焦之阳；又人参同附子名参附汤（能固下焦元阳将脱），协同桂枝更能助下焦之阳（桂枝上达胸膈，下通膀胱，故肾气丸用桂枝不用肉桂）。三焦阳气宣通，水饮亦随之宣通而不复停滞为患矣。至灵仙与人参并用，治气虚小便不利甚效（此由实验而知，故前所载宣阳汤并用之），而其通利之性，又能运化术、草之补力，俾胀满者服之，毫无滞碍，故加之以为佐使也。若药服数剂后，脉仍如故，病虽见愈，实无大效，此真火衰微太甚，恐非草木之品所能成功，故又用生硫黄少许，以补助相火。诸家本草，谓其能使大便润、小便长，补火之中大有行水之力，故用之，因凉成水肿者尤良也。第八卷载有服生硫黄法，其中有治水肿之验案宜参观。

脉沉水肿与脉浮水肿迥异。脉浮者，多系风水，腠理闭塞，小便不利。当以《金匮》越婢汤发之，通身得汗，小便自利。若浮而兼数者，当是阴虚火动，宜兼用凉润滋阴之药。脉沉水肿，亦未可遽以凉断。若沉而按之有力者，系下焦蕴热未化，仍当用凉润之药，滋阴以化其阳，小便自利。惟其脉沉而且迟，微弱欲无，询之更自觉寒凉者，方可放胆用此汤无碍。或但服生硫黄，试验渐渐加多，亦可奏效。特是肿之剧者，脉之部位皆肿，似难辨其沉浮与有力无力。必重按移时，使按处成凹，始能细细辨认。

按：苓桂术甘汤，为治上焦停饮之神方。《金匮》曰："短气有微饮，当从小便去之，苓桂术甘汤主之，肾气丸亦主之。"喻嘉言注云："呼气短，宜用苓桂术甘汤以化太阳（膈上）之气；吸气短，宜用肾气丸以纳少阴（肾经）之气。"推喻氏之意，以为呼气短则上焦阳虚，吸气短则下焦阴虚，故二方分途施治。然以之为学者说法，以自明其别有会心则可；以之释《金匮》，谓其文中之意本如是则不可。何者？仲景当日著书立言，原期后世易于率由。使二方果如此分用，仲景何竟统同言之，致令后世费如许推测？盖膈上与膀胱相隔虽远，实皆太阳寒水之所统贯。太阳者，天也，膈上也。寒水者，水也，肾之腑膀胱也。水气上升而为云，复得天气下降而为水。天水相连，升降一气。此太阳寒水所以相并而为一经也。愚临证体验多年，见有膈上气旺而膺胸开朗者，必能运化水饮下达膀胱，此用苓桂术甘汤治饮之理也；见有肾气旺而膀胱流通者，又必能吸引水饮下归膀胱，此用肾气丸治饮之理也。故仲景于上焦有微饮而短气者，并出两方，任人取用其一，皆能立建功效。况桂枝为宣通水饮之妙药，茯苓为淡渗水饮之要品，又为二方之所同乎？且《金匮》之所谓短气，乃呼气短，非吸气短也。何以言之？吸气短者，吸不归根即吐出。《神农本经》所谓吐吸，即喘之替言也。《金匮》之文，有单言喘者，又有短气与喘并举者。若谓短气有微饮句，当兼呼气短与吸气短而言，而喘与短气并举者，又当作何解耶（惟论溢饮变其文曰气短似言吸气短）？

用越婢汤治风水，愚曾经验，遇药病相投，功效甚捷。其方《金匮》以治"风水恶风，一身悉肿，脉浮不渴，续自汗出，无大热者"。而愚临证体验以来，即非续自汗出者，用之亦可。若一剂而汗不出者，可将石膏易作滑石（分量须加重）。

寒通汤

治下焦蕴蓄实热，膀胱肿胀，溺管闭塞，小便滴沥不通。

滑石一两　生杭芍一两　知母八钱　黄柏八钱

一人，年六十余，溺血数日，小便忽然不通，两日之间，滴沥全无。病人不能支持，自以手揉挤，流出血水少许，稍较轻松，揉挤数次，疼痛不堪揉挤。徬徨无措，求为诊治。其脉沉而有力。时当仲夏，身覆厚被，犹觉寒凉，知其实热郁于下焦，溺管因热而肿胀不通也。为拟此汤，一剂稍通。又加木通、海金沙各二钱，服两剂痊愈。

鸡□汤

治气郁成臌胀，兼治脾胃虚而且郁，饮食不能运化。

生鸡内金去净瓦石糟粕，捣碎，四钱　于术三钱　生杭芍四钱　柴胡二钱　广陈皮二钱　生姜三钱

《内经》谓："诸湿肿满，皆属于脾。"诚以脾也者，与胃相连以膜，能代胃行其津液。且地居中焦（为中焦油膜所包），更能为四旁宣其气化。脾若失其所司，则津液气化凝滞，肿满即随之矣。是臌胀者，当以理脾胃为主也。西人谓脾体中虚，内多回血管。若其回血管之血因脾病不能流通，瘀而成丝、成块，原非草木之根荄所能消化。鸡内金为鸡之脾胃，中有瓦石铜铁皆能消化，其善化有形瘀积可知，故能直入脾中，以消回血管之瘀滞。而又以白术之健补脾胃者以驾驭之，则消化之力愈大。柴胡《本经》谓"主肠胃中饮食积聚，能推陈致新"，其能佐鸡内金消瘀可知。且与陈皮并用，一升一降，而气自流通也。用芍药者，因其病虽系气臌，亦必挟有水气。芍药善利小便，即善行水，且与生姜同用，又能调和营卫，使周身之气化流通也。夫气臌本为难治之证，从拟此方之后，连治数证皆效。

后治一叟，年六旬，腹胀甚剧，治以此汤数剂，其效不速。用黑丑一钱，炒研细，煎此汤送下，两剂大见功效。又去黑丑，再服数剂痊愈。

若小便时觉热，且色黄赤者，宜酌加滑石数钱。

按：鸡内金虽饶有消化之力，而诸家本草，实能缩小便之说，恐于证之挟有水气者不宜。方中用白芍以利小便，所以济鸡内金之短也。

　　　　　　　　　　　　张锡纯医方精粹

《内经》谓:"按之窅而不起者,风水也。"愚临证体验以来,知凡系水臌,按之皆不能即起。气臌则按之举手即起。或疑若水积腹中,不行于四肢,如方书所谓单腹胀者,似难辨其为气为水。不知果为水证,重按移时,举手则有微痕,而气证则无也。且气臌证,小便自若;水臌证,多小便不利,此又其明征也。

鸡胵茅根汤

治水臌、气臌并病,兼治单腹胀,及单水臌胀,单气臌胀。

生鸡内金_{去净瓦石糟粕,轧细,五钱} 生于术_{分量用时斟酌} 鲜茅根_{切细,二两}

先将茅根煎汤数茶盅(不可过煎,一两沸后慢火温至茅根沉水底汤即成)。先用一盅半,加生姜五片,煎鸡内金末。至半盅时,再添茅根汤一盅。七八沸后,澄取清汤(不拘一盅或一盅多)服之。所余之渣,仍用茅根汤煎服。日进一剂,早晚各服药一次。初服小便即多,数日后大便亦多。若至日下二三次,宜减鸡内金一钱,加生于术一钱。又数日,胀见消,大便仍勤,可减鸡内金一钱,加于术一钱。又数日,胀消强半,大便仍勤,可再减鸡内金一钱,加于术一钱。如此精心随病机加减,俾其补破之力,适于病体相宜,自能痊愈。若无鲜茅根,可用药房中干茅根一两代之。无鲜茅根即可不用生姜。所煎茅根汤,宜当日用尽。煎药后若有余剩,可当茶温饮之。

鸡内金之功效,前方下已详论之矣。至于茅根,最能利水,人所共知。而用于此方,不但取其利水也。《易》系辞谓:"震于植物为萑苇。"茅根中空,其四围歺上,且有十余小孔，与萑苇为同类。而春日发生最早，是禀一阳初生之气，而上升者也。故凡气之郁而不畅者，茅根皆能畅达之。善利水又善理气，故能佐鸡内金以奏殊功。加生姜者，恐鲜茅根之性微寒也，且其味辛能理气，其皮又善利水也。继加于术，减鸡内金者，因胀已见消，即当扶正以胜邪，不敢纯用开破之品，致伤其正气也。或疑此方，初次即宜少加于术者。而愚曾经试验，早加于术，固不若如此晚加之有效也。

或问：茅根能清热利小便，人所共知。至谓兼理气分之郁，诸家本草皆未言及，子亦曾单用之，而有确实之征验乎？答曰：此等实验已不胜计。

曾治一室女，心中常觉发热，屡次服药无效。后愚为诊视，六脉皆沉细。诊脉之际，闻其太息数次，知其气分不舒也。问其心中胁下，恒隐隐作疼。遂俾剖取鲜茅根，切细半斤，煎数沸，当茶饮之。两日后，复诊，其脉已还浮分，重诊有力，不复闻其太息。问其胁下，已不觉疼，惟心中仍觉发热耳。再饮数日，其心中发热亦愈。

又尝治少年，得肺鼠疫病（鼠疫分肺鼠疫、腺鼠疫、败血鼠疫）。其咽喉唇舌异常干燥，精神昏昏似睡，周身肌肤不热，脉象沉微。问其心中，时常烦闷。此鼠疫之邪，闭塞其少阴，致肾气不能上达也。问其大便，四日未行。遂投以大剂白虎加人参汤。先用茅根数两煎汤，以之代水煎药，取汁三盅，分三次饮下。其脉顿起，变作洪滑之象。精神已复，周身皆热，诸病亦皆见愈。俾仍按原方将药煎出，每饮一次，调入生鸡子黄一枚，其病遂痊愈。盖茅根生于水边，原兼禀寒水之气，且其出地之时，作尖锐之锥形。故能直入少阴，助肾气上达，与心相济，则心即跳动有力，是以其脉遂洪滑外现也。再加生鸡子黄，以滋少阴之液，俾其随气上升，以解上焦之因燥生热，因热生烦，是以诸病皆愈也。

此二案皆足征茅根理气之效也。

治淋浊方

理血汤

治血淋及溺血，大便下血证之由于热者。

生山药—两　生龙骨捣细，六钱　生牡蛎捣细，六钱　海螵蛸捣细，四钱　茜草二钱　生杭芍三钱　白头翁三钱　真阿胶不用炒，三钱

溺血者，加龙胆草三钱。大便下血者，去阿胶，加龙眼肉五钱。

血淋之症，大抵出之精道也。其人或纵欲太过而失于调摄，则肾脏因虚生热。或欲盛强制而妄言采补，则相火动无所泄，亦能生热。以致血室（男女皆有，男以化精，女以系胞）中血热妄动，与败精溷合，化为腐浊之物，或红、或白，成丝、成块，溺时杜塞，牵引作疼。故用山药、阿胶以补肾脏之虚，白头翁以清肾脏之热，茜草、螵蛸以化其凝滞而兼能固其滑脱，龙骨、牡蛎以固其滑脱而兼能化其凝滞（四药详解在第八卷清带汤下），芍药以利小便而兼能滋阴清热，所以投之无不效也。此证间有因劳思过度而心热下降，忿怒过甚而肝火下移以成者，其血必不成块，惟溺时牵引作疼。此或出之溺道，不必出自精道也，投以此汤亦效。

一人，年三十许，患血淋，溲时血块杜塞，努力始能溲出，疼楚异常。且所溲者上多浮油，胶黏结于器底，是血淋而

兼膏淋也。从前延医调治，经三十五人，服药年余，分毫无效，尪羸已甚。后愚诊视，其脉弦细，至数略数，周身肌肤甲错，足骨凸处，其肉皮皆成旋螺，高寸余，触之甚疼。盖卧床不起者，已半载矣。细询病因，谓得之忿怒之余，误坠水中，时当秋夜觉凉甚，遂成斯证。知其忿怒之火，为外寒所束，郁于下焦而不散，而从前居室之间，又有失保养处也。拟投以此汤，为脉弦，遂以柏子仁（炒捣）八钱代方中山药，以其善于养肝也。疏方甫定，其父出所服之方数十纸，欲以质其同异。愚曰："无须细观，诸方与吾方同者，惟阿胶、白芍耳。"阅之果然。其父问："何以知之？"愚曰："吾所用之方，皆苦心自经营者，故与他方不同。"服三剂，血淋遂愈，而膏淋亦少减。改用拙拟膏淋汤（在后），连服二十余剂，膏淋亦愈，而小便仍然频数作疼。细询其疼之实状，谓少腹常觉疼而且坠，时有欲便之意，故有尿即不能强忍，知其又兼气淋也。又投以拙拟气淋汤（在后），十剂痊愈。周身甲错、足上旋螺尽脱。

　　或问：柏子仁《本经》谓其能安五脏，未尝专言治肝，子独谓其善养肝者何也？答曰：凡植物皆喜阳光，故树杪皆向东南，而柏树则独向西北。西北，金水之方也。其实又隆冬不凋，饱经霜露，得金水之气甚多。肝脏属木，中含相火，性甚暴烈，《内经》名为将军之官，如骄将悍卒，必恩威并用，而后能统驭之。柏子仁既禀金水之气，水能滋肝，金能镇肝，滋之、镇之，肝木自得其养也。

　　曾治一少年，其肝脏素有伤损，左关脉独微弱。一日，忽胁下作疼。俾单用柏子仁两许，煎汤服之立愈。

　　观此，则柏子仁之善于养肝可知矣。

　　或问：白头翁与羌活、独活皆名独摇草，以其有风不动，无风独摇也。审是，则白头翁当善祛风，与二活同性。何为其功专在于理血乎？答曰：白头翁仲春贴地开花，状如小莲，花谢然后生叶，数叶一梗。其梗甚硬，其叶之蒂又甚软。为其叶之蒂软，微风吹嘘，他草未动，此叶亦动，所谓无风自动也；为其梗甚硬，虽在大风中亦不动。而其叶因蒂软，随风偏于一边，无自反之力，亦似不动也。是知白头翁亦名独摇草，原系古人之误也。盖此药多生于冈埠之阴，其性寒凉，其味苦而兼涩，凉血之中大有固脱之力也。

　　或问：白头翁既兼有收涩固脱之力，《金匮》白头翁汤何以治热痢下重？答曰：白头翁头顶白毛，形如其名，必具有金气。热痢下重，系肝火下迫大肠，借金气以制肝木之盛，则肝火自消，下重自除矣。唐容川谓白头翁通身皆有白毛，似与白头翁命名之义不符，且与坊间鬻者亦异。然或别有此种，想其所具之金气愈全也。阿胶系用黑驴皮熬以阿井之水而成，人之所共知也。然必冬至后取其水熬者方为合法。盖阿井为济水之伏流，其水原重于他水。而冬至后取之，则素日盛水百斤之器，又可加重二斤。故以之熬胶，沉重下达，滋补肝肾，伏藏血脉，特是井中之泉不旺，终日不过取水数石，且又俟冬至后取之。所熬之胶，何能济一世之用？且非自视熬之，亦不知其真假也。大抵用阿井水熬者，无论何时，皆可为真者。其胶以舌舐之，甘淡异常，不甚黏滞，且无别臭，能澄浊水为清。至于其本色，熬老则黄而暗，嫩则微黄而亮。若黑者，乃熬时搀以黑色也，然此亦难得。今坊间所鬻之阿胶，若果经夏不软，捭之可碎，乃济南济水熬成。虽非真者，用之亦有效验，以济水与阿井原系一脉也。不宜炒用者，恐炒则涸其原汁，且难辨其真伪也。

80

溺血之证，不觉疼痛。其证多出溺道，间有出之精道者，大抵心移热于小肠，则出之溺道；肝移热于血室，则出之精道。方中加生地黄者，泻心经之热也。若系肝移热于血室者，加龙胆草亦可。

按：溺血之证，热者居多。而间有因寒者，则此方不可用矣。

曾治一人，年三十余，陡然溺血。其脉微弱而迟，自觉下焦凉甚。知其中气虚弱，不能摄血，又兼命门相火衰微，乏吸摄之力，以致肾脏不能封固，血随小便而脱出也。投以四君子汤，加熟地、乌附子，连服二十余剂始愈。又有非凉非热，但因脾虚不能统血而溺血者。方书所谓：失于便溺者，太阴之不升也。仍宜用四君子汤，以龙骨、牡蛎佐之。

大便下血者，大抵由于肠中回血管或血脉管破裂。方中龙骨、牡蛎之收涩，原可补其破裂之处。而又去阿胶者，防其滑大肠也。加龙眼肉者，因此证间有因脾虚不能统血而然者，故加龙眼肉以补脾。若虚甚者，又当重用白术，或更以参、芪佐之。若虚而且陷者，当兼佐以柴胡、升麻。若虚而且凉者，当兼佐以干姜、附子，减去芍药、白头翁。

一少妇，大便下血月余，屡次服药不效。愚为诊视，用理血汤去阿胶，加龙眼肉五钱治之。而僻处药坊无白头翁，权服一剂，病稍见愈。翌日至他处药坊，按方取药服之，病遂痊愈。则白头翁之功效，何其伟哉！

膏淋汤

治膏淋。

生山药一两　生芡实六钱　生龙骨捣细，六钱　生牡蛎捣细，六

钱　大生地切片，六钱　潞党参三钱　生杭芍三钱

膏淋之证，小便溷浊，更兼稠黏，便时淋涩作疼。此证由肾脏亏损，暗生内热。肾脏亏损则蛰藏不固，精气易于滑脱；内热暗生，则膀胱熏蒸，小便改其澄清。久之，三焦之气化滞其升降之机，遂至便时牵引作疼，而混浊稠黏矣。故用山药、芡实以补其虚，而兼有收摄之功。龙骨、牡蛎以固其脱，而兼有化滞之用（理详第八卷清带汤下）。地黄、芍药以清热利便。潞参以总提其气化，而斡旋之也。若其证混浊而不稠黏者，是但出之溺道。用此方时，宜减龙骨、牡蛎之半。

劳淋汤

治劳淋。

生山药一两　生芡实三钱　知母三钱　真阿胶不用炒，三钱
生杭芍三钱

劳淋之证，因劳而成。其人或劳力过度，或劳心过度，或房劳过度，皆能暗生内热，耗散真阴。阴亏热炽，熏蒸膀胱，久而成淋，小便不能少忍，便后仍复欲便，常常作疼。故用滋补真阴之药为主，而少以补气之药佐之，又少加利小便之药作向导。然此证得之劳力者易治，得之劳心者难治，得之房劳者尤难治。又有思欲无穷，相火暗动而无所泄，积久而成淋者，宜以黄柏、知母以凉肾，泽泻、滑石以泻肾，其淋自愈。

或问：以上治淋四方中，三方以山药为君，将山药之性与淋证最相宜乎？答曰：阴虚小便不利者，服山药可利小便。气虚小便不摄者，服山药可摄小便。盖山药为滋阴之良药，又为固肾之良药。以治淋证之淋涩频数，诚为有一无二之妙品。再因证而加以他药辅佐之，所以投之辄效也。

砂淋丸

治砂淋，亦名石淋。

黄色生鸡内金_{鸡鸭皆有肫皮，而鸡者色黄宜去净砂石，}一两　生黄芪_{八钱}　知母_{八钱}　生杭芍_{六钱}　硼砂_{六钱}　朴硝_{五钱}　硝石_{五钱}

共轧细，炼蜜为丸，桐子大，食前开水送服三钱，日两次。石淋之证，因三焦气化瘀滞，或又劳心、劳力过度，或房劳过度，膀胱暗生内热。内热与瘀滞煎熬，久而结成砂石，杜塞溺道，疼楚异常。其结之小者，可用药化之。若大如桃、杏核以上者，不易化矣，须用西人剖取之法。此有关性命之证。剖取之法虽险，犹可于险中求稳也。

鸡内金为鸡之脾胃，原能消化砂石。硼砂可为金银铜焊药，其性原能柔五金、治骨鲠，故亦善消硬物。朴硝《本经》谓其能化七十二种石。硝石《本经》不载，而《别录》载之，亦谓其能化七十二种石。想此二物性味相近，古原不分，即包括于朴硝条中。至陶隐居始别之，而其化石之能则同也。然诸药皆消破之品，恐于元气有伤，故加黄芪以补助气分，气分壮旺，益能运化药力。犹恐黄芪性热，与淋证不宜，故又加知母、芍药以解热滋阴。而芍药之性，又善引诸药之力至膀胱也。

西人用硫黄九分，朴硝一分可制为黄强水。又用黄强水与朴硝等分，可制为硝强水。二水皆能化石质之物。由此理推之：若去方中黄芪，加生硫黄四钱，取其与朴硝化合，更加生石膏两半，以解硫黄之热，其有效当更捷。

醋之性善化硬物，如鸡、鸭蛋皮，醋浸久可至消化。若于食料中多调以醋，亦可为思患预防之法。或患此者，多食醋亦佳。按化学之理，钙一分、碳一分、氧三分，化合则为石，钙者，石灰也。水中皆有石灰原质，开水中之白屑是也。由此理推之：水至膀胱，与人身氧气、碳气浑合，而适符化合之数，即可结为石淋。人不能须臾离氧气，而碳气则可蠲除也。预防此证，当以蠲除碳气为第一要着。

按：氧碳二气浑合，其性必热。方书谓此证因膀胱蓄热，煎熬小便而成，洵不诬也。

又：此证有救急之法。当石杜塞不通时，则仰卧溺之可通。若仍不通，或侧卧、或立，而以手按地，俾石离其杜塞之处即可通。

《坚夷志》曰：唐与正能以意治病。吴巡检病不得溲，卧则微通，立则不能涓滴，遍用通药不效。唐询其平素自制黑锡丹常服。因悟曰：此必结砂时硫黄飞去，铅质不化，铅砂入膀胱，卧则偏重犹可溲，立则正塞水道故不通。取金液丹（硫黄所制）三百粒，分十次服，瞿麦汤送下。铅得硫则化，水道遂通。

按：此为罕见之证。其杜塞溺道与石淋相似。附记于此，以备参观。

清肾汤

治小便频数疼涩，遗精白浊，脉洪滑有力，确系实热者。

知母四钱　黄柏四钱　生龙骨捣细，四钱　生牡蛎捣细，三钱　海螵蛸捣细，三钱　茜草二钱　生杭芍四钱　生山药四钱　泽泻一钱半

或问：龙骨、牡蛎，收涩之品也。子治血淋，所拟理血汤中用之。前方治小便频数或兼淋涩用之，此方治小便频数疼涩

亦用之，独不虑其收涩之性有碍于疼涩乎？答曰：龙骨、牡蛎敛正气而不敛邪气。凡心气耗散、肺气息贲、肝气浮越、肾气滑脱，用之皆有捷效。即证兼瘀、兼疼或兼外感，放胆用之，毫无妨碍。拙拟补络补管汤（在第二卷）、理郁升陷汤（在第四卷）、从龙汤（在第五卷）、清带汤（在第七卷），诸方中论之甚详，皆可参观。

一叟，年七十余，遗精白浊，小便频数，微觉疼涩。诊其六脉平和，两尺重按有力，知其年虽高，而肾经确有实热也。投以此汤，五剂痊愈。

一人，年三十许，遗精白浊，小便时疼如刀割，又甚涩数。诊其脉，滑而有力，知其系实热之证。为其年少，疑兼花柳毒淋，遂投以此汤，加没药（不去油）三钱、鸭蛋子（去皮）四十粒（药汁送服），数剂而愈。

舒和汤

治小便遗精白浊，因受风寒者，其脉弦而长，左脉尤甚。

桂枝尖四钱　生黄芪三钱　续断三钱　桑寄生三钱　知母三钱

服此汤数剂后，病未痊愈者，去桂枝，加龙骨、牡蛎（皆不用煅）各六钱。

东海渔者，年三十余，得骗白证甚剧，旬日之间，大见衰惫，惧甚，远来求方。其脉左右皆弦，而左部弦而兼长。夫弦长者，肝木之盛也。木与风为同类，人之脏腑，无论何处受风，其风皆与肝木相应。《内经·阴阳应象论》所谓"风气通于肝"者是也。脉之现象如此，肝因风助，倍形其盛，而失其和也。况病人自言因房事后小便当风，从此外肾微肿，遂有此证，尤为风之明征乎？盖房事后，肾脏经络虚而不闭，风气乘虚袭入，鼓动肾脏不能蛰藏（《内经》谓肾主蛰藏）。而为肾行气之肝木，又与风相应，以助其鼓动，而大其疏泄（《内经》谓主疏泄），故其病若是之剧也。为拟此汤，使脉之弦长者变为舒和。服之一剂见轻，数剂后遂痊愈。

以后凡遇此等症，其脉象与此同者，投以此汤，无不辄效。

张锡纯医方精粹

治痢方

化滞汤

治下痢赤白，腹疼，里急后重初起者，若服药后病未痊愈，继服后方。

生杭芍一两　当归五钱　山楂六钱　莱菔子炒捣，五钱　甘草二钱　生姜二钱

若身形壮实者，可加大黄、朴硝各三钱下之。

燮理汤

治下痢服前药未痊愈者。若下痢已数日，亦可迳服此汤，又治噤口痢。

生山药八钱　金银花五钱　生杭芍六钱　牛蒡子炒捣，二钱　甘草二钱　黄连钱半　肉桂去粗皮，钱半，将药煎至数十沸再入

单赤痢加生地榆二钱，单白痢加生姜二钱，血痢加鸭蛋子二十粒（去皮），药汁送服。

痢证古称滞下，所谓滞下者，诚以寒火凝结下焦，瘀为脓血，留滞不下，而寒火交战之力又逼迫之，以使之下也。故方中黄连以治其火，肉桂以治其寒，二药等分并用，阴阳燮理于顷刻矣。用白芍者，《伤寒论》诸方腹疼必加芍药，协同甘草，亦燮理阴阳之妙品。且痢证之噤口不食者，必是胆火逆冲

胃口；后重里急者，必是肝火下迫大肠。白芍能泻肝胆之火，故能治之。矧肝主藏血，肝胆火戢，则脓血自敛也。用山药者，滞下久则阴分必亏，山药之多液，可滋脏腑之真阴。且滞下久，则气化不固，山药之收涩，更能固下焦之气化也。又白芍善利小便，自小便以泻寒火之凝结；牛蒡能通大便，自大便以泻寒火之凝结。金银花与甘草同用，善解热毒，可预防肠中之溃烂。单白痢则病在气分，故加生姜以行气；单赤痢则病在血分，故加生地榆以凉血。至痢中多带鲜血，其血分为尤热矣，故加鸭蛋子，以大清血分之热。拙拟此方以来，岁遇患痢者不知凡几。投以此汤，即至剧者，连服数剂亦必见效。

　　痢证多因先有积热，后又感凉而得。或饮食贪凉，或寝处贪凉，热为凉迫，热转不散，迨历日既多，又浸至有热无凉，犹伤于寒者之转病热也。所以此方虽黄连、肉桂等分并用，而肉桂之热，究不敌黄连之寒。况重用白芍，以为黄连之佐使，是此汤为燮理阴阳之剂，而实则清火之剂也。

　　或问：以此汤治痢，虽在数日之后，或服化滞汤之后。而此时痢邪犹盛，遽重用山药补之，独无留邪之患乎？答曰：山药虽饶有补力，而性略迟钝，与参、芪之迅速者不同。在此方中，虽与诸药同服，约必俟诸药之凉者、热者、通者、利者，将痢邪消融殆尽，而后大发其补性，以从容培养于诸药之后，俾邪去而正已复。此乃完全之策，又何至留邪乎？且山药与芍药并用，大能泻上焦之虚热，与痢之噤口者尤宜。是以愚用此汤，遇痢之挟虚与年迈者，山药恒用至一两，或至一两强也。

　　或问：地榆方书多炒炭用之，取其黑能胜红，以制血之妄行。此方治单赤痢加地榆，何以独生用乎？答曰：地榆之性，凉而且涩，能凉血，兼能止血，若炒之，则无斯效矣。此方治

　　　　　　　　　　　　　　　　　　　　❀ 张锡纯医方精粹

赤痢所以必加生地榆也。且赤痢之证，其剧者，或因肠中溃烂。林屋山人治汤火伤，皮肤溃烂，用生地榆末和香油敷之甚效。夫外敷能治皮肤因热溃烂，而内服亦当有此效可知也。鸭蛋子一名鸦胆子，苦参所结之子也，不但善治血痢，凡诸痢证皆可用之。即纯白之痢，用之亦有效验。而以治噤口痢、烟后痢尤多奇效，并治大小便因热下血。其方单用鸭蛋子（去皮），择成实者五六十粒，白沙糖化水送服，日两次，大有奇效。若下血因凉者，亦可与温补之药同用。其善清血热，而性非寒凉；善化瘀滞，而力非开破。有祛邪之能，兼有补正之功，诚良药也。坊间将鸭蛋子去皮，用益元散为衣，治二便下血如神。名曰菩提丹，赞有其神灵之功也。

一人，年五十余，素吸鸦片。当霍乱盛行之时，忽然心中觉疼，恶心呕吐，下痢脓血参半。病家惧甚，以为必是霍乱暴证。诊其脉，毫无闭塞之象，惟弦数无力，左关稍实。愚曰：此非霍乱，乃下焦寒火交战，故腹中作疼，下痢脓血；上焦虚热壅迫，故恶心呕吐，实系痢证之剧者。遂投以白芍六钱，竹茹、清半夏各三钱，甘草、生姜各二钱，一剂呕吐即愈，腹疼亦轻，而痢独不愈，不思饮食。俾单用鸭蛋子五十粒，一日连服两次，病若失。

审斯，鸭蛋子不但善理下焦，即上焦虚热，用之亦妙。此所以治噤口痢而有捷效也。

一人，年四十八，资禀素弱，亦吸鸦片。于季秋溏泻不止，一日夜八九次，且带红色，心中怔忡，不能饮食。日服温补之药，分毫无效。延愚诊治，其脉左右皆微弱，而尺脉尤甚，知系下焦虚寒。为其便带红色，且从前服温补之药无效，俾先服鸭蛋子四十粒，泻愈其半，红色亦略减，思饮食。继用温补下焦之药煎汤，送服鸭蛋子三十粒。后渐减至十粒，十剂痊愈。盖此证虽下焦虚寒，而便带红色，实兼有痢证也。故单服鸭蛋子，而溏泻已减半。

然亦足征鸭蛋子虽善清热化瘀，而实无寒凉开破之弊，洵良药也。

沧洲友人滕玉可，壬寅之岁，设教邻村，于中秋下赤痢，且多鲜血，医治两旬不愈。适愚他出新归，过访之，求为诊治。其脉象洪实，知其纯系热痢。遂谓之曰：此易治，买苦参子百余粒，去皮，分两次服下即愈矣。翌日，愚复他出，二十余日始归。又访之，言曾遍问近处药坊，皆无苦参子，后病益剧。遣人至敝州取来，如法服之，两次果愈。功效何其神哉！愚曰：前因粗心，言之未详。苦参子即鸭蛋子，各药坊皆有，特其见闻甚陋，不知系苦参所结之子耳。玉可因病愈喜甚，遂作诗以存纪念。其诗曰："一粒苦参一粒金，天生瑞草起疴沉。从今觅得活人药，九转神丹何用寻。"后玉可旋里，其族人有适自奉天病重归来者，大便下血年余，一身悉肿，百药不效。玉可授以此方，如法服之，三次痊愈。

按：鸭蛋子味甚苦，服时若嚼破，即不能下咽。若去皮时破者，亦不宜服，恐服后若下行不速，或作恶心呕吐，故方书用此药，恒以龙眼肉包之。一颗龙眼肉包七数，以七七之数为剂。以象大衍之用数（《易》系辞曰大衍之数，五十其用四十有九）。然病重身强者，犹可多服，常以八八之粒为剂，然亦不必甚拘。

又按：鸭蛋子连皮捣细，醋调，敷疔毒甚效，立能止疼。其仁捣如泥，可以点痣。拙拟毒淋汤（在前），又尝重用之，以治花柳毒淋。其化瘀解毒之力如此，治痢所以有奇效也。

天水涤肠汤

治久痢不愈，肠中浸至腐烂，时时切疼，身体因病久羸弱者。

生山药一两　滑石一两　生杭芍六钱　潞党参三钱　白头翁三钱　粉甘草二钱

一媪，年六十一岁，于中秋痢下赤白，服药旋愈，旋又反复，如此数次，迁延两月。因少腹切疼，自疑寒凉，烧砖熨之，初熨时稍觉轻，以为对症，遂日日熨之，而腹中之疼益甚，昼夜呻吟，噤口不食。所下者痢与血水相杂，且系腐败之色。其脉至数略数，虽非洪实有力，实无寒凉之象。舌上生苔，黄而且厚。病人自谓下焦凉甚，若用热药温之，疼当愈。愚曰：前此少腹切疼者，肠中欲腐烂也，今为热砖所熨而腹疼益甚，败血淋漓，则肠中真腐烂矣，再投以热药，危可翘足而待。病人亦似会悟，为制此方。因河间天水散（即六一散）原为治热痢之妙药，此方中重用滑石、甘草，故名之天水涤肠汤。连服四剂，疼止，痢亦见愈。减去滑石四钱，加赤石脂四钱，再服数剂，病愈十之八九。因上焦气微不顺，俾用鲜藕四两，切细丝煎汤，频频饮之，数日而愈。

按：此证亦痢中至险之证。而方中用人参者，因痢久体虚，所下者又多腐败，故于滋阴清火解毒药中，特加人参以助其生机。而其产于潞者，性平不热，于痢证尤宜也。

又按：此证若服此汤不效，则前方之三七、鸭蛋子、金银花亦可酌加，或加生地榆亦可。试观生地榆为末，香油调，涂汤火伤神效，其能治肠中因热腐烂可知也。

通变白头翁汤

治热痢下重腹疼，及患痢之人，从前曾有鸦片之嗜好者。

生山药—两　白头翁四钱　秦皮三钱　生地榆三钱　生杭芍四钱　甘草二钱　旱三七轧细，三钱　鸭蛋子去皮拣成实者，六十粒

上药共八味，先将三七、鸭蛋子用白蔗糖水送服一半，再将余煎汤服。其相去之时间，宜至点半钟。所余一半，至煎汤药渣时，仍如此服法。

《伤寒论》治厥阴热痢下重者，有白头翁汤。其方以白头翁为主，而以秦皮、黄连、黄柏佐之。陈古愚解曰：厥阴标阴病则为寒下，厥阴中见（中见少阳）病则为下利下重者，经所谓"暴注"是也。白头翁临风偏静，特立不挠，用以为君者，欲平走窍之火，必先定动摇之风也。秦皮浸水青蓝色，得厥阴风木之化，而性凉能泻肝家之热，故用以为臣。以黄连、黄柏为使者，其性寒能除热，其味苦又能坚肠也。总使风木遂其上行之性，则热痢下重自除。风火不相煽而燎原，则热渴饮水自止也。

唐容川解曰：白头翁一茎直上，四面细叶，茎高尺许，通体白芒，其叶上下亦皆白芒。花微香，味微苦，乃草中秉金性者。能无风动摇，以其得木气之和也；有风不动，以其秉金性之刚也，故用以平木熄风。又其一茎直上，故治下重，使风上达，而不迫注也。

愚用此方，而又为之通变者，因其方中尽却病之药，而无扶正之药，于证之兼虚者不宜。且连、柏并用，恐其苦寒之性妨碍脾胃、过侵下焦也。矧伤寒白头翁汤，原治时气中初得之痢。如此通变之，治痢久而肠中腐烂者，服之亦可旋愈也。

唐氏论白头翁详矣，而犹有剩义。拙拟理血汤（在第三卷）下，于白头翁另有发明，可与唐氏之论参观。再者白头翁入药，宜用其根，且宜用其全根。至根上端之白茸，则用不用皆可也。乃关外东三省药房中所鬻之白头翁，但根端白茸下带根之上端少许，亦有不带根者。问其根作何用，乃谓其根系漏芦，卖时作漏芦，不作白头翁也。愚闻之，不禁哑然失笑。夫漏芦与白头翁迥异，而竟以白头翁充之耶！于是在东三省诊病，欲用白头翁处方时，即开漏芦。然医药所关非轻，愚愿东三省之业医者咸知之。欲用白头翁时，勿为药房所误。

陆军团长王剑秋，奉天铁岭人，年四十许。己未孟秋，自郑州病归。先泻后痢，腹疼重坠，赤白稠黏，一日夜十余次。先入奉天东人所设医院中，东人甚畏此证，处以隔离所，医治旬日无效。遂出院归寓，求为诊治。其脉弦而有力，知其下久阴虚，肝胆又蕴有实热也。投以此汤，一剂痢愈。仍变为泻，日四五次，自言腹中凉甚。愚因其疾原先泻，此时痢愈又泻，且恒以温水袋自熨其腹，疑其下焦或有伏寒，遂少投以温补之药。才服一剂，又变为痢，下坠腹疼如故，惟次数少减，知其病原无寒，不受温补，仍改用通变白头翁汤。一剂痢又愈，一日犹泻数次。继用生山药一两，龙眼、莲子各六钱，生杭芍三钱，甘草、茯苓各二钱，又少加酒曲、麦芽、白蔻消食之品，调补旬日痊愈。

奉天省议长李亚侨，年近四旬，因有事，连夜废寝，陡然腹疼，继而泄泻，兼下痢。其痢赤多于白，上焦有热，不能饮食。其脉弦而浮，按之不实。先投以三宝粥方（在后），腹疼与泻痢皆见轻，仍不能饮食。继用通变白头翁汤方，连服两剂，痢愈。可进饮食，腹疼泄泻犹未痊愈。后仍用三宝粥方，去鸭蛋子，日服两次。数日，病痊愈。

通变白虎加人参汤

治下痢，或赤、或白、或赤白参半，下重腹疼，周身发热，服凉药而热不休，脉象确有实热者。

生石膏捣细，二两　生杭芍八钱　生山药六钱　人参五钱，用野党参按此分量，若辽东真野参宜减半，至高丽参则断不可用　甘草二钱

上五味，用水四盅，煎取清汤两盅，分二次温饮之。

此方即《伤寒论》白虎加人参汤，以芍药代知母、山药代粳米也。痢疾身热不休，服清火药而热亦不休者，方书多谓为不治。夫治果对证，其热焉有不休之理？此乃因痢证夹杂外感。其外感之热邪，随痢深陷，永无出路，以致痢为热邪所助，日甚一日而永无愈期。惟治以此汤，以人参助石膏，能使深陷之邪，徐徐上升外散，消解无余。加以芍药、甘草以理下重腹疼，山药以滋阴固下。连服数剂，无不热退而痢愈者。

按： 外感之热已入阳明胃腑，当治以苦寒，若白虎汤、承气汤是也。若治以甘寒，其病亦可暂愈，而恒将余邪锢留胃中，变为骨蒸劳热，永久不愈（《世补斋医书》论之甚详）。石膏虽非苦寒，其性寒而能散（若煅用之则敛矣，故石膏不可煅用），且无汁浆，迥与甘寒黏泥者不同。而白虎汤中，又必佐以苦寒之知母。即此汤中，亦必佐以芍药，芍药亦味苦（《本经》）微寒之品，且能通利小便。故以佐石膏，可以消解阳明之热而无余也。

一叟，年六十七，于中秋得痢证，医治二十余日不效。后愚诊视，其痢赤白胶滞，下行时觉肠中热而且干，小便亦觉发热，腹痛下坠，并迫其脊骨尽处亦下坠作痛，且时作眩晕。其脉洪长有力，舌有白苔甚厚。愚曰：此外感之热挟痢毒之热下

迫，故现种种病状，非治痢兼治外感不可。遂投以此汤两剂，诸病皆愈。其脉犹有余热，拟再用石膏清之。病家疑年高，石膏不可屡服，愚亦应聘他往。后二十余日，痢复作，延他医治疗。于治痢药中，杂以甘寒濡润之品，致外感之余热，永留肠胃不去，其痢虽愈，而屡次反复。延至明年仲夏，反复甚剧，复延愚诊治。其脉象、病证皆如此。因谓之曰：去岁若肯多服石膏数两，何至有以后屡次反复！今不可再留邪矣。仍投以此汤，连服三剂，病愈而脉亦安和。

一人，年四十二，患白痢，常觉下坠，过午尤甚，心中发热，间作寒热。医者于治痢药中，重用黄连一两清之。热如故，而痢亦不愈，留连两月，浸至不起。诊其脉，洪长有力，亦投以此汤。为其间作寒热，加柴胡二钱。一剂热退痢止，犹间有寒热之时。再诊其脉，仍似有力，而无和缓之致，知其痢久，而津液有伤也。遂去白芍、柴胡，加玄参、知母各六钱，一剂寒热亦愈。

一媪，年六旬，素多疾病，于夏季晨起，偶下白痢，至暮十余次。秉烛后，忽然浑身大热，不省人事，循衣摸床，呼之不应。其脉洪而无力，肌肤之热烙指。知系气分热痢，又兼受暑，多病之身，不能支持，故精神昏愦如是也。急用生石膏三两、野台参四钱，煎汤一大碗，徐徐温饮下。至夜半尽剂而醒，痢亦遂愈。诘朝煎渣再服，其病脱然。

一人，年五十余，于暑日痢而且泻。其泻与痢俱带红色，下坠腹疼，噤口不食。医治两旬，病热浸增，精神昏愦，气息奄奄。诊其脉，细数无力，周身肌肤发热。询其心中亦觉热，舌有黄苔，知其证夹杂暑温。暑气温热，弥漫胃口，又兼痢而且泻，虚热上逆，是以不能食也。遂用生山药两半，滑石一两，生杭芍六钱，粉甘草三钱，一剂诸病皆见愈，可以进食。又服一剂痊愈。

此证用滑石不用石膏者，以其证兼泻也，为不用石膏，即不敢用人参，故倍用山药以增其补力。此就通变之方，而又为通变也。

痢证，又有肝胆肠胃先有郁热，又当暑月劳苦于烈日之中，陡然下痢，多带鲜血，脉象洪数。此纯是一团火气，宜急用大苦大寒之剂，若芩、连、知、柏、胆草、苦参之类，皆可选用，亦可治以白虎汤。方中生石膏必用至二两，再加生白芍一两。若脉大而虚者，宜再加人参三钱。若其脉洪大甚实者，可用大承气汤下之，而佐以白芍、知母。有痢久而清阳下陷者，其人或间作寒热，或觉胸中短气，当于治痢药中加生黄芪、柴胡以升清阳。脉虚甚者，亦可酌加人参，又当佐以生山药以固下焦，然用药不可失于热也。

有痢初得，兼受外感者，宜于治痢药中，兼用解表之品，其外邪不随痢内陷，而痢自易治。不然则成通变白虎加人参汤所主之证矣。

痢证初得虽可下之，然须确审其无外感表证，方可投以下药。其身体稍弱，又宜少用参、芪佐之。痢证忌用滞泥之品，然亦不可概论。

外祖母，年九旬，仲夏下痢赤白甚剧，脉象数而且弦。愚用大熟地、生杭芍各一两煎汤，服下即愈。又服一剂，脉亦和平。后寿至九十四岁。

痢证间有凉者，然不过百中之一耳，且又多系纯白之痢。又必脉象沉迟，且食凉物，坐凉处则觉剧者。治以干姜、白芍、小茴香各三钱，山楂四钱，生山药六钱，一两剂即愈。用

张锡纯医方精粹

白芍者，诚以痢证必兼下坠腹疼。即系凉痢，其凉在肠胃，而其肝胆间必有伏热，亦防其服热药而生热也。

凡病人酷嗜之物，不可力为禁止。尝见患痢者，有恣饮凉水而愈者，有饱食西瓜而愈者。总之，人之资禀不齐，病之变态多端，尤在临证时，精心与之消息耳。

曾治一少年，下痢，昼夜无数，里急后重。投以清火通利之药数剂，痢已减半而后重分毫不除。疑其肠中应有阻隔，投以大承气汤，下燥粪长数寸而愈。

设此证，若不疑其中有阻隔，则燥粪不除，病将何由愈乎？

有奇恒痢者，张隐庵谓其证三阳并至，三阴莫当，九窍皆塞，阳气旁溢，咽干，喉塞痛。并于阴则上下无常，薄为肠澼。其脉缓小迟涩。血温身热者死，热见七日者死。盖因阳气偏剧，阴气受伤，是以脉小沉涩。此证急宜用大承气汤，泻阳养阴，缓则不救。若不知奇恒之因，见脉气平缓而用平易之剂，必至误事。

陈修园曰："嘉庆戊午，夏泉郡王孝廉，患痢七日。忽于寅卯之交，声微哑，谵语。半刻即止，酉刻死。七月榕城叶广文观风之弟，患同前证来延。言伊弟患此亦不重，饮食如常，唯早晨咽干微疼，如见鬼状，午刻即止。时届酉刻，余告以不必往诊，令其速回看视，果于酉戌之交死。此皆奇恒痢也，若投以大承气汤，犹可挽回。"

按：此证愚实未见。修园所遇二证，皆在戊午年。天干戊为火运，地支午又为少阴君火司天，火气太盛，故有此证。其危在七日者，火之成数也。由斯观之，《内经》岁运之说，原自可凭。唐容川曰："《内经》以痢属于肝热。故曰：诸呕吐酸，暴注下迫，皆属于热。下迫与吐酸同言，则知其属于肝热也。"仲景于下利后重，便脓血者，亦详于厥阴篇中，皆以痢属肝经也。盖痢多发于秋，乃肺金不清、肝木遏郁。肝主疏泄，其疏泄之力太过，则暴注里急，有不能待之势。然或大肠开通，则直泻下矣。乃大肠为肺金之腑，金性收涩，秋日当令，而不使泻出，则滞涩不得快利，遂为后重。治宜开利肺气，使金性不收，则大肠通快，而不后重矣，枳壳、桔梗、粉葛、枇杷叶，皆须用。又宜清润肝血，使木火不郁，则肝木疏泄而不暴注矣，白芍、当归、生地、丹皮、地榆皆须用。至于肠胃之热，皆从肝肺而生。西医名肠中发炎，言其色红肿也，故黄连、黄芩、胆草、黄柏能退肝火，石膏、知母、天冬、麦冬、花粉、连翘、银花、白菊能清肺火，皆可择用。此清肺气调肝血之法也。

至噤口痢，世多不知治法。惟仲景存胃津液足以救之，此即胃炎欲腐烂之候也。非大寒凉中加人参、花粉不能助救。故凡噤口痢，但得舌上津回，则能进食而生矣。至于大黄，惟满实者可暂用之。其余蕴酿之热，皆宜苦坚为法，不可用猛悍药也。仲景治痢，主白头翁汤。夫白头翁一茎直上，中空有瓢，能通达木气。而遍体有毛，无风动摇，有风不动，其色纯白（此形象与坊间鬻者不同），兼禀金气，总为金木交合之物。予从白头翁悟出清肝木达风气之法，又从下利肺痛（《金匮》之文）一"肺"字，悟出肝之对面即是肺金，清金以和大肠，又为屡效之法矣。

西人治痢，先用蓖麻子油或甘汞（既水银粉）降之。不愈者，继用杨曹、硝苍、单那而并、那布答林诸药，以清热解毒，防腐生肌，兼用血清灌肠诸方以佐之。

东人衍西人之法，谓赤痢初期，肠中毒热肿疼，决不可用收敛之剂。至第二期，肠中腐烂有若溃疡，可用硝苍鸦片之剂。盖在初期，当务去肠内之刺激，流通粪便，以防病势之上进，为赤痢疗治第一义。故病有上进之象，当相机而投以下剂，但下剂易增进患者之衰弱，不可不谨慎用之。至灌肠及注肠，不惟足以疏通肠内之停滞，且有缓解里急后重之效，是以用之最宜。但于炎证期，则当但行食盐水之灌肠，于溃疡期，则可用硝酸银、单宁酸等收敛，兼以消除毒菌。

按： 东人之论如此，用以治痢者，有效有不效。大概体壮者可愈，体弱者仍然危险。至痢证之夹杂外感温病者，尤不能见效。东人志贺洁著有《赤痢新论》，载有未治愈之案两则：

一为宫野某女，五十六岁，下腹部及左腹部忽发疼痛，继乃发热头疼。翌日，腹疼下痢，一小时内约排三次之黏血便。诊之，则体格及营养皆佳良，体温三十七度八分，脉搏七十至，食思缺损，舌有苔，时呕吐头疼。为注射血清。翌日，舌苔干燥而龟裂，体温三十八度，脉搏七十二至，痢下二十次。又翌日，体温三十八度七分，诸证依然，便通二十五次。注射血清。又翌日，口渴及食思缺乏如故，心机亢进，体温三十八度七分，脉搏至百一十至，神识朦胧，言语不清，衰弱较前为甚。又翌日，时时呃逆呕吐，舌肿大干燥，舌苔剥离，下唇糜烂，心音微弱，脉搏极微若无。注射食盐水。又二日，衰弱益甚。午前二时，遂虚脱而死。

其一为田中某女，二十一岁，腹疼下痢，又发剧热，便性为黏液，便间混有血液。其肠之曲折处及盲肠管，觉有压疼。发病第五日之夜，发躁狂状之举动，精神发扬。第六日之夜亦然。嗣后即不复发，而时发谵妄，人事不省，为昏睡状。至第三星期后，精神证状痊愈，诸证轻快。乃未几，而体温再升，达于四十度二分，复发谵妄。经过二十八日，虚脱而死。

细观东人所载二案，皆痢而夹杂温病者也。东人对于前案，但知治痢不知治温，所以不愈。至后案，虽未明载治法，其治法大抵与前案等。至三星期而见愈者，因温病，即不治而常有自愈者。至其后体温再升，达于四十度二分，屡发谵妄。显系温病反复，热入阳明之府。东人不能治温，安能治温之重发！况此重发者，又为久痢体虚之人乎！然而，治此二案之证，固非难事，以前所载通变白虎加人参汤投之，一二剂皆可愈矣。次取通变白虎加人参汤下所治验之案，与此二案对勘自明也。

杨曹一名撒里矢尔酸那笃留谟，一名撒里矢尔酸曹达，一名水杨酸曹达，一名水杨酸那笃留谟；省文曰杨曹，亦曰撒曹。为白色、无臭、鳞屑状结晶，或为结晶质粉末，味甘咸而稍带辛辣，其原质出于杨柳皮及美洲所产植物中，化以安息香酸，为撒里矢尔酸（亦名撒鲁儿）。再用撒里矢尔酸精制为杨曹。大抵外用及涤肠剂，皆用撒里矢尔酸，内服则用杨曹。其性退热防腐，愈偏头疼，为治赤痢要药。

硝苍为次硝酸苍铅之省文，一名盐基性硝酸苍铅，一名硝强铋，一名铋氧氮氧五，为白色结晶性粉末。检视于显微镜下，现有光辉细小棱柱形结晶。为金属收敛药，含有多量苍铅、少量硝酸之制品也。其性能制异常发酵，保护肠胃不受异物之刺激，善治胃癌、胃溃疡、赤痢等证。一日服三四次，每次可服半瓦，多至一瓦。

重曹即重酸曹达之省文，又名重碳酸那笃留谟，为白色结晶性粉末，系用水浸出木炭之汁，炼为碳酸那笃留谟，再用碳酸那笃留谟精制为重曹，能治脏腑中慢性加答儿，胃中分泌过多，消化不良，肝脏硬化证之初起，腹部脏器静脉郁积所致之诸般障碍。止呕吐、退黄疸、利肺痰、解尿酸。于诸般之浮肿水肿，用为利便药，又为大便之缓下剂。每服半瓦，其极量可至二瓦。

单那儿并即单宁酸亚尔布明，乃蛋白化单宁酸（单宁酸之原质存于没石子中），为褐色、无味臭之粉末。其药服至胃中，不甚溶解，下至肠中，始分为蛋白及单宁酸，呈单宁酸之收敛作用。故不害胃之消化机能，为大小肠之收敛药。专用于大小肠加答儿，兼治肠滤囊之溃疡机转、肺劳者之下利、慢性赤痢、夏期小儿下利（无味易服）等，代单宁酸为灌肠剂。用量每次可服半瓦，多至一瓦，日服数次，可少少增加。

那布答林为无色、有光泽之版状结晶，有特异窜透臭气与烧味。乃生化于有机物（石灰）干馏之际，在最高热馏出之碳水素之一也。其性最能消除各种毒菌，饶防腐之力，内疡溃烂，能催肉芽速长，治膀胱加答儿、小儿蛔虫。外用和脂油，能除疥癣。于创伤溃疡，为干燥绷带药，能除恶臭，促肉芽之发生。用于室中，可以逐秽祛邪。置于书簏、衣筒，可以避蠹驱虫。每服三分之一瓦，或半瓦，其极量不过一瓦。

在所录东西人治痢之药，其解毒清血之力，远不如鸭蛋子；其防腐生肌之力，远不如三七。且于挟虚之痢，而不知辅以山药、人参；于挟热之痢，而不知重用石膏。宜其视赤痢为至险之证，而治之恒不愈也。

东人志贺洁谓：热带之地有阿米巴赤痢，其证间或传于温带地方。阿米巴者，为虫类生殖之毒菌，传染于人则为阿米巴赤痢。阿米巴之现状为球形或椭圆形之结核，与寻常赤痢菌之为杆状者不同。外有包为玻璃透明形，其内结之核为球，间有脓球。取新便下之混血黏液一滴，置玻璃片上，加生理的食盐水，更以小玻璃片轻覆其上，以显微镜视之，若有假足之伸缩，助其活动，即为阿米巴赤痢之毒菌。其剧者，痢中混有坏疽溃疡片，而带腐肉样之臭气，或为污泥色。至其证状之经过，与慢性赤痢大略相似。其身体大率无过热之温度。故迟之累月累年不愈，而犹有可支持者。此证治法宜日服甘汞十分瓦之一至十分瓦之三，当连服七八日。但须注意于中毒状，若稍发现中毒形状，宜速停止。又可服硫黄半瓦，一日三次。又宜用鸡纳霜为注肠剂，惟不可自始即用浓厚之液。最初当用五千倍之溶液，继乃可用千倍水者，数日后则可用五百倍水者。

愚未至热带，东人所论阿米巴赤痢未经治过。然彼又云间有传至温带者，至所载其证之剧者一段云云，愚上所治痢证案中，似有具此状况者，而未用其治法，亦皆应手奏效。至其谓内服可用硫黄，上所治痢证案中，已载两则，其为阿米巴痢与否，尚不敢断定。而当其时临证疏方，固未闻有阿米巴痢也，惟度其证宜投以硫黄，且再四踌躇。若不用硫黄，它药恐难于建功，故遂放胆用之耳（治痢之方，再参看第五期《衷中参西录》第六卷，论痢证治法方备）。

治燥结方

硝菔通结汤

治大便燥结久不通，身体兼羸弱者。

净朴硝四两　鲜莱菔五斤

将莱菔切片，同朴硝和水煮之。初次煮，用莱菔片一斤，水五斤，煮至莱菔烂熟捞出，就其余汤，再入莱菔一斤。如此煮五次，约得浓汁一大碗，顿服之。若不能顿服者，先饮一半，停一点钟，再温饮一半，大便即通。若脉虚甚，不任通下者，加人参数钱，另炖同服。

软坚通结，朴硝之所长也。然其味咸、性寒，若遇燥结甚实者，少用之则无效，多用之则咸寒太过，损肺伤肾。其人或素有劳疾，或下元虚寒者，尤非所宜也。惟与莱菔同煎数次，则朴硝之咸味尽被莱菔提出，莱菔之汁浆尽与朴硝融化。夫莱菔味甘，性微温，煨熟食之，善治劳嗽短气（方附在第一卷水晶桃下），其性能补益可知。取其汁与朴硝同用，其甘温也，可化朴硝之咸寒；其补益也，可缓朴硝之攻破。若或脉虚不任通下，又藉人参之大力者，以为之扶持保护。然后师有节制，虽猛悍亦可用也。

一媪，年近七旬，伤寒初得，无汗，原是麻黄汤证。因误服桂枝汤，遂成白虎汤证。上焦烦热太甚，闻药气即呕吐，但饮所煎石膏清水亦吐。俾用鲜梨片蘸生石膏细末嚼咽之。药用石膏两半，阳明之大热遂消，而大便旬日未通，其下焦余热仍无出路。欲用硝、黄降之，闻药气仍然呕吐，且其人素患劳嗽，身体羸弱，过用咸寒，尤其所忌。为制此方，煎汁一大碗，仍然有朴硝余味，复用莱菔一个，切成细丝，同葱添油醋，和药汁调作羹。病人食之香美，并不知是药，大便得通而愈。

一媪，年七旬，劳嗽甚剧，饮食化痰涎，不化津液，致大便燥结，十余日不行，饮食渐不能进。亦拟投以此汤，为羸弱已甚，用人参三钱另炖汁，和药服之。一剂便通，能进饮食。复俾煎生山药稠汁，调柿霜饼服之，劳嗽亦见愈。

按：用朴硝炼玄明粉法，原用莱菔，然此法今人不讲久矣。至药坊所鬻者，乃风化硝，非玄明粉也。今并载其法，以备参观。实心救人者，亦可照法炼之，以备施用。其法于冬至后，用洁净朴硝十斤，白莱菔五斤切片，同入锅中，用水一斗五升，煮至莱菔烂熟，将莱菔捞出。用竹筛一个，铺绵纸二层，架托于新缸之上，将硝水滤过。在庭露三日，其硝凝于缸边。将余水倾出，晒干。将硝取出，用沙锅熬于炉上。融化后，搅以铜铲，熬至将凝，用铲铲出，再装于瓷罐，未满者寸许，盖以瓦片。用钉三个，钉地作鼎足形，钉头高二寸，罐置其上。用砖在罐周遭砌作炉形，多留风眼，炉砖离罐三寸。将木炭火置于炉中，罐四围上下都被炭火壅培，以煅至硝红为度。次日取出，再用绵纸铺于静室地上，将硝碾细，用绢罗筛于纸上厚一分。将户牖皆遮蔽勿透风，三日后取出。其硝洁白如粉，轻虚成片。其性最能降火化痰，清利脏腑，怪证服之可瘳，狂躁用之即愈。搜除百病，安敛心神，大人服二三钱，小儿服五分至一钱，用白汤或葱汤融化，空心服之。服药之日，不宜食他物，惟饮稀粥。服二三次后，自然精神爽健，脏腑调和，津液顿生，百病如失矣。惟久病泄泻者，服之不宜。

赭遂攻结汤

治宿食结于肠间不能下行，大便多日不通。其证或因饮食过度，或因恣食生冷，或因寒火凝结，或因呕吐既久，胃气、冲气皆上逆不下降。

生赭石轧细，二两　朴硝五钱　干姜二钱　甘遂钱半，轧细，药汁送服

热多者，去干姜。寒多者，酌加干姜数钱。呕多者，可先用赭石一两，干姜半钱煎服，以止其呕吐。呕吐止后，再按原方煎汤，送甘遂末服之。

朴硝虽能软坚，然遇大便燥结过甚，肠中毫无水分者，其软坚之力，将无所施。甘遂辛窜之性，最善行水，能引胃中之水直达燥结之处，而后朴硝因水气流通，乃得大施其软坚之力。燥结虽久，亦可变为溏粪，顺流而下也。特是甘遂力甚猛悍，以攻决为用，能下行亦能上达。若无以驾驭之，服后恒至吐泻交作。况此证多得之涌吐之余，或因气机不能下行，转而上逆，未得施其攻决之力，而即吐出者。故以赭石之镇逆，干姜之降逆，协力下行，以参赞甘遂成功也。且干姜性热，朴硝性寒，二药并用，善开寒火之凝滞。寒火之凝滞于肠间者开，宿物之停滞于肠间者亦易开也。愚用此方救人多矣，即食结中脘、下脘，亦未有不随手奏效者。

乙卯之岁，客居广平，忽有车载病人，造寓求诊者。其人年过五旬，呻吟不止，言自觉食物结于下脘，甚是痛楚，数次

延医调治，一剂中大黄用至两半不下。且凡所服之药，觉行至所结之处，即上逆吐出，饮食亦然，此时上焦甚觉烦躁，大便不通者已旬日矣。诊其脉，虽微弱，至数不数，重按有根，知犹可任攻下。因谓之曰：此病易治，特所服药中有猛悍之品，服药时必吾亲自监视方妥，然亦无须久淹，能住此四点钟，结处即通下矣。遂用此汤去干姜，方中赭石改用三两，朴硝改用八钱。服后须臾，腹中作响。迟两点半钟，大便通下而愈。后月余，又患结证如前，仍用前方而愈。

治泄泻方

益脾饼

治脾胃湿寒，饮食减少，长作泄泻，完谷不化。

白术四两　干姜二两　鸡内金二两　熟枣肉半斤

上药四味，白术、鸡内金皆用生者，每味各自轧细焙熟（先轧细而后焙者，为其焙之易匀也）。再将干姜轧细，共和枣肉，同捣如泥，作小饼，木炭火上炙干，空心时当点心，细嚼咽之。曾为友人制此方，和药一料，服之而愈者数人。后屡试此方，无不效验。

药坊鸡内金，因拣择不净，恒有包瓦石者。若入丸散剂中，甚非所宜，临轧此药时，须先亲自检点。

一妇人，年三十许，泄泻数月，用一切治泻诸药皆不效。其脉不凉，亦非完谷不化。遂单用白术、枣肉，如法为饼，服之而愈。

此证并不用鸡内金者，因鸡内金虽有助脾胃消食之力，而究与泻者不宜也。

薯蓣芣苢粥

治阴虚肾燥，小便不利，大便滑泻，兼治虚劳有痰作嗽。

生山药轧细一两　生车前子四钱

上二味，同煮，作稠粥服之，一日连服三次，小便自利，大便自固。盖山药能固大便，而阴虚小便不利者服之，又能利小便。车前子能利小便，而性兼滋阴，可为补肾药之佐使（五子衍宗丸中用之），又能助山药以止大便。况二药皆汁浆稠黏，同作粥服之，大能留恋肠胃，是以效也。治虚劳痰嗽者，车前宜减半。盖用车前者，以其能利水，即能利痰，且性兼滋阴，于阴虚有痰者尤宜。而仍不敢多用者，恐水道过利，亦能伤阴分也。

按：车前子能利小便，而骤用之亦无显然功效。惟将车前子炒熟（此药须买生者自家经手炒，以微热为度，过熟则无力），嚼服少许，须臾又服，约六点钟服尽一两，小便必陡然利下，连连不止。此愚实验而得之方也。

又单用车前子两半，煮稠粥，顿服之，治大便滑泻亦甚效验。

邻村黄姓媪，大便滑泻，百药不效。或语以此方，一服即愈。

然必用生者煮之，始能成粥。若炒熟者，则不能成粥矣。

加味天水散

作汤用，治暑日泄泻不止，肌肤烧热，心中燥渴，小便不利，或兼喘促。小儿尤多此证，用此方更佳。

生山药一两　滑石六钱　粉甘草三钱

此久下亡阴，又兼暑热之证也。故方中用天水散以清涤暑之热，而甘草分量，三倍原方（原方滑石六，甘草一，故亦名六一散），其至浓之味，与滑石之至淡者相济，又能清阴虚之热。又重用山药之大滋真阴、大固元气者以参赞之。真阴足，则小便自利；元气固，则泄泻自止。且其汁浆稠黏，与甘草之甘缓者同用，又能逗留滑石，不至速于淡渗。俾其清凉之性由胃输脾，由脾达肺，水精四布，下通膀胱，则周身之热与上焦之燥渴喘促，有不倏然顿除者乎？

小儿少阳之体，最不耐热，故易伤暑。而饮食起居，喜贪寒凉，故又易泄泻。泻久则亡阴作热，必愈畏暑气之热，病热循环相因，所以治之甚难也。此方药止三味，而用意周匝，内伤、外感兼治无遗。一两剂后，暑热渐退，即滑石可以渐减，随时斟酌用之，未有不应手奏效者。小儿暑月泻久，虚热上逆，与暑热之气相并，填塞胃口，恒至恶心呕吐，不受饮食。此方不但清暑滋阴，和中止泻，其重坠之性，又能镇胃安冲，使上逆之热与暑气之热，徐徐下行，自小便出，而其恶心呕吐自止。

初定此方时，授门人高如璧录之。翌日，如璧还里，遇一孺子，泄泻月余，身热燥渴，嗜饮凉水，强与饮食即恶心呕吐，多方调治不愈。如璧投以此汤。一剂，燥渴与泄泻即愈其半；又服一剂，能进饮食，诸病皆愈。

加味四神丸

治黎明腹疼泄泻。

补骨脂酒炒，六两　吴茱萸盐炒，三两　五味子炒，四两　肉豆蔻面裹煨，四两　花椒微焙，一两　生硫黄六钱　大枣八十一枚　生姜切片，六两

先煮姜十余沸，入枣同煮，至烂熟去姜，余药为细末，枣肉为丸，桐子大。

人禀天地之气而生，人身一小天地也。天地之一阳生于

子，故人至夜半之时，肾系命门之处，有气息息萌动，即人身之阳气也。至黎明寅时，为三阳之候，人身之阳气，亦应候上升，自下焦而将达中焦。其人或元阳之根柢素虚，当脐之处，或兼有凝寒遮蔽，即互相薄激，致少腹作疼。久之，阳气不胜凝寒，上升之机转为下降，大便亦即溏下。此黎明作泻之所由来也。

　　夫下焦之阳气，少火也，即相火也。其火生于命门，而寄于肝胆，故四神方中，用补骨脂以补命门，吴茱萸以补肝胆，此培火之基也。然泻者关乎下焦，实又关乎中焦，故又用肉豆蔻之辛温者，以暖补脾胃。且其味辛而涩，协同五味之酸收者，又能固涩大肠，摄下焦气化。且姜、枣同煎，而丸以枣肉，使辛甘化合，自能引下焦之阳，以达于中焦也。然此药病轻者可愈，病重者服之，间或不愈，以其补火之力犹微也，故又加花椒、硫黄之大补元阳者以助之，而后药力始能胜病也（硫黄生用，理详第八卷服生硫黄方下）。

　　　　　　　　　　　　　　　张锡纯医方精粹

治痰饮方

理饮汤

治因心肺阳虚，致脾湿不升，胃郁不降，饮食不能运化精微，亦为饮邪。停于胃口为满闷，溢于膈上为短气，渍满肺窍为喘促，滞腻咽喉为咳吐黏涎。甚或阴霾布满上焦，心肺之阳不能畅舒，转郁而作热。或阴气逼阳外出为身热，迫阳气上浮为耳聋。然必诊其脉，确乎弦迟细弱者，方能投以此汤。

于术四钱　干姜五钱　桂枝尖二钱　炙甘草二钱　茯苓片二钱
生杭芍二钱　橘红钱半　川厚朴钱半

服数剂后，饮虽开通，而气分若不足者，酌加生黄芪数钱。

一妇人，年四十许，胸中常觉满闷发热，或旬日，或浃辰之间，必大喘一二日。医者用清火理气之药，初服稍效，久服转增剧。后愚诊视，脉沉细几不可见。病家问系何病因？愚曰：此乃心肺阳虚，不能宣通脾胃，以致多生痰饮也。人之脾胃属土，若地舆然，心肺居临其上，正当太阳部位（膈上属太阳，观《伤寒论》太阳篇自知）。其阳气宣通，若日丽中天，暖光下照。而胃中所纳水谷，实借其阳气宣通之力，以运化精微而生气血，传送渣滓而为二便。清升浊降，痰饮何由而生？惟心肺阳虚，不能如离照当空，脾胃即不能借其宣通之力，以运化传送，于是饮食停滞胃口。若大雨之后，阴雾连旬，遍地污淖，不能干渗，则痰饮生矣。痰饮既生，日积月累，郁满上焦则作闷，渍满肺窍则作喘，阻遏心肺阳气，不能四布则作热。医者不识病源，犹用凉药清之，勿怪其久而增剧也。遂为制此汤，方中用桂枝、干姜以助心肺之阳而宣通之，白术、茯苓、甘草以理脾胃之湿而淡渗之（茯苓、甘草同用最泻湿满）。用厚朴者，叶天士谓"厚朴多用则破气，少用则通阳"，欲借温通之性，使胃中阳通气降，运水谷速于下行也。用橘红者，助白术、茯苓、甘草以利痰饮也。至白芍，若取其苦平之性，可防热药之上僭（平者主降）；若取其酸敛之性，可制虚火之浮游（《本经》谓芍药苦平，后世谓芍药酸敛，其味实苦而微酸）。且药之热者，宜于脾胃，恐不宜于肝胆。又取其凉润之性，善滋肝胆之阴，即预防肝胆之热也。况其善利小便，小便利而痰饮自减乎！服之一剂，心中热去。数剂后，转觉凉甚。遂去白芍。连服二十余剂，胸次豁然，喘不再发。

一妇人，年三十许，身形素丰，胸中痰涎郁结，若碍饮食，上焦时觉烦热。偶服礞石滚痰丸有效，遂日日服之。初则饮食加多，继则饮食渐减，后则一日不服，即不能进饮食。又久服之，竟分毫无效。日仅一餐，进食少许，犹不能消化，且时觉热气上腾，耳鸣欲聋，始疑药不对证，求愚诊治。其脉象浮大，按之甚软。

愚曰："此证心肺阳虚，脾胃气弱。为服苦寒攻泻之药太过，故病证脉象如斯也。"拟治以理饮汤。病家谓：从前医者，少用桂、附即不能容受，恐难再用热药。愚曰："桂、附原非正治心肺脾胃之药，况又些些用之，病重药轻，宜其不受。若拙拟理饮汤，与此证针芥相投，服之必无他变。若畏此

　　　　　　　　　　　　张锡纯医方精粹

药，不敢轻服，单用干姜五钱试服亦可。"病家依愚言。煎服干姜后，耳鸣即止。须臾，觉胸次开通。继投以理饮汤，服数剂，心中亦觉凉甚。将干姜改用一两，又服二十余剂，病遂除根。

一妇人，年四十许，上焦满闷烦躁，思食凉物，而偶食之，则满闷益甚。且又黎明泄泻，日久不愈，满闷益甚，将成臌胀。屡次延医服药，多投以半补半破之剂。或佐以清凉，或佐以收涩，皆分毫无效。后愚诊视，脉象弦细而迟，知系寒饮结胸，阻塞气化，欲投以理饮汤。病家闻而迟疑，似不敢服。亦俾先煎干姜数钱服之，胸中烦躁顿除。为其黎明泄泻，遂将理饮汤去厚朴、白芍，加生鸡内金钱半，补骨脂三钱，连服十余剂，诸病皆愈。

一妇人，年近五旬，常觉短气，饮食减少。屡次延医服药，或投以宣通，或投以升散，或投以健补脾胃，兼理气之品，皆分毫无效。浸至饮食日减，羸弱不起，奄奄一息，病家亦以为不治之证矣。后闻愚在其邻村，屡救危险之证，复延愚诊视。其脉弦细欲无，频吐稀涎。询其心中，言觉有物杜塞胃口，气不上达，知其为寒饮凝结也。遂投以理饮汤。方中干姜改用七钱，连服三剂，胃口开通。又觉呼吸无力，遂于方中加生黄芪三钱，连服十余剂，病痊愈。

方书谓，饮为水之所结，痰为火之所凝，是谓饮凉而痰热也。究之饮证亦自分凉热，其热者，多由于忧思过度，甚则或至癫狂，虽有饮而恒不外吐。其凉者，则由于心肺阳虚，如方名下所言种种诸情状。且其证时吐稀涎，常觉短气，饮食廉少，是其明征也（后世谓痰之稀者为饮、稠者为痰，与《金匮》所载四饮名义不同）。

邑韩蕙圃，医学传家，年四十有四，偶得奇疾，卧则常常发搐，旋发旋止，如发寒战之状，一呼吸之间即愈。即不发搐时，人偶以手抚之，又辄应手而发。自治不效，广求他医治疗皆不效。留连半载，病势浸增。后愚诊视，脉甚弦细，询其饮食甚少，知系心肺脾胃阳分虚惫，不能运化精微，以生气血，血虚不能荣筋，气虚不能充体，故发搐也。必发于卧时者，卧则气不顺也。人抚之而辄发者，气虚则畏人按也。授以理饮汤方，数剂，饮食加多，搐亦见愈。二十剂后，病不再发。

理痰汤

治痰涎郁塞胸膈，满闷短气。或渍于肺中为喘促咳逆；停于心下为惊悸不寐；滞于胃口为胀满哕呃；溢于经络为肢体麻木或偏枯；留于关节、着于筋骨为俯仰不利、牵引作疼；随逆气肝火上升为眩晕、不能坐立。

生芡实一两　清半夏四钱　黑脂麻炒捣，三钱　柏子仁炒捣，二钱　生杭芍二钱　陈皮二钱　茯苓片二钱

世医治痰，习用宋《局方》二陈汤，谓为治痰之总剂。不知二陈汤能治痰之标，不能治痰之本。何者？痰之标在胃，痰之本原在于肾。肾主闭藏，以膀胱为腑者也。其闭藏之力，有时不固，必注其气于膀胱，膀胱膨胀，不能空虚若谷，即不能吸引胃中水饮，速于下行而为小便，此痰之所由来也。又肾之上为血海，奇经之冲脉也，其脉上隶阳明，下连少阴。为其下连少阴也，故肾中气化不摄，则冲气易于上干。为其上隶阳明也，冲气上干，胃气亦多上逆，不能息息下行以运化水饮，此又痰之所由来也。此方以半夏为君，以降冲胃之逆。即重用芡实，以收敛冲气，更以收敛肾气，而厚其闭藏之力。肾之气

　　　　　　　　张锡纯医方精粹

化治，膀胱与冲之气化自无不治，痰之本原清矣。用脂麻、柏实者，润半夏之燥，兼能助芡实补肾也。用芍药、茯苓者，一滋阴以利小便；一淡渗以利小便也。用陈皮者，非藉其化痰之力，实藉其行气之力，佐半夏以降逆气，并以行芡实、脂麻、柏实之滞腻也。

初制此方时，愚年未及壮，医术无所知名。有李龙章先生，邑之宿医也，见之大加赏异，谓异日必成名医。后果用此方屡次能建奇效。即痰证垂危，服之亦可挽救。

友人毛仙阁，曾治一妇人，年四十余，上盛下虚，痰涎壅滞，饮食减少，动则作喘。他医用二陈汤加减治之。三年，病转增剧，后延仙阁诊视。投以此汤，数剂，病愈强半。又将芡实减去四钱，加生山药五钱。连服二十余剂，痰尽消，诸病皆愈。至今数年，未尝反复。

仙阁又尝治一少妇，患痫风，初两三月一发，浸至两三日一发，脉滑体丰，知系痰涎为恙。亦治以此汤，加赭石三钱。数剂，竟能拔除病根。后与愚觌面述之。愚喜曰："向拟此汤时，原不知能治痫风，经兄加赭石一味，即建此奇功，大为此方生色矣。"

按：此方若治痫风，或加朱砂，或加生铁落，或用磨刀水煎药，皆可。

龙蚝理痰汤

治因思虑生痰，因痰生热，神志不宁。

清半夏四钱　生龙骨捣细，六钱　生牡蛎捣细，六钱　生赭石轧细，三钱　朴硝二钱　黑脂麻炒捣，三钱　柏子仁炒捣，三钱　生杭芍三钱　陈皮二钱　茯苓二钱此方即理痰汤，以龙骨、牡蛎代芡实，又加赭石、朴硝也。其所以如此加减者，因此方所主之痰，乃虚而兼实之痰。实痰宜开，礞石滚痰丸之用硝、黄者是也；虚痰宜补，肾虚水泛作痰，当用肾气丸以逐之者是也；至虚而兼实之痰，则必一药之中，能开痰亦能补虚，其药乃为对证，若此方之龙骨、牡蛎是也。盖人之心肾，原相助为理。肾虚则水精不能上输以镇心，而心易生热，是由肾而病及心也；心因思虑过度生热，必暗吸肾之真阴以自救，则肾易亏耗，是由心而病及肾也。于是心肾交病，思虑愈多，热炽液凝，痰涎壅滞矣。惟龙骨、牡蛎能宁心固肾，安神清热，而二药并用，陈修园又称为治痰之神品，诚为见道之言，故方中用之以代芡实。而犹恐痰涎过盛，消之不能尽消，故又加赭石、朴硝以引之下行也。

一人，年三十余，常觉胆怯，有时心口或少腹瞤动后，须臾觉有气起自下焦，上冲胸臆，郁而不伸，连作呃逆，脖项发热，即癫狂唱呼。其夹咽两旁内，突起若瘰疬，而不若瘰疬之硬。且精气不固，不寐而遗，上焦觉热，下焦觉凉。其脉左部平和，微嫌无力，右部直上直下（李士材《脉诀》云直上直下冲脉昭昭），仿佛有力，而按之非真有力。从前屡次医治皆无效。此肾虚致冲气挟痰上冲，乱其心之神明也。投以此汤，减厚朴之半，加山萸肉（去净核）五钱，数剂诸病皆愈，惟觉短气。知系胸中大气下陷（理详第四卷升陷汤下），投以拙拟升陷汤，去升麻、柴胡，加桂枝尖二钱，两剂而愈。盖此证，从前原有逆气上干，升麻、柴胡能升大气，恐兼升逆气，桂枝则升大气，兼降逆气，故以之代升、柴也。

一媪，年六十二，资禀素羸弱，偶当外感之余，忽然妄言妄见，惊惧异常，手足扰动，饥渴不敢饮食，少腹塌陷，胸膈

　　　　　张锡纯医方精粹

突起。脉大于平时一倍，重按无力。知系肝肾大虚，冲气上逆，痰火上并，心神扰乱也。投以此汤，去朴硝，倍赭石，加生山药、山萸肉（去净核）、生地黄各六钱，又磨取铁锈水煎药（理详第七卷一味铁养汤下），一剂即愈。又服一剂，以善其后。

治大气下陷方

升陷汤

治胸中大气下陷，气短不足以息；或努力呼吸，有似乎喘；或气息将停，危在顷刻。其兼证，或寒热往来，或咽干作渴，或满闷怔忡，或神昏健忘，种种病状诚难悉数。其脉象沉迟微弱，关前尤甚。其剧者，或六脉不全，或三五不调。

生箭芪六钱　知母三钱　柴胡一钱五分　桔梗一钱五分　升麻一钱

气分虚极下陷者，酌加人参数钱，或再加山萸肉（去净核）数钱，以收敛气分之耗散，使升者不至复陷更佳。若大气下陷过甚，至少腹下坠，或更作疼者，宜将升麻改用钱半，或倍作二钱。

大气者，充满胸中，以司肺呼吸之气也。人之一身，自飞门以至魄门，一气主之。然此气有发生之处，有培养之处，有积贮之处。天一生水，肾脏先成，而肾系命门之中（包肾之膜油，连于脊椎自下上数七节处），有气息息萌动，此乃乾元资始之气，《内经》所谓"少火生气"也；此气既由少火发生，以徐徐上达，培养于后天水谷之气，而磅礴之势成；绩贮于膺胸空旷之府，而盘据之根固。是大气者，原以元气为根本，以水谷之气为养料，以胸中之地为宅窟者也。夫均是气也，至胸中之气，独名为大气者，诚以其能撑持全身，为诸气之纲领，包举肺外，司呼吸之枢机，故郑而重之曰大气。夫大气者，内气也。呼吸之气，外气也。人觉有呼吸之外气与内气不相接续者，即大气虚而欲陷，不能紧紧包举肺外也。医者不知病因，犹误认为气郁不舒，而开通之。其剧者，呼吸将停，努力始能呼吸，犹误认为气逆作喘，而降下之，则陷者益陷，凶危立见矣。其时作寒热者，盖胸中大气，即上焦阳气，其下陷之时非尽下陷也，亦非一陷而不升也。当其初陷之时，阳气郁而不畅则作寒；既陷之后，阳气蓄而欲宣则作热；迨阳气蓄极而通，仍复些些上达，则又微汗而热解。其咽干者，津液不能随气上潮也；其满闷者，因呼吸不利而自觉满闷也；其怔忡者，因心在膈上，原悬于大气之中，大气既陷，而心无所附丽也；其神昏健忘者，大气因下陷，不能上达于脑，而脑髓神经无所凭借也。其证多得之力小任重，或枵腹力作，或病后气力未复勤于动作，或因泄泻日久，或服破气药太过，或气分虚极自下陷，种种病因不同。而其脉象之微细迟弱，与胸中之短气，实与寒饮结胸相似。然诊其脉似寒凉，而询之果畏寒凉，且觉短气者，寒饮结胸也；诊其脉似寒凉，而询之不畏寒凉，惟觉短气者，大气下陷也。且即以短气论，而大气下陷之短气，与寒饮结胸之短气，亦自有辨：寒饮结胸短气，似觉有物压之；大气下陷短气，常觉上气与下气不相接续。临证者当细审之（寒饮结胸详第三卷理饮汤下）。

升陷汤以黄芪为主者，因黄芪既善补气，又善升气。且其质轻松，中含氧气，与胸中大气有同气相求之妙用。惟其性稍热，故以知母之凉润者济之。柴胡为少阳之药，能引大气之陷者自左上升；升麻为阳明之药，能引大气之陷者自右上升。桔梗为药中之舟楫，能载诸药之力上达胸中，故用之为向导也。至其气分虚极者，酌加人参，所以培气之本也。或更加萸肉，所以防气之涣也。至若少腹下坠或更作疼，其人之大气直陷至九渊，必需升麻之大力者以升提之，故又加升麻五分或倍作二钱也。方中之用意如此，至随时活泼加减，尤在临证者之善变通耳。

肺司呼吸，人之所共知也。而谓肺之所以能呼吸者，实赖胸中大气，不惟不业医者不知，即医家知者亦鲜，并方书亦罕言及。所以愚初习医时，亦未知有此气，迨临证细心体验，始确知于肺气呼吸之外，别有气贮于胸中，以司肺脏之呼吸。而此气且能撑持全身，振作精神，以及心思脑力、官骸动作，莫不赖乎此气。此气一虚，呼吸即觉不利，而且肢体酸懒，精神昏愦，脑力、心思为之顿减。若其气虚而且陷，或下陷过甚者，其人即呼吸顿停，昏然罔觉。

愚既实验得胸中有此积气与全身有至切之关系，而尚不知此气当名为何气。涉猎方书，亦无从考证，惟《金匮》水气门，桂枝加黄芪汤下，有"大气一转，其气乃散"之语。后又见喻嘉言《医门法律》谓"五脏六腑，大经小络，昼夜循环不息，必赖胸中大气，翰旋其间"，始知胸中所积之气，当名为大气。因忆向读《内经·热论篇》有"大气皆去，病日已矣"之语，王氏注大气，为大邪之气也。若胸中之气，亦名为大气，仲景与喻氏果何所本，且二书中亦未尝言及下陷。于是复取《内经》挨行逐句细细研究，乃知《内经》所谓大气，有指外感之气言者，有指胸中之气言者。且知《内经》之所谓宗气，亦即胸中之大气。并其下陷之说，《内经》亦尝言之。煌煌圣言，昭如日星，何数千年著述诸家，不为之大发明耶？

今试取《内经》之文释之。《灵枢·五味篇》曰："谷始入于胃，其精微者，先出于胃之两焦，以溉五脏，别出两行荣卫之道。其大气之抟而不行者，积于胸中，命曰气海。出于肺，循喉咽，故呼则出，吸则入。天地之精气，其大数常出三入一。故谷不入半日则气衰，一日则气少矣。"愚思肺悬胸中，下无透窍。胸中大气，包举肺外，上原不通于喉，亦并不通于咽，而曰："出于肺，循喉咽，呼则出，吸则入"者，盖谓大气能鼓动肺脏使之呼吸，而肺中之气，遂因之出入也。所谓天地之精气常出三入一者，盖谓吸入之气，虽与胸中不相通，实能隔肺膜透过四分之一以养胸中大气，其余三分吐出，即换出脏腑中浑浊之气，此气化之妙用也。然此篇专为五味养人而发，故第言饮食能养胸中大气，而实未发明大气之本源。愚尝思之，人未生时，皆由脐呼吸，其胸中原无大气，亦无需乎大气，迨胎气日盛，脐下元气渐充，遂息息上达胸中而为大气。大气渐满，能鼓动肺膜使之呼吸，即脱离母腹，由肺呼吸而通天地之气矣（西人谓肺之呼吸延髓主之，胸中大气实又为延髓之原动力）。

至大气即宗气者，亦尝深考《内经》而得之。《素问·平人气象论》曰："胃之大络，名曰虚里，出于左乳下，其动应衣，脉宗气也。"按虚里之络，即胃输水谷之气于胸中，以养大气之道路。而其贯膈络肺之余，又出于左乳下为动脉。是此动脉，当为大气之余波。而曰宗气者，是宗气即大气，为其为生命之宗主，故又尊之曰宗气。其络所以名虚里者，因其贯膈络肺游行于胸中空虚之处也。

又《灵枢·邪客篇》曰："五谷入于胃，其糟粕、津液、宗气，分为三隧。故宗气积于胸中，出于喉咙，以贯心脉，而行呼吸焉。"观此书经文，则宗气即为大气，不待诠解。且与五味篇同为伯高之言，非言出两人，而或有异同。且细审"以贯心脉，而行呼吸"之语，是大气不但为诸气之纲领，并可为周身血脉之纲领矣。至大气下陷之说，《内经》虽无明文，而其理实亦寓于《内经》中。《灵枢·五色》篇雷公问曰："人无病卒死，何以知之？"黄帝曰："大气入于脏腑者，不病而卒死。"夫人之膈上，心肺皆脏，无所谓腑也。经既统言脏腑，指膈下脏腑可知。以膈上之大气，入于膈下之脏腑，非下陷乎？大气既陷，无气包举肺外以鼓动其阖辟之机，则呼吸顿停，所以不病而猝死也。观乎此，则大气之关于人身者，何其重哉！

试再以愚所经验者明之。友人赵厚庵丁外艰时，哀毁过甚，忽觉呼吸之气，自胸中近喉之处如绳中断。其断之上半，觉出自口鼻，仍悬囟门之上；其下半，则觉渐缩而下，缩至心口，胸中转觉廓然，过心以下，即昏然罔觉矣。时已仆于地，气息全无。旁人代为扶持，俾盘膝坐。片时，觉缩至下焦之气，又徐徐上升，升至心口，恍然觉悟，再升至胸，觉囟门所悬之气，仍由口鼻入喉，与上升之气相续。其断与续，皆自觉有声，仿佛小爆竹，自此遂呼吸复常。后向愚述其事，且问其故。遂历举《内经》所论"大气"数则告之。厚庵恍然悟曰："十年疑团，经兄道破矣。予向者诚大气下陷也。"特是其大气既陷而复能升者，因其下元充实，平时不失保养，且正在壮年，生机甚旺也。此事与《内经》参观，胸中大气之功用，不昭然共见哉？今并将愚生平治验大气下陷之案，择其紧要者，列十余则于下，以备参观。

张锡纯医方精粹

有兄弟二人，其兄年近六旬，弟五十余，冬日畏寒，共处一小室中，炽其煤火，复严其户牖。至春初，二人皆觉胸中满闷，呼吸短气。盖因户牖不通外气，屋中氧气全被煤火着尽，胸中大气既乏氧气之助，又兼受碳气之伤，日久必然虚陷，所以呼吸短气也。因自觉满闷，医者不知病因，竟投以开破之药。迨开破益觉满闷，转以为药力未到，而益开破之。数剂之后，其兄因误治，竟至不起。其弟服药亦增剧，而犹可支持，遂延愚诊视。其脉微弱而迟，右部尤甚，自言心中发凉，小腹下坠作疼，呼吸甚觉努力。知其胸中大气下陷已剧，遂投以升陷汤，升麻改用二钱，去知母，加干姜三钱。两剂，少腹即不下坠，呼吸亦顺。将方中升麻、柴胡、桔梗，皆改用一钱，连服数剂而愈。

其处塾中教员黄鑫生，沧州博雅士也，闻愚论大气下陷之理，以为闻所未闻。遂将所用之方，录十余纸，详加诠解，遍寄其处之业医者。

或曰：室中有炉火，亦冬日卫生之道，据此案观之，炉火不可令旺乎？答曰：非也。按化学之理，炉火旺，则所出之气为氧二分碳一分，于人无损。若不旺，则所出之气为碳氧参半，转有损于人。是屋中炉火之热，固不可过度，然不可不旺也。特是火非氧气不着，人之呼吸，亦须臾不能离氧气。惟户牖能通外气，俾屋中之氧气，足供炉火与人呼吸之用而有余，人处其间，始能无病。不但此也，西人讲卫生者，恒移置病人于空气最佳之处。且细审其地点之空气，俾与所受之病，各有所宜，则病人居之，自易调治。吾中华卫生之道不讲，一有疾病，恐体弱不能禁风，必先致慎户牖，稍冷更炽其炉火，厚其帷幕。遇有急证险证，眷属戚友，更多卫侍看护，致令一室之中，皆碳气熏蒸，无病者且将有病，有病者何以能愈？

是以愚生平临证，见病人之室安置失宜，必恳切告之。至无论有病无病，睡时喜以被蒙头，尤非所宜。试观中碳气者，其人恒昏不知人，气息欲无，急移置当风之处，得呼吸新鲜之空气，即渐苏醒，不可悟卫生之理乎？

一人，年二十余，因力田劳苦过度，致胸中大气下陷，四肢懒动，饮食减少，自言胸中满闷。其实非满闷，乃短气也。粗人不善述病情，往往如此。医者不能自审病因，投以开胸理气之剂，服后增重。又改用半补半破之剂，两剂后，病又见重。又延他医，投以桔梗、当归、木香各数钱，病大见愈，盖全赖桔梗升提气分之力也。医者不知病愈之由，再服时，竟将桔梗易为苏梗，升降异性，病骤反复。自此不敢服药，迟延二十余日，病势垂危，喘不能卧，昼夜倚壁而坐，假寐片时，气息即停，心下突然胀起，急呼醒之，连连喘息数口，始觉气息稍续，倦极偶卧片时，觉腹中重千斤，不能转侧，且不敢仰卧。延愚诊视，其脉乍有乍无，寸关尺三部，或一部独见，或两部同见，又皆一再动而止，此病之危，已至极点。因确知其为大气下陷，遂放胆投以生箭芪一两，柴胡、升麻、萸肉（去净核）各二钱。

煎服片时，腹中大响一阵，有似昏愦苏息，须臾恍然醒悟，自此呼吸复常，可以安卧，转侧轻松。其六脉皆见，仍有雀啄之象。自言百病皆除，惟觉胸中烦热。遂将方中升麻、柴胡，皆改用钱半，又加知母、玄参各六钱，服后脉遂复常。惟左关三五不调。知其气分之根柢犹未实也。遂改用野台参一两，玄参、天冬、麦冬（带心）各三钱，两剂痊愈。

或问：喘者皆系气上逆，而不能下达。此证系胸中大气下

　　　　　　　　　　　张锡纯医方精粹

陷，何以亦作喘乎？答曰：人之胸中大气，实司肺脏之呼吸。此证因大气下陷过甚，呼吸之机关将停，遂勉强鼓舞肺脏，努力呼吸以自救，其迫促之形有似乎喘，而实与气逆之喘有天渊之分。观此证，假寐之时，肺脏不能努力呼吸，气息即无，其病情可想也。设以治气逆作喘者治此证，以治此证之喘者治气逆作喘，皆凶危立见。临证者当细审之。

按：大气下陷之甚者，其努力呼吸，迫促异常之状，与喘之剧者，几无以辨。然喘证无论内伤外感，其剧者必然肩息（《内经》谓喘而肩动者为肩息）；大气下陷者，虽至呼吸有声，必不肩息。盖肩息者，因喘者之吸气难；不肩息者，因大气下陷者之呼气难也。欲辨此证，可作呼气难与吸气难之状，以默自体验，临证自无差谬。又喘者之脉多数，或有浮滑之象，或尺弱寸强；大气下陷之脉，皆与此成反比例，尤其明征也。

一人，年四十八，素有喘病，薄受外感即发，每岁反复二三次。医者投以小青龙加石膏汤辄效。一日反复甚剧，大喘昼夜不止。医者投以从前方两剂，分毫无效。延愚诊视，其脉数至六至，兼有沉濡之象。疑其阴虚不能纳气，故气上逆而作喘也。因其脉兼沉濡，不敢用降气之品，遂用熟地黄、生山药、枸杞、玄参大滋真阴之品，大剂煎汤，送服人参小块（人参用块之理详第一卷十全育真汤下）二钱。连服三剂，喘虽见轻，仍不能止。复诊视时，见令人为其捶背。言背常发紧，捶之则稍轻，呼吸亦稍舒畅。此时，其脉已不数，仍然沉濡。因细询此次反复之由，言曾努力搬运重物，当时即觉气分不舒，迟二三日遂发喘。乃恍悟，此证因阴虚不能纳气，故难于吸。因用力太过，大气下陷，故难于呼。其呼吸皆须努力，故呼吸倍形迫促。但用纳气法治之，止治其病因之半，是以其喘亦止愈其半也。遂改用升陷汤，方中升麻、柴胡、桔梗，皆不敢用，以桂枝尖三钱代之。又将知母加倍，再加玄参四钱，连服数剂痊愈。

按：此证虽大气下陷，而初则实兼不纳气也。升麻、柴胡、桔梗虽能升气，实与不纳气之证有碍，用之恐其证仍反复。惟桂枝性本条达，能引脏腑之真气上行，而又善降逆气。仲景苓桂术甘汤，用之以治短气，取其能升真气也。桂枝加桂汤，用之以治奔豚，取其能降逆气也。且治咳逆上气吐吸（喘也），《本经》原有明文。既善升陷，又善降逆，用于此证之中，固有一无二之良药也。

或问：桂枝一物耳，何以既能升陷又能降逆？答曰：其能升陷者，以其为树之枝，原在上，桂之枝又直上而不下垂，且色赤属火，而性又温也；其能降逆者，以其味辛，且华于秋，得金气而善平肝木，凡逆气之缘肝而上者（逆气上升者多由于肝），桂枝皆能镇之。大抵最良之药，其妙用恒令人不测。拙拟参赭镇气汤（在第二卷）后，有单用桂枝治一奇病之案。且详论药性之妙用，可以参观。

一人，年二十余，动则作喘，时或咳嗽。医治数年，病转增剧，皆以为劳疾不可治。其脉非微细，而指下若不觉其动。知其大气下陷，不能鼓脉外出，以成起伏之势也，投以升陷汤，加人参、天冬各三钱，连服数剂而愈。其父喜曰："族人向有患此证者，四年而亡。今此子病已三年，得遇先生而愈，是果何处得此神方，而能挽回人命也？"因其病久，俾于原方中减去升麻，为末炼蜜作丸药，徐服月余，以善其后。

一人，年二十四，胸中满闷，昼夜咳嗽。其咳嗽时，胁下疼甚。诊其脉象和平，重按微弦无力。因其胁疼，又兼胸满，

张锡纯医方精粹

疑其气分不舒，少投以理气之药；为其脉稍弱，又以黄芪佐之，而咳嗽与满闷益甚，又兼言语声颤动。乃细问病因，知其素勤稼穑，因感冒懒食，犹枵腹力作，以致如此。据此病因，且又服理气之药不受，其为大气下陷无疑。遂投以升陷汤四剂，其病脱然。

按： 此证之形状，似甚难辨，因初次未细诘问，致用药少有差错，犹幸迷途未远，即能醒悟，而病亦旋愈。由斯观之，临证者甚勿自矜明察，而不屑琐琐细问也。

一人，年四十许，失音半载，渐觉咽喉发紧，且常溃烂。畏风恶寒，冬日所着衣服，至孟夏犹未换，饮食减少，浸成虚劳，多方治疗，病转增剧。诊其脉，两寸微弱，毫无轩起之象，知其胸中大气下陷也。投以升陷汤，加玄参四钱，两剂咽喉即不发紧。遂减去升麻，又连服十余剂，诸病皆愈。

一人，年四十许，每岁吐血二三次，如此四年，似有一年甚于一年之势。其平素常常咳嗽，痰涎壅滞，动则作喘，且觉短气。其脉沉迟微弱，右部尤甚。知其病源系大气下陷，投以升陷汤，加龙骨、牡蛎（皆不用煅），生地黄各六钱，又将方中知母改用五钱，连服三剂，诸病皆愈。遂减去升麻，又服数剂以善其后。

或问：吐血之证，多由于逆气上干而血随气升。此证既大气下陷，当有便血、溺血之证，何以竟吐血乎？答曰：此证因大气陷后，肺失其养，劳嗽不已，以致血因嗽甚而吐出也。究之胸中大气，与上逆之气原迥异。夫大气为诸气之纲领，大气陷后，诸气无所统摄，或更易于上干。且更有逆气上干过甚，排挤胸中大气下陷者（案详第二卷赭石镇气汤下）。至便血、溺血之证，由于大气下陷者诚有之，在妇女更有因之血崩者（案详第八卷固冲汤下）。又转有因大气下陷，而经血倒行，吐血、衄血者（案详第八卷加味麦门冬汤下）。是知大气既陷，诸经之气无所统摄，而或上或下，错乱妄行，有不能一律论者。

或问：龙骨、牡蛎为收涩之品，大气陷者宜升提，不宜收涩。今方中重用二药皆至六钱，独不虑其收涩之性，有碍大气之升乎？答曰：龙骨、牡蛎最能摄血之本源。此证若但知升其大气，恐血随升气之药复妄动，于升陷汤中加此二药，所以兼顾其血也。且大气下陷后，虑其耗散，有龙骨、牡蛎以收敛之，转能辅升陷汤之所不逮。况龙骨善化瘀血（《本经》主癥瘕），牡蛎善消坚结（观其治瘰疬可知）。二药并用，能使血之未离经者永安其宅，血之已离经者尽化其滞。加于升陷汤中，以治气陷兼吐血之证，非至稳善之妙药乎！

按： 吐血证最忌升麻。此证兼吐血，服升陷汤时，未将升麻减去者，因所加之龙骨、牡蛎原可监制之，而服药之时，吐血之证犹未反复也。若恐升麻有碍血证时，亦可减去之，多加柴胡一钱。

一人，年四十余，小便不利，周身漫肿，自腰以下，其肿尤甚，上焦痰涎杜塞，剧时几不能息，咳嗽痰中带血，小便亦有血色。迁延半载，屡次延医服药，病转增剧。其脉滑而有力，疑是湿热壅滞。询之果心中发热，遂重用滑石、白芍以渗湿清热，佐以柴胡、乳香、没药以宣通气化。为其病久，不任疏通，每剂药加生山药两许，以固气滋阴。又用药汁送服三七末二钱，以清其血分。数剂热退血减，痰涎亦少，而小便仍不利。偶于诊脉时，见其由卧起坐，因稍费力，连连喘息十余口，呼吸始顺。且其脉从前虽然滑实，究在沉分，此时因火退，滑实既减，且有濡象。恍悟此证确系大气下陷，遂投以升

张锡纯医方精粹

陷汤，知母改用六钱，又加玄参五钱，木通二钱。一剂小便即利。又服数剂，诸病痊愈。

一人，年四十七，咳嗽短气，大汗如洗，昼夜不止，心中怔忡，病势危急，遣人询方。俾先用山萸肉（去净核）二两煎服，以止其汗。翌日迎愚诊视，其脉微弱欲无，呼吸略似迫促。自言大汗虽止，而仍有出汗之时，怔忡见轻，仍觉短气。知其确系大气下陷，遂投以升陷汤。为其有汗，加龙骨、牡蛎（皆不用煅）各五钱，三剂而愈。

一人，年二十，卧病两月不愈，精神昏愦，肢体酸懒，亦不觉有所苦。屡次延医诊视，莫审病情，用药亦无效。一日忽然不能喘息，张口呼气外出，而气不上达。其气蓄极之时，肛门突出，约二十呼吸之顷，气息方通，一昼夜之间，如此者八九次。诊其脉，关前微弱不起，知其大气下陷，不能司肺脏呼吸之枢机也。

遂投以人参一两，柴胡三钱，知母二钱，一剂而呼吸顺。又将柴胡改用二钱，知母改用四钱，再服数剂，宿病亦愈。

按：此证卧病数月，气分亏损太甚，故以人参代黄芪。且此时系初次治大气下陷证，升陷汤方犹未拟出也。

又按：此证初得时，当系大气下陷，特其下陷未剧，故呼吸之间不觉耳。人参、黄芪皆补气兼能升气者也，然人参补气之力胜于黄芪；黄芪升气之力胜于人参。故大气陷而气分之根柢犹未伤者，当用黄芪；大气陷而气分之根柢兼伤损者，当用人参。是以气分虚极下陷者，升陷汤方后，曾注明酌加人参数钱也。

一妇人，年二十余，动则自汗，胸胁满闷，心中怔忡。其脉沉迟微弱，右部尤甚。为其脉迟，疑是心肺阳虚。而询之不觉寒凉，知其为大气下陷也。其家适有预购黄芪一包，且证兼自汗，升、柴亦不宜用。遂单用生黄芪一两煎汤，服后诸病皆愈。有习医者董生捷亭在座，疑而问曰："《本经》黄芪原主大风，有透表之力，生用则透表之力益大，与自汗证不宜。其性升而能补，有膨胀之力，与满闷证不宜。今单用生黄芪两许，而两证皆愈，并怔忡亦愈，其义何居?"答曰："黄芪诚有透表之力，故气虚不能逐邪外出者，用于发表药中即能得汗。若其阳强阴虚者，误用之则大汗如雨，不可遏抑。惟胸中大气下陷，致外卫之气无所统摄而自汗者，投以黄芪则其效如神。至于证兼满闷而亦用之者，确知其为大气下陷，呼吸不利而作闷，非气郁而作闷也。至于心与肺同悬胸中，皆大气之所包举，大气升则心有所依，故怔忡自止也。"董生闻之，欣喜异常曰："先生真我师也。"继加桔梗二钱，知母三钱，又服两剂，以善其后。

一妇人，因临盆努力过甚，产后数日，胁下作疼，又十余日，更发寒热。其翁知医，投以生化汤两剂，病大见愈。迟数日，寒热又作，遂延他医调治，以为产后瘀血为恙，又兼受寒，于活血化瘀药中，重加干姜。数剂后，寒热益甚，连连饮水，不能解渴。时当仲夏，身热如炙，又复严裹厚被，略以展动即觉冷气侵肤。后愚诊视，左脉沉细欲无，右脉沉紧，皆有数象，知其大气下陷，又为热药所伤也。其从前服生化汤觉轻者，全得芎䓖升提之力也。治以升陷汤，将方中知母改用八钱，又加玄参六钱，一剂而寒热已，亦不作渴。从前两日不食，至此遂能饮食。惟胁下微疼，继服拙拟理郁升陷汤（在后），二剂痊愈。

按：产后虽有实热，若非寒温外感之热，忌用知母而不忌用玄参，以玄参原为治产乳之药，《本经》有明文也。此证虽得之产后，时已逾月，故敢放胆重用知母。

或问：紧为受寒之脉，故《伤寒》麻黄汤证其脉必紧。此证既为热药所伤，何以其右脉沉紧？答曰：脉沉紧者，其脉沉而有力也。夫有力当作洪象，此证因大气下陷，虽内有实热，不能鼓脉作起伏之势，故不为洪而为紧，且为沉紧也。其独见于右部者，以所服干姜之热胃先受之也。

按：脉无起伏为弦。弦而有力，即紧脉也。若但弦，则为寒矣。仲景《平脉》篇谓"双弦者寒，偏弦者饮"。究之，饮为稀涎，亦多系因寒而成也。

一妇人，年三十余得下痿证，两腿痿废，不能屈伸，上半身常常自汗，胸中短气，少腹下坠，小便不利，寝不能寐。延医治疗数月，病热转增。诊其脉，细如丝，右手尤甚，知其系胸中大气下陷，欲为疏方。病家疑而问曰："大气下陷之说，从前医者皆未言及。然病之本源既为大气下陷，何以有种种诸证乎？"答曰：人之大气虽在胸中，实能统摄全身。今因大气下陷，全身无所统摄，肢体遂有废而不举之处，此两腿之所以痿废也。其自汗者，大气既陷，外卫之气亦虚也；其不寐者，大气既陷，神魂无所依附也；小便不利者，三焦之气化不升则不降，上焦不能如雾，下焦即不能如渎也。至于胸中短气，少腹下坠，又为大气下陷之明征也。遂治以升陷汤。因其自汗，加龙骨、牡蛎（皆不用煅）各五钱。两剂汗止，腿稍能屈伸，诸病亦见愈。继服拙拟理郁升陷汤数剂，两腿渐能着力。然痿废既久，病在筋脉，非旦夕所能脱然。俾用舒筋通脉之品，制作丸药，久久服之，庶能痊愈。

一妇人，产后四五日，大汗淋漓，数日不止，形势危急，气息奄奄，其脉微弱欲无。问其短气乎？心中怔忡且发热乎？病人不能言而颔之。知其大气下陷，不能吸摄卫气，而产后阴分暴虚，又不能维系阳分，故其汗若斯之脱出也。遂用生黄芪六钱，玄参一两，山萸肉（去净核）、生杭芍各五钱，桔梗二钱，一剂汗减，又服两剂，诸病皆愈。从前六七日未大便，至此大便亦通。

一妇人，年三十许，胸中满闷，不能饮食。医者纯用开破之药数剂，忽发寒热，脉变为迟。医者见脉迟，又兼寒热，方中加黄芪、桂枝、干姜各数钱，而仍多用破气之药。购药未服，愚应其邻家延请，适至其村，病家求为诊视，其脉迟而且弱。问其呼吸觉短气乎？答曰：今于服药数剂后，新添此证。知其胸中大气因服破气之药下陷。时医者在座，不便另为疏方。遂谓医曰：子方中所加之药，极为对证。然此对其胸中大气下陷，破气药分毫不可再用。遂单将所加之黄芪、桂枝、干姜煎服。寒热顿已，呼吸亦觉畅舒。后医者即方略为加减，又服数剂痊愈。

一妇人，年二十余，资禀素羸弱。因院中失火，惊恐过甚，遂觉呼吸短气，心中怔忡。食后更觉气不上达，常作太息。其脉近和平，而右部较沉。知其胸中大气因惊恐下陷，《内经》所谓恐则气陷也。遂投以升陷汤，为心中怔忡，加龙眼肉五钱，连服四剂而愈。

一妇人，年二十余，因境多拂郁，常作恼怒，遂觉呼吸短气，咽干作渴，剧时觉气息将停，努力始能呼吸。其脉左部如常，右部来缓去急，分毫不能鼓指。《内经》谓宗气贯心脉，宗气即大气也。此证盖因常常恼怒，致大气下陷，故不能鼓脉外出，以成波澜也。遂投以升陷汤，为其作渴，将方中知母改用六钱，连服三剂，病愈强半，右脉亦较前有力。遂去升麻，又服数剂痊愈。

或问：《内经》谓恐则气陷，前案中已发明之。然《内经》又谓怒则气逆也，何以与此案中之理相矛盾乎？答曰：《内经》所谓怒则气逆者，指肝胆之气而言，非谓胸中大气也。然肝胆之气上逆有冲大气亦上逆者，故人当怒急之时，恒有头目眩晕，其气呼出不能吸入，移时始能呼吸，此因大气上逆也。有肝胆之气上逆，排挤大气转下陷者，拙拟参赭镇气汤（在第二卷）下，有治验之案可考也。况大气原赖谷气养之。其人既常恼怒，纳谷必少，大气即暗受其伤而易下陷乎！

门人高如璧曾治一人，年三十余，因枵腹劳力过度，致大气下陷，寒热往来，常常短气，大汗淋漓，头疼咽干，畏凉嗜睡，迁延日久，不能起床。医者误认为肝气郁结，投以鳖甲、枳实、麦芽诸药，病益剧。诊其脉，左寸关尺皆不见，右部脉虽见，而微弱欲无。知其为大气下陷，投以升陷汤，加人参三钱，一剂左脉即见。又将知母改用五钱，连服数剂痊愈。

如璧又治一妇人，年三十许，胸中短气，常常出汗，剧时觉气不上达，即昏不知人，移时始苏，睡时恒自惊寤。诊其脉，微弱异常。知其胸中大气下陷甚剧，遂投以升陷汤，知母改用五钱，又加人参、萸肉（去净核）各三钱，连服数剂痊愈。大气下陷之证，不必皆内伤也，外感证亦有之。

一人年四十许，于季春得温证，延医调治不愈，留连两旬，病益沉重。后愚诊视，其两目清白无火，竟昏愦不醒人事，舌干如磋，却无舌苔。问之亦不能言语，周身皆凉。其五六呼吸之顷，必长出气一口。其脉左右皆微弱，至数稍迟。此亦胸中大气下陷也。盖大气不达于脑中则神昏，大气不潮于舌本则舌干。神昏舌干，故问之不能言也。其周身皆凉者，大气陷后，不能宣布于营卫也。其五六呼吸之顷，必长出气者，大气陷后，胸中必觉短气，故太息以舒其气也。遂用野台参一两、柴胡二钱，煎汤灌之。一剂见轻，两剂痊愈。

按：此证从前原有大热，屡经医者调治，大热已退，精神愈惫。医者诿为不治，病家亦以为气息奄奄待时而已。乃迟十余日，而病状如故，始转念或可挽回，而迎愚诊视。幸投药不差，随手奏效，是知药果对证，诚有活人之功也。

又按：此证若不知为大气下陷，见其舌干如斯，但知用熟地、阿胶、枸杞之类滋其津液，其滞泥之性填塞膺胸，既陷之大气将何由上达乎？愚愿业医者，凡遇气分不舒之证，宜先存一大气下陷理想，以细心体察，倘遇此等证，庶可挽回人命于顷刻也。

一人，年三十余，于初夏得温病。医者用凉药清解之，兼用枳实、青皮破气诸品，连服七八剂，谵语不省人事，循衣摸床，周身颤动。再延他医，以为内风已动，辞不治。后愚诊视，其脉五至，浮分微弱，而重按似有力，舌苔微黄，周身肌肤不热，知其温热之邪，随破气之药下陷已深，不能外出也。遂用生石膏二两，知母、野台参各一两，煎汤两茶杯，分二次温服。自午至暮连进二剂，共服药四次，翌日精神清爽，能进饮食，半日进食五次，犹饥而索食。看护者不敢复与，则周身颤动，复发谵语，疑其病又反复，求再诊视。其脉象大致和平，而浮分仍然微弱。恍悟其胸中大气因服破气之药下陷，虽用参数次，至此犹未尽复，故亟亟求助于水谷之气，且胃中之气，因大气下陷无所统摄，或至速于下行，而饮食亦因之速下也。遂用野台参两许，佐以麦门冬（带心）三钱、柴胡二钱，

134

煎汤饮下，自此遂愈。

或问：子所治大气下陷证，有两日不食者，有饮食减少者，此证亦大气下陷，何以转能多食？答曰：事有常变，病亦有常变。王清任《医林改错》载有所治胸中瘀血二案：一则胸不能着物；一则非以物重压其胸不安，皆治以血府逐瘀汤而愈。夫同一胸中瘀血，其病状竟若斯悬殊。故同一大气之下陷也，其脾胃若因大气下陷，而运化之力减者，必然少食；若大气下陷，脾胃之气亦欲陷者，或转至多食。

曾治一少妇，忽然饮食甚多，一时觉饥不食，即心中怔忡。医者以为中消证，屡治不效，向愚询方。疑其胸中大气下陷，为开升陷汤方，加龙骨、牡蛎（皆不用煅）各五钱，数剂而愈。

盖病因虽同，而病之情状，恒因人之资禀不同而有变易。斯在临证者细心体察耳。

按：此证与前证，虽皆大气下陷，而实在寒温之余，故方中不用黄芪而用人参。因寒温之热，最能铄耗津液。人参能补气，兼能生津液，是以《伤寒论》方中，凡气虚者皆用人参，而不用黄芪也。

上所列者，皆大气下陷治验之案也。然此证为医者误治及失于不治者甚多，略登数则于下，以为炯戒。

庚戌秋，在沧州治病，有开药坊者赵姓，忽过访，言有疑事欲质诸先生。问：何疑？曰：予妹半月前来归宁，数日间，无病而亡，未知何故？愚曰：此必有病，子盖未知耳。渠曰：其前一日，觉咽喉发闷，诊其脉沉细，疑其胸有郁气，俾用开气之药一剂。翌日不觉轻重，惟自言不再服药，斯夕即安坐床上而逝。其咽喉中发闷，并不甚剧，故曰无病也。愚曰：此胸中大气下陷耳。时行箧中有治大气下陷诸案，因出示之，且为剖析其理。渠泫然流涕曰：斯诚为药误矣。

一人，年三十余，呼吸短气，胸中满闷。医者投以理气之品，似觉稍轻。医者以为药病相投，第二剂，遂放胆开破其气分。晚间服药，至夜如厕，便后遂不能起。看护者，扶持至床上，昏昏似睡，呼之不应，须臾张口呼气外出，若呵欠之状，如斯者日余而亡。后其兄向愚述之，且问此果何病？因历举大气下陷之理告之。其兄连连太息，既自悔择医不慎，又痛恨医者误人，以后不敢轻于延医服药。

一农家媪，年五十余，因麦秋农家忙甚，井臼之事皆自任之，渐觉呼吸不利，气息迫促。医者误认为气逆作喘，屡投以纳气降气之药，气息遂大形迫促。其努力呼吸之声，直闻户外。延愚诊视。及至，诊其脉左右皆无，勉为疏方，取药未至而亡。此亦大气下陷也。其气息之迫促，乃肺之呼吸将停，努力呼吸以自救也。医者又复用药，降下其气，斯何异韩昌黎所谓"人落陷阱，不一引手救，反挤之"者乎！愚触目伤心，不觉言之过激。然志在活人者，自当深思愚言也。

一诸生，年五十六，为学校教员，每讲说后，即觉短气，向愚询方。愚曰，此胸中大气，虚而欲陷，为至紧要之证，当多服升补气分之药。彼欲用烧酒炖药，谓朝夕服之甚便。愚曰，如此亦可，然必须将药炖浓，多饮且常饮耳。遂为疏方，用生黄芪四两，野台参二两，柴胡、桔梗各八钱。先用黄酒斤许，煎药十余沸，再用烧酒二斤，同贮瓶中，置甑中炖开，每饭前饮之，旬日而愈。后因病愈，置不复饮。隔年，一日步行二里许，自校至家，似有气息迫促之状，不能言语，倏忽而亡。

张锡纯医方精粹

盖其身体素胖，艰于行步，胸中大气，素有欲陷之机，因行动劳苦，而遂下陷。此诚《内经》所谓"大气入于脏腑，不病而猝死"者也。方书有气厥、中气诸名目，大抵皆大气下陷之证，特未窥《内经》之旨，而妄为议论耳。

按：《内经》原有气厥二字，乃谓气厥逆上行，非后世所谓气厥也。

或问：案中所载大气下陷证，病因及其病状，皆了如指掌矣。然其脉之现象，或见于左部，或见于右部，或左右两部皆有现象可征。且其脉多迟，而又间有数者，同一大气之下陷也，何以其脉若是不同乎？答曰：胸中大气包举肺外，原与肺有密切之关系，肺之脉诊在右部，故大气下陷，右部之脉多微弱者，其常也。然人之元气自肾达肝，自肝达于胸中，为大气之根本。其人或肝肾素虚，或服破肝气之药太过，其左脉或即更形微弱，若案中左部寸关尺皆不见，左脉沉细欲无，左关三五不调者是也。至其脉多迟，而又间有数者，或因阴分虚损、或兼外感之热、或为热药所伤，乃兼证之现脉，非大气下陷之本脉也。

或问：人之胸中，上不通咽喉，下有膈膜承之，与膈下脏腑亦不相通。此中所积之大气，何以能主持人之全身？答曰：此理易解。如浮针于缸中，隔缸执磁石引之，针即随磁石而动。无他，其气化透达也。胸中大气，虽不与全身相通，实息息与全身相通。其气化之透达，亦犹隔缸之磁石与针也。况人身之经络，原无处不相贯彻乎？且其所以能主持全身者，正赖其与他所不相通耳。设有显然隧道通于他处，其气即不能抟结胸中，又何以主持全身乎！

或问：大气下陷者，常觉胸中发闷。子谓非真发闷，实呼吸不利，而有似发闷耳。然吾见患此证者，其胸中恒满闷异常，不识果何理由？答曰：大气之在胸中，犹空气之在瓶中。若用机械将瓶中空气提尽，其瓶之薄脆者，必被外气排挤而破，因内无空气相抵故也。至胸中大气下陷，其胸中空虚，外气必来排挤，不胜其排挤之力，即觉胸中逼窄而满闷。由是观之，仍非真满闷也。若真满闷，则胸多郁气，而可受开破药矣。何以误服破药，即凶危立见乎？况呼吸不利，原自易觉发闷耳。

或问：人之胸中，原多积血。故王清任《医林改错》谓胸中为血府，因制血府逐瘀汤，以治上焦瘀血诸证。今子于胸中，专推重大气，岂胸中之血于身无关紧要乎？答曰：膻中为气海，《内经》原有明文，膻中即胸中也（膻即膈也，《内经》言膻中有指胸中言者，有指心包言者，以其皆在膈上也）。此诚万古不易之圣训也。王氏《医林改错》一书，皆从目力视验而得，但见胸中有形之积血，不见胸中无形之积气，遂敢轻易《内经》气海之名为血府。夫血为气之配，胸中无血，大气将无所留恋，血之所关非不重，究不如大气之斡旋全身，关于人者尤重也。因王氏不知大气，故其书中未尝言及，此诚王氏之遗漏也。愚著斯篇，原以发前人所未发，期吾中华医学渐有进步，恒于前人遗漏之处，喜为补缀之，故于胸中大气，三致意焉。不复论及胸中之血者，诚以王氏之书，遍行天下，业医者大抵皆熟悉其说，无庸再为之赘语也。

或问：李东垣补中益气汤所治之证，若身热恶寒，心烦懒言，或喘，或渴，或阳虚自汗，子所治大气下陷案中，类皆有之。至其内伤外感之辨，谓内伤则短气不足以息，尤为大气下陷之明征。至其方中所用之药，又与子之升陷汤相似。何以其方名为补中益气，但治中气之虚陷，而不言升补大气乎？答曰：大气之名，虽见于《内经》，然《素问》中所言之大气，乃指外感之邪气而言，非胸中之大气也。至《灵枢》所言，虽系胸中大气，而从来读《内经》者，恒目《灵枢》为针经而不甚注意。即王氏注《内经》，亦但注《素问》而不注《灵枢》。后人为其不易索解，则更废而不读。至仲景《伤寒》、《金匮》两书，惟《金匮》水气门有"大气一转，其气乃散"之语。他如《难经》、《千金》、《外台》诸书，并未言及大气，是以东垣于大气下陷证，亦多误认为中气下陷。故方中用白术以健补脾胃，而后来之调补脾胃者，皆以东垣为法。夫中气诚有下陷之时，然不若大气下陷之尤属危险也。间有因中气下陷，泄泻日久，或转致大气下陷者，可仿补中益气汤之意，于拙拟升陷汤中，去知母加白术数钱。若但大气下陷，而中气不下陷者，白术亦可不用。恐其气分或有郁结，而芪术并用，易生胀满也。

按：补中益气汤所治之喘证，即大气下陷者之努力呼吸也。若果系真喘，桔梗尚不宜用，况升麻乎？愚少时观东垣书，至此心尝疑之，后明大气下陷之理，始觉豁然，而究嫌其立言欠妥。设医者真以为补中益气汤果能治喘，而于气机上逆之真喘亦用之，岂不足偾事乎！此有关性命之处，临证者尚审辨之。

或问：大气与元气孰重？答曰：元气者，禀受先天，为胚胎之根基，故道书尊之曰"祖气"。大气肇始于先天，而培养于后天，为身体之桢干，故《内经》尊之曰"宗气"。有如树上之果，元气乃其树之根也，大气乃其树之身也。根之关于果者至重，身之关于果者亦非轻也。

或问：观子所治大气下陷诸验案，人之大气有伤损者，不难为之补助矣。若其元气有所伤损，不知亦有补法否耶？答曰：大气伤损可补助者，以其为后天气也，药物饮食及呼吸之空气，皆其补助培养之料也。至元气，乃空中真气之所凝结（友人苏明阳曰，道家言真空，余则曰空真，因空中有真也，此见道之言，可为人身元气之真诠），纯属先天，为太极之朕兆，非后天一切有形迹之物（空气亦是有行迹者）所能补助也。惟深于内典者，常存此无念之正觉（觉不在心，若在心，见则有念矣），若天道之光明下济（《易》曰天道下济而光明），勿忘勿助，久之能于空中得真，是为补助元气之正法。愚不敢自命为道中人，何敢妄言哉！

回阳升陷汤

治心肺阳虚，大气又下陷者。其人心冷，背紧恶寒，常觉短气。

生黄芪八钱　干姜六钱　当归身四钱　桂枝尖三钱　甘草一钱

周身之热力，借心肺之阳，为之宣通。心肺之阳，尤赖胸中大气，为之保护。大气一陷，则心肺阳分素虚者，至此而益虚。欲助心肺之阳，不知升下陷之大气，虽日服热药无功也。

一童子，年十三四，心身俱觉寒凉，饮食不化，常常短气，无论服何热药，皆分毫不觉热。其脉微弱而迟，右部兼沉。知其心肺阳分虚损，大气又下陷也。为制此汤，服五剂，短气已愈，身心亦不若从前之寒凉。遂减桂枝之半，又服数剂痊愈。俾停药，日服生硫黄分许，以善其后（服生硫黄法在第八卷）。

一人，年五十余，大怒之后，下痢月余始愈，自此胸中常觉满闷，饮食不能消化。数次延医服药，不外通利气分之品，即间有温补脾胃者，亦必杂以破气之药，愈服病愈增重。后愚诊视，其脉沉细微弱，至数甚迟。询其心中，常有觉凉之时，知其胸中大气下陷，兼上焦阳分虚损也。遂投以此汤，十剂痊愈。后因怒，病又反复，医者即愚方加厚朴二钱，服后少腹下坠作疼，彻夜不能寐，复求为诊治，仍投以原方而愈。

一妇人，年四十余，忽然昏倒不语，呼吸之气，大有滞碍，几不能息，其脉微弱而迟。询其生平，身体羸弱，甚畏寒凉，知其心肺阳虚，寒痰结胸，而大气又下陷也。然此时形势将成痰厥，取药无及，遂急用胡椒二钱捣碎，煎二三沸，澄取清汤灌下，须臾胸中作响，呼吸顿形顺利。又用干姜八钱，煎汤一盅，此时已自能饮下，须臾气息益顺，精神亦略清爽，而仍不能言，且时作呵欠。十余呼吸之顷，必发太息。知其痰饮虽开，大气之陷者犹未复也。遂投以回阳升陷汤数剂，呵欠与太息皆愈，渐能言语。

或问：心脏属火，西人亦谓周身热力皆发于心，其能宣通周身之热宜矣。今论周身热力不足，何以谓心肺之阳皆虚？答曰：肺与心同居膈上，左心房之血脉管，右心房之回血管，皆与肺循环相通，二脏之宣通热力，原有相助为理之妙。然必有大气以斡旋之，其功用始彰耳。

按：喻嘉言《医门法律》最推重心肺之阳，谓心肺阳旺，则阴分之火自然潜伏。至陈修园推广其说，谓心肺之阳下济，大能温暖脾胃，消化痰饮，皆确论也。

理郁升陷汤

治胸中大气下陷，又兼气分郁结，经络湮淤者。

生黄芪六钱　　知母三钱　　当归身三钱　　桂枝尖钱半　　柴胡钱半

乳香_{不去油，三钱} 没药_{不去油，三钱}

胁下撑胀，或兼疼者，加龙骨、牡蛎（皆不用煅）各五钱；少腹下坠者，加升麻一钱。

一妇人，年三十许，胸中满闷，时或作疼，鼻息发热，常常作渴，自言得之产后数日，劳力过度。其脉迟而无力。筹思再三，莫得病之端绪。姑以生山药一两，滋其津液，鸡内金二钱，陈皮一钱，理其疼闷。服后忽发寒热。再诊其脉，无力更甚。知其气分郁结，又下陷也。遂为制此汤，一剂诸病皆觉轻，又服四剂痊愈。

一少女，年十五，脐下左边起一癥瘕，沉沉下坠作疼，上连腰际，亦下坠作疼楚，时发呻吟。剧进，常觉小便不通，而非不通也。诊其脉，细小而沉。询其得病之由，言因小便不利，便时努力过甚，其初腰际坠疼，后遂结此癥瘕。其方结时，揉之犹软，今已五阅月，其患处愈坚结。每日晚四点钟，疼即增重。至早四点钟，又渐觉轻。愚闻此病因，再以脉象参之，知其小便时努力过甚，上焦之气陷至下焦而郁结也。遂治以理郁升陷汤。方中乳香、没药皆改用四钱，又加丹参三钱、升麻钱半，二剂而坠与疼皆愈。遂去升麻，用药汁送服朱血竭末钱许，连服数剂，癥瘕亦消。

或问：龙骨、牡蛎为收涩之品，兼胁下胀疼者，何以加此二药？答曰：胁为肝之部位，胁下胀疼者，肝气之横恣也，原当用泻肝之药，又恐与大气下陷者不宜。用龙骨、牡蛎，以敛戢肝火，肝气自不至横恣，此敛之即以泻之，古人治肝之妙术也。且黄芪有膨胀之力，胀疼者原不宜用，有龙骨、牡蛎之收敛，以缩其膨胀之力，可放胆用之无碍，此又从体验而知者也。

尝治一少妇，经水两月不见，寒热往来，胁下作疼，脉甚微弱而数至六至。询之，常常短气。投以理郁升陷汤，加龙骨、牡蛎各五钱。为脉数，又加玄参、生地、白芍各数钱，连服四剂。觉胁下开通，瘀血下行，色紫黑，自此经水调顺，诸病皆愈。

盖龙骨、牡蛎性虽收涩，而实有开通之力，《本经》谓龙骨消癥瘕，而又有牡蛎之咸能软坚者以辅之，所以有此捷效也。

醒脾升陷汤

治脾气虚极下陷，小便不禁。

生箭芪四钱　白术四钱　桑寄生三钱　川续断三钱　萸肉去净核，四钱　龙骨煅捣，四钱　牡蛎煅捣，四钱　川萆薢二钱　甘草蜜炙，二钱

《内经》曰："饮入于胃，游溢精气，上输入脾，脾气散精，上归于肺，通调水道，下输膀胱。"是脾也者，原位居中焦，为水饮上达下输之枢机。枢机不旺，则不待上达而即下输，此小便之所以不禁也。然水饮降下之路不一。《内经》又谓"肝热病者，小便先黄"；又谓"肝壅，两胠（胁也）满，卧则惊悸，不得小便"。且芍药为理肝之主药，而善利小便。由斯观之，是水饮又由胃入肝，而下达膀胱也。至胃中所余水饮，传至小肠渗出，此又人所共知。故方中用黄芪、白术、甘草以升补脾气，即用黄芪同寄生、续断以升补肝气，更用龙骨、牡蛎、萸肉、萆薢以固涩小肠也。又人之胸中大气旺，自能吸摄全身气化，不使下陷。黄芪与寄生并用，又为填补大气之要药也。

或问：西人谓水入于胃，被胃中微细血管吸去，引入回血管，过肝入心，以布于周身，自肺达出为气，自肤渗出为汗，余入膀胱为溺。何以西人之论小便，与子所论者皆不同？答曰：水饮下行之道路原多端。愚所论者，其大概也。然西人谓，水饮由胃中微丝血管以达回血管，即随回血管以过肝入心。夫既随回血管入心，必随回血管入肺，其气化之余，必由肺降下，与自脾达肺而降下者，同循三焦脂膜下行可知。且西人又谓，内肾之中有回血管，其管尾与溺管相接，为回血管之水饮，透肾以达膀胱之路。夫回血管中水饮，若皆随回血管过肝入心，而回血管之循行未有自心下达肾者，其中水饮何以复由回血管入肾？是知水饮由回血管入肾者，必其过肝之时未尽随回血管入心，而即随肝经下行之回血管达肾可知。由是观之，愚与西人所论者，何尝不同归一致耶？

或问：西人谓小肠内皮，有无数吸管，能吸引小肠榨化食物之精液，转输于心而为血，而未尝言其能将水饮渗出为小便。将勿水饮自小肠渗出之说，不足凭欤？答曰：西人吸管之说，固有迹象可凭，而水饮自小肠渗出，亦有征验可指。试观剖解物类者，其小肠中水饮与食物参半，至大肠则水饮全无，若非自小肠渗出，何以不入大肠乎？盖小肠将食物化为精液，必借水气酝酿而成。迨津液成后，被吸管吸去，并入精液总管，以转输于心。而小肠中所余之水，亦即被小肠中微丝血管吸去，达于与小肠相连之脂膜，以及膀胱，此自然之理也。是知脏腑之妙用，但以理推测不能尽得，但据迹象考验亦不能尽得。欲为中华医学进化者，贵合中西之法而细细研究也。

或问：黄芪为补肺脾之药，今谓其能补肝气何也？答曰："同声相应，同气相求"，孔子之言也。肝属木而应春令，其气温而性喜条达。黄芪性温而升以之补肝，原有同气相求之妙用。愚自临证以来，凡遇肝气虚弱，不能条达，一切补肝之药不效者，重用黄芪为主，而少佐以理气之品服之。复杯之顷，即见效验。

曾治一少妇，心中寒凉，饮食减少，坐时觉左半身下坠，寝时不敢向左侧，服温补兼理气之药，年余不效。后愚诊视，左脉微弱不起，知其肝气虚也。治以生黄芪八钱，柴胡、川芎各一钱，干姜三钱，煎汤饮下。须臾左侧即可安卧。又服数剂，诸病皆愈。是知谓肝虚无补法者，非见道之言也。

或问：《本经》谓桑寄生能治腰疼，坚齿发，长须眉，是当为补肝肾之药，而谓其能补胸中大气何也？答曰：寄生根不着土，寄生树上，最善吸空中之气以自滋生，故其所含之气化，实与胸中大气为同类。尝见有以补肝肾，而多服久服，胸中恒觉满闷。无他，因其胸中大气不虚，故不受寄生之补也。且《本经》不又谓其治痈肿乎？然痈肿初起，服之必无效。惟痈肿溃后，生肌不速，则用之甚效。如此而言，又与黄芪之主痈疽败证者相同，则其性近黄芪更可知矣。

或问：萆薢世医多用以治淋。夫淋以通利为主，盖取萆薢能利小便也。此方中用之以固小便，其性果固小便乎，抑利小便乎？答曰：萆薢为固涩下焦之要药，其能治失溺，《别录》原有明文。《别录》者乃陶弘景集南北朝以前，名医所用之药，附载于《本经》之后，用墨书之，以别于《本经》之朱书，故曰《名医别录》。虽非《本经》，其书诚可确信。时医因古方有萆薢分清饮，遂误认萆薢为利小便之要药，而于小便不利，淋涩诸证多用之。尝见有以利小便，而小便转癃闭者；以治淋证，竟致小便滴沥不通者，其误人可胜道哉。盖萆薢分清饮之君萆薢，原治小便频数，溺出旋白如油，乃下焦虚寒、气化不固之证。观其佐以缩小便之益智，温下焦之乌药，其用意可知。特当日命名时少欠斟酌，遂致庸俗医辈，错有会心，贻害无穷，可不慎哉！

治气血郁滞肢体疼痛方

升降汤

治肝郁脾弱，胸胁胀满，不能饮食。宜与第五期《衷中参西录》论肝病治法参看。

野台参二钱　生黄芪二钱　白术二钱　广陈皮二钱　川厚朴二钱　生鸡内金捣细，二钱　知母三钱　生杭芍三钱　桂枝尖一钱　川芎一钱　生姜二钱

世俗医者，动曰平肝，故遇肝郁之证，多用开破肝气之药。至遇木盛侮土，以致不能饮食者，更谓伐肝即可扶脾。不知人之元气，根基于肾，而萌芽于肝。凡物之萌芽，皆嫩脆易于伤损。肝既为元气萌芽之脏，而开破之，若是独不虑损伤元气之萌芽乎？

《内经》曰："厥阴（肝经）不治，求之阳明（胃经）"，《金匮》曰"见肝之病，当先实脾"，先圣后圣，其揆如一。故此方惟少用桂枝、川芎以舒肝气，其余诸药无非升脾降胃，培养中土，俾中宫气化敦厚，以听肝气之自理。实窃师《内经》求之阳明，与《金匮》当先实脾之奥旨耳。

按："见肝之病，当先实脾"二句，从来解者，谓肝病当传脾，实之所以防其相传。如此解法固是，而实不知实脾，即所以理肝也。兼此二义，始能尽此二句之妙。

一媪，年近六旬，资禀素弱，又兼家务劳心，遂致心中怔忡，肝气郁结，胸腹胀满，不能饮食，舌有黑苔，大便燥结，十数日一行。广延医者为治，半载无效，而羸弱支离，病势转增。后愚诊视，脉细如丝，微有弦意，幸至数如常，知犹可治，遂投以升降汤。为舌黑便结，加鲜地骨皮一两。数剂后，舌黑与便结渐愈，而地骨皮亦渐减。至十剂，病愈强半。共服百剂，病愈而体转康健。

按：人之脏腑，脾胃属土，原可包括金、木、水、火诸脏。是故肝气宜升，非脾土之气上行，则肝气不升；胆火宜降，非胃土之气下行，则胆火不降（黄坤载曾有此论甚确）。所以《内经》论厥阴治法，有"调其中气，使之和平"之语。所谓"中气"者，指"脾胃"而言也；所谓"使之和平"者，指"厥阴肝经"而言也。厥阴之治法如斯，少阳之治法亦不外斯。至仲景祖述《内经》，继往开来，作《伤寒论》一书，于治少阳寒热往来有小柴胡汤。方中用人参、甘草、大枣、半夏以调理脾胃，所谓调其中气使之和平也。治厥阴干呕、吐涎沫，有吴茱萸汤，方中亦用人参、大枣以调理脾胃，亦所谓调其中气使之和平也。且小柴胡汤中，以柴胡为君，虽系少阳之药，而《本经》谓其"主肠胃中结气，饮食积聚，寒热邪气，推陈致新。"细绎《本经》之文，则柴胡实亦为阳明之药，而兼治少阳也。观《本经》、《内经》与《伤寒》、《金匮》诸书，自无疑于拙拟之升降汤矣。

培脾舒肝汤

治因肝气不舒，木郁克土，致脾胃之气不能升降，胸中满闷，常常短气。

张锡纯医方精粹

于术三钱　　生黄芪三钱　　陈皮二钱　　川厚朴二钱　　桂枝尖钱半

柴胡钱半　　生麦芽二钱　　生杭芍四钱　　生姜二钱

脾主升清，所以运津液上达；胃主降浊，所以运糟粕下行。白术、黄芪为补脾胃之正药，同桂枝、柴胡能助脾气之升；同陈皮、厚朴，能助胃气之降。清升浊降，满闷自去，无事专理肝气，而肝气自理。况桂枝、柴胡与麦芽，又皆为舒肝之妙品乎？用芍药者，恐肝气上升，胆火亦随之上升，且以解黄芪、桂枝之热也。用生姜者，取其辛散温通，能浑融肝脾之气化于无间也。

从来方书中，麦芽皆是炒熟用之，惟陈修园谓麦芽生用，能升发肝气，可谓特识。盖人之元气，根基于肾，萌芽于肝，培养于脾，积贮于胸中为大气，以斡旋全身。麦芽为谷之萌芽，与肝同气相求，故能入肝经，以条达肝气，此自然之理，无庸试验而可信其必然者也。然必生煮汁饮之，则气善升发，而后能遂其条达之用也。

又按：麦芽具升发之性，实兼消化之力。化学家生麦芽于理石（即石膏）上，凡麦芽根盘布之处，其石皆成微凹，则其尤善消化可知。故用麦芽生发肝气者，必与参芪诸药并用，而后有益无损。

又按：土爰稼穑，稼穑作甘。百谷味甘属土，故能补益。而百谷之芽，又皆属木，故能疏通。然有入气分、血分之别。甲生者阳，其芽拆甲而出，稻、粱（俗名谷子）、麦、黍、稷（亦名芦稷俗名高粱）诸芽是也，为其属阳，故能疏通气分；乙生者阴，其芽形曲似乙而出，诸豆之芽是也，为其属阴，故能疏通血分。《金匮》薯蓣丸用之，以治血痹虚劳也（薯蓣丸中有大豆黄卷）。

活络效灵丹

治气血凝滞，疬癖癥瘕，心腹疼痛，腿疼臂疼，内外疮疡，一切脏腑积聚，经络湮淤。

当归五钱　丹参五钱　生明乳香五钱　生明没药五钱

上药四味作汤服。若为散，一剂分作四次服，温酒送下。腿疼加牛膝；臂疼加连翘；妇女瘀血腹疼加生桃仁（带皮尖作散服炒用）、生五灵脂；疮红肿属阳者加金银花、知母、连翘；白硬属阴者加肉桂、鹿角胶（若恐其伪可代以鹿角霜）；疮破后生肌不速者加生黄芪、知母（但加黄芪恐失于热）、甘草；脏腑内痛加三七（研细冲服）、牛蒡子。

一人，年三十许，当脐忽结癥瘕，自下渐长而上，其初长时稍软，数日后即硬如石，旬日长至心口。向愚询方，自言凌晨冒寒，得于途间，时心中有惊恐忧虑，遂觉其气结而不散。按此病因甚奇，然不外气血凝滞。为制此方，于流通气血之中，大具融化气血之力，连服十剂全消。以后用此方治内外疮疡、心腹四肢疼痛，凡病之由于气血凝滞者，恒多奇效。

邻村高鲁轩，年近五旬，资禀素羸弱，一日访友邻村，饮酒谈宴，彻夜不眠。时当季冬，复清晨冒寒，步行旋里，行至中途，觉两腿酸麻且出汗，不能行步，因坐凉地歇息。至家遂觉腿痛，用热砖熨之，疼益甚。其人素知医，遂自服发汗之药数剂，病又增剧。因服药过热，吐血数口，大便燥结，延愚诊视。见其仰卧屈膝，令两人各以手托其两腿，忽歌忽哭，疼楚之态万状。脉弦细，至数微数。因思此证，热砖熨而益疼者，逼寒内陷也；服发汗药而益疼者，因所服之药，散肌肉之寒，不能散筋骨之寒，且过汗必伤气血，血气伤愈不能胜病也。遂用活络效灵丹，加京鹿角胶四钱（另炖兑服），明天麻二钱，煎汤饮下。托其左腿者，觉自手指缝中冒出凉气，左腿遂愈，而右腿疼如故。因恍悟曰，人之一身，左阳右阴。鹿名斑龙，乃纯阳之物，故其胶入左不入右。遂复用原方，以虎骨胶易鹿角胶，右腿亦出凉气如左而愈。《礼》有之，"左青龙，右白虎"，用药本此，即建奇功，古人岂欺我哉！

苟悟医理之妙，六经皆我注脚也。

友人李景南，左腿疼痛，亦自服鹿角胶而愈。隔数年，右腿又疼，再服鹿角胶，分毫无效。适有自京都来者，赠以同仁堂药坊虎骨酒，饮之而愈。愈后不知系何故，后见愚所治高鲁轩医案，不觉抚掌称快。

一少妇，左胁起一疮，其形长约五寸，上半在乳，下半在胁，皮色不变，按之甚硬，而微热于他处。延医询方，调治两月不效，且渐大于从前。后愚诊视，阅其所服诸方，有遵林屋山人治白疕方治者，有按乳痈治者。愚晓病家曰：此证硬而色白者，阴也；按之微热者，阴中有阳也。统观所服诸方，有治纯阴阳之方，无治半阴半阳之方，勿怪其历试皆不效也。用活络效灵丹，俾作汤服之，数剂见轻。三十剂后，消无芥蒂。

一妇人，年五十许，脑后发一对口疮，询方于愚。时初拟出活络效灵丹方，即书而予之，连服十剂痊愈。

一妇人，年五十余，项后筋缩作疼，头向后仰，不能平视，腰背强直，下连膝后及足跟大筋皆疼，并牵周身皆有疼意，广延医者诊治。所用之药，不外散风、和血、润筋、通络之品。两载无效，病转增剧，卧不能起，起不能坐，饮食懒进。后愚诊视，其脉数而有力，微有弦意，知其为宗筋受病。治以活络效灵丹，加生薏米八钱，知母、玄参、白芍各三钱，连服三十剂而愈。

盖筋属于肝，独宗筋属胃。此证因胃腑素有燥热，致津液短少，不能荣养宗筋。夫宗筋为筋之主，故宗筋拘挛，而周身牵引作疼也。

薏米性味冲和，善能清补脾胃，即能荣养宗筋。又加知母、玄参以生津滋液。活络效灵丹，以活血舒筋。因其脉微弦，恐其木盛侮土，故又加芍药以和肝，即以扶脾胃也。薏米主筋急拘挛，《本经》原有明文。活络效灵丹中加薏米，即能随手奏效。

益叹《本经》之精当，为不可及。

活络效灵丹，治心腹疼痛，无论因凉、因热、气郁、血郁皆效。

同里有一少年，脐下疼甚剧。医者投以温药益甚，昼夜号呼不止。又延他医，以药下之稍轻，然仍昼夜呻吟。继又服药数剂，亦不见效。适愚自津门旋里，诊其脉，两尺洪实。询其得病之由，言夜晚将寝觉饥，因食冷饼一块，眠起遂疼。晓之曰：此虽由于食凉物，然其疼非凉疼，乃下焦先有蕴热，又为凉物所迫，其热愈结而不散也。投以活络效灵丹，加龙胆草、川楝子各四钱，一剂而愈。

或问：此证医者曾用药下之，何以其下焦之郁热不随之俱下？答曰：热在大肠者，其热可随降药俱下，然又必所用之下药为咸寒之品，若承气汤是也。今其热原郁于奇经冲任之中，与大肠无关。冲任主血，而活络效灵丹诸药品，皆善入血分，通经络，故能引龙胆、楝子直入冲任，而消解其郁热。况其从前所服之下药，原非咸寒之品，是以从前不效，而投以此药，则随手奏效也。

又邻村一妇人，年三十许，心腹疼痛异常，服药不效，势近垂危。其家人夜走五六里，叩门求方，适愚他出。长子荫潮为开活络效灵丹方授之，亦一剂而愈。自拟得此方以来，数年之间，治愈心腹疼痛者，不可胜计矣。

活络祛寒汤

治经络受寒，四肢发搐。妇女多有此证。

生黄芪五钱　当归四钱　丹参四钱　桂枝尖二钱　生杭芍三钱
生明乳香四钱　生明没药四钱　生姜三钱

寒甚者，加干姜三钱。

证寒在经络，不在脏腑。经络多行于肌肉之间，故用黄芪之温补肌肉者为君，俾其形体壮旺自能胜邪。又佐以温经络、通经络诸药品，不但能祛寒且能散风，此所谓血活风自去也。风寒既去，血脉活泼，其搐焉有不止者乎？

健运汤

治腿疼、臂疼因气虚者，亦治腰疼。

生黄芪六钱　野台参三钱　当归三钱　寸麦冬带心，三钱　知母三钱　生明乳香三钱　生明没药三钱　莪术一钱　三棱一钱

此方减麦冬、知母三分之一，合数剂为一剂，轧细炼蜜为丸，名健运丸，治同前证。

从来治腿疼、臂疼者，多责之风寒湿痹，或血瘀、气滞、痰涎凝滞。不知人身之气化壮旺流行，而周身痹者、瘀者、滞者，不治自愈。即偶有不愈，治之亦易为功也。愚临证体验以来，知元气素盛之人，得此病者极少。故凡遇腿疼、臂疼，历久调治不愈者，补其元气以流通之，数载沉疴，亦可随手奏

效也。

振中汤

治腿疼、腰疼，饮食减少者。

于白术炒，六钱　当归身二钱　陈皮二钱　厚朴钱半　生明乳香钱半　生明没药钱半

土居中央，分主四季。人之脾胃属土，故亦旁主四肢。

一室女腿疼，几不能步。治以拙拟健运汤（在前）而愈。次年，旧病复发，又兼腰疼，再服前方不效。诊其脉，右关甚濡弱，询其饮食减少。为制此汤，数剂，饮食加多。二十剂后，腰疼腿疼皆愈。

盖此方重用白术以健补脾胃，脾胃健则气化自能旁达。且白术主风寒湿痹，《本经》原有明文。又辅以通活气血之药，不惟风寒湿痹开，而气血之痹作疼者亦自开也。

一媪，年近七旬，陡然腿疼，不能行动，夜间疼不能寐。其家人迎愚调治，谓脉象有力，当是火郁作疼。及诊其脉，大而且弦。问其心中亦无热意。愚曰：此脉非有火之象。其大也，乃脾胃过虚，真气外泄也；其弦也，乃肝胆失和，木盛侮土也。治以振中汤，加人参、白芍、山萸肉（去净核）各数钱，补脾胃之虚，即以抑肝胆之盛，数剂而愈。

　　　　　　　　张锡纯医方精粹

治伤寒方

麻黄加知母汤

治伤寒无汗。

麻黄四钱　桂枝尖二钱　甘草一钱　杏仁去皮炒，二钱　知母三钱

先煮麻黄五六沸，去上沫，纳诸药，煮取一茶盅，温服，覆被取微似汗，不须啜粥，余如桂枝法将息。

麻黄汤原方，桂枝下有"去皮"二字，非去枝上之皮也。古人用桂枝，惟取稍尖嫩枝，折视之，内外如一，皮骨不分。若见有皮骨可分辨者，去之不用，故曰去皮。陈修园之侄鸣歧曾详论之。

《伤寒论·太阳篇》中麻黄汤，原在桂枝汤后。而麻黄证多，桂枝证不过十中之一二，且病名伤寒，麻黄汤为治伤寒初得之主方，故先录之。

伤寒者，伤于寒水之气也。在天有寒水之气，冬令之严寒是也；在人有寒水之经，足太阳膀胱之经是也。外感之来，以类相从，故伤寒之证，先自背受之。背者，足太阳所辖之部位也。是以其证初得，周身虽皆恶寒，而背之恶寒尤甚；周身虽皆觉疼，而背下连腿之疼痛尤甚。其脉阴阳俱紧者，诚以太阳为周身外卫之阳，陡为风寒所袭，逼其阳气内陷，与脉相并，

其脉当有力，而作起伏迭涌之势；而寒气之缩力（凡物之体热则涨，寒则缩），又将外卫之气缩紧，逼压脉道，使不得起伏成波澜，而惟现弦直有力之象，甚或因不能起伏，而至左右弹动。故方中用麻黄之性热中空者，直走太阳之经，外达皮毛，藉汗解以祛外感之寒。桂枝之辛温微甘者，偕同甘草以温肌肉，实腠理，助麻黄托寒外出。杏仁之苦降者，入胸中以降逆定喘。原方止此四味，而愚为加知母者，诚以服此汤后，间有汗出不解者，非因汗出未透，实因余热未清也。佐以知母于发表之中，兼寓清热之意，自无汗后不解之虞。此乃屡经试验，而确知其然，非敢于经方轻为加减也。

或问：喘为肺脏之病，太阳经于肺无涉，而其证多兼微喘者何也？答曰：胸中亦太阳部位，其中所积之大气，原与周身卫气息息相通。卫气既为寒气所束，则大气内郁，必膨胀而上逆冲肺，此喘之所由来也。又风寒袭于皮毛，必兼入手太阴肺经，挟痰涎凝郁肺窍，此又喘之所由来也。麻黄能兼入手太阴经，散其在经之风寒，更能直入肺中，以泻其郁满。所以，能发太阳之汗者不仅麻黄，而仲景独取麻黄，为治足经之药，而手经亦兼顾无遗，此仲景制方之妙也。

凡利小便之药，其中空者，多兼能发汗，萹蓄、木通之类是也；发汗之药，其中空者，多兼能利小便，麻黄、柴胡之类是也。太阳经病，往往兼及于膀胱，以其为太阳之府也。麻黄汤治太阳在经之邪，而在府者亦兼能治之。盖在经之邪由汗而解，而在府之邪亦可由小便而解。彼后世自作聪明，恒用他药以代麻黄汤者，于此义盖未之审也。

大青龙汤，治伤寒无汗、烦躁，是胸中先有内热，无所发泄，遂郁而作烦躁，故于解表药中，加石膏以清内热。然麻黄与石膏并用，间有不汗之时，若用此方，将知母加重数钱，其寒润之性能入胸中化合而为汗，随麻、桂以达于外，而烦躁自除矣。

伤寒与温病，始异而终同。为其始异也，故伤寒发表可用温热，温病发表必须辛凉；为其终同也，故病传阳明之后，无论寒温，皆宜治以寒凉，而大忌温热。兹编于解表类中，略取《伤寒论·太阳篇》数方，少加疏解，俾初学知伤寒初得治法，原异于温病；因益知温病初得治法，不同于伤寒。至于伤寒三阴治法，虽亦与温病多不同，然其证甚少。若扩充言之，则凡因寒而得之霍乱、痧证，又似皆包括其中。精微浩繁，万言莫罄，欲精其业者，取原书细观可也。

钱天来曰：汉之一两为今之二钱七分。一升为今之二合半。程扶生曰：以古今量度及秬黍考之，以一千二百黍之重，实于黄钟之龠，得古之半两，今之三钱也。合两龠为合，得古之一两，今之六钱也。十铢为千黍之重，今之二钱半也。一铢为百黍之重，今之二分半也。陆九芝曰：伤寒方一两，准今之七分六厘。一升，准今之六勺七抄。若麻黄汤麻黄三两，准今之二钱三分，其三之一，应得七分强。承气汤大黄四两，准今之三钱，折半应得一钱五分。按程氏之说，古方分量过重，陆氏之说，古方分量又过轻，惟钱氏之说，其轻重似适宜。

陈修园则谓，用古不必泥于古，凡《伤寒》、《金匮》古方中之一两，可折为今之三钱。陆氏又谓，麻黄数分即可发汗，大黄一二钱即可降下燥结。此以治南方人犹可，若治北方人则不然。

愚临证体验多年，麻黄必至二钱始能出汗，大黄必至三钱始能通结，然犹是富贵中，且不受劳碌之人。至其人劳碌不避寒暑，饮食不择精粗，身体强壮，或又当严寒之时，恒有用麻黄至七八钱始能汗者；若其大便燥结之甚，恒有用大黄至两余大便始能通者。究之用药以胜病为主，此中因时、因地、因证、因人，斟酌咸宜，自能愈病，安可有拘执之见，存于心中也哉？

加味桂枝代粥汤

治伤寒有汗。

桂枝尖三钱　生杭芍三钱　甘草钱半　生姜三钱　大枣三枚，掰开　生黄芪三钱　知母三钱　防风二钱

煎汤一茶盅，温服，覆被令一时许，遍身漐漐微似有汗者益佳。不可如水流漓，病必不除。禁生冷、黏滑、肉面、五辛、酒酪及臭恶等物。

桂枝汤为治伤风有汗之方。释者谓风伤营则有汗，又或谓营分虚损即与外邪相感召。斯说也，愚尝疑之。人之营卫，皆为周身之外廓。卫譬则廓也，营譬则城也。有卫以为营之外围，外感之邪，何能越卫而伤营乎？盖人之胸中大气，息息与卫气相关。大气充满于胸中，则饶有吸力，将卫气吸紧，以密护于周身，捍御外感，使不得着体，即或着体，亦止中于卫，而不中于营，此理固显然也。有时胸中大气虚损，不能吸摄卫气，卫气散漫，不能捍御外邪，则外邪之来，直可透卫而入营矣。且愚临证实验以来，凡胸中大气虚损，或更下陷者，其人恒大汗淋漓。拙拟升陷汤（在第四卷）下，载有数案，可参观也。是知凡桂枝汤证，皆因大气虚损，其汗先有外越之机，而外邪之来，又乘卫气之虚，直透营分，扰其营中津液，外泄而为汗也。究之，风寒原不相离，即系伤风，其中原挟有寒气，

若但中于卫则亦能闭汗矣。故所用桂枝汤中，不但以祛风为务，而兼有散寒之功也。

陈古愚曰："桂枝辛温，阳也；芍药苦平，阴也。桂枝又得生姜之辛，同气相求，可恃之调周身之阳气。芍药而得大枣、甘草之甘苦化合，可恃之以滋周身之阴液。既取大补阴阳之品，养其汗源，为胜邪之本。又啜粥以助之，取水谷之津以为汗，汗后毫不受伤，所谓立身于不败之地，以图万全也。"

按：此解甚超妙，而于啜粥之精义，犹欠发挥。如谓取水谷之津以为汗，而人无伤损，他发汗药何以皆不啜粥？盖桂枝汤所主之证，乃外感兼虚之证。所虚者何？胸中大气是也。《内经》曰："谷始入于胃，其精微者，先出于胃之两焦，以溉五脏。而其大气之抟而不行者，积于胸中，命曰气海。"由斯观之，大气虽本于先天，实赖后天水谷之气培养而成。桂枝汤证，既因大气虚损，致卫气漫散，邪得越卫而侵营。故于服药之后，即啜热粥，能补助胸中大气以胜邪，兼能宣通姜、桂以逐邪。此诚战则必胜之良方也，乃后世医者忽不加察，虽用其方，多不啜粥，致令服后无效，病转深陷。故王清任《医林改错》深诋桂枝汤无用。非无用也，不啜粥故也。是以愚用此方时，加黄芪升补大气，以代粥补益之力；防风宣通营卫，以代粥发表之力。服后啜粥固佳，即不啜粥，亦可奏效。而又恐黄芪温补之性，服后易至生热，故又加知母以预为之防也。

按：凡服桂枝汤原方，欲其出汗者，非啜粥不效。

赵初晴曰：族侄柏堂，二十一岁时，酒后寐中受风，遍身肌肤麻痹，搔之不知疼痒，饮食如常。时淮阴吴鞠通适寓伊家，投以桂枝汤：桂枝五钱、白芍四钱、甘草三钱、生姜三片、大枣两枚。水三杯，煎二杯，先服一杯，得汗止后服，不汗再服。并嘱弗夜膳，临睡腹觉饥，服药一杯，须臾啜热稀粥一碗，覆被取汗。柏堂如其法，只一服，便由头面至足，遍身絷絷得微汗，汗到处，以手搔之，辄知疼痒，次日病若失。

观此医案，知欲用桂枝汤原方发汗者，必须啜粥。若不啜粥，即能发汗，恐亦无此功效。

或问：桂枝汤证，其原因既为大气虚损，宜其阳脉现微弱之象，何以其脉转阳浮而阴弱乎？答曰：人之一身，皆气之所撑悬也。此气在下焦为元气，在中焦为中气，在上焦为大气。区域虽分，而实一气贯注，故一身之中，无论何处气虚，脉之三部，皆现弱象。今其关前之脉因风而浮，转若不见其弱，而其关后之脉仍然微弱，故曰阳浮而阴弱也。如谓阴弱为下焦阴虚，则其脉宜兼数象。而愚生平所遇此等证，其脉多迟缓不及四至。其为气分虚损，而非阴分虚损可知。即所谓啬啬恶寒，淅淅恶风，翕翕发热，亦皆气分怯弱之形状也。后世谓"伤寒入足经，不入手经。治伤寒之方，亦但治足经，不治手经。"其说诚非也。夫麻黄汤，兼治手太阴经，于前方后曾详论之。至桂枝汤，兼治手太阳经，唐容川论之甚详。其言曰：膀胱主气，属卫分；小肠主火、主血，属营分。营生于心、藏于肝。而导之出者，小肠也。心火生营血，循包络下入肝膈，散走连网而及小肠，通体全生于连网之上。小肠者，心之府。而连网者，肝膈相连者也。小肠宣心之阳，从连网肝膈之中，而外达腠理，又外达肌肉。是为营气与卫气合，以成其为太阳之功用。故邪在营分，用甘、枣补脾，从脾之膏油外达，以托肌肉之邪。用芍药行肝血，从肝膈连网而外达肌肉，以行营血之滞。用生姜宣三焦少阳之气，从连网达腠理，以散外邪。而尤重在桂枝一味，能宣心阳，从小肠连网，以达于外，使营血充于肌肉间，而邪不得留也。然则此方，正是和肌肉、治营血之方，正是小肠血分之方。盖膀胱属水，小肠属火，以火化水，而后成太阳之功用。若不知水火合化之理，则此方之根源不明也。

按：连网即包连脏腑之网油脂膜，亦即三焦也。从前论三焦者，皆未能确指为何物。独容川所著《医经精义》论之甚详，能发前人所未发，其功伟矣。

王叔和《脉诀》三焦与心包络，皆诊于右尺。后世多有诋其差谬者。愚向亦尝疑之，后见容川所论三焦与肾系，心始豁然。所谓肾系者，即络肾之脂膜，其根连于脊椎，自下数第七节处，此为命门穴，乃相火由生之处。此油膜，原与网油相连为一体，上为膈膜，更上为心与肺相连之包络。由斯知心包络与三焦，亦皆发原于命门。且心包络与三焦脏腑相配，又皆属火，故可与相火同诊于右尺也。叔和当日，去古未远，此必有秘传口授，而后笔之于书也。详观容川之论，可明叔和之《脉诀》；既明叔和之《脉诀》，更知容川之论信而有征矣。

小青龙汤解 （宜与第五期《医学衷中参西录》第五卷历序用小青龙汤治外感痰喘之经过及通变化裁之法参看）

《伤寒论》曰：伤寒表不解，心下有水气，干呕，发热而咳，或渴，或利，或噎，或小便不利、少腹满，或喘者，小青龙汤主之。

陈修园注云：太阳主寒水之气，运行于皮肤，出入于心胸。今不运行出入，以致寒水之气，泛溢而无底止。水停于胃则干呕，水气与寒邪留恋而不解故发热。肺主皮毛，水气合之

治伤寒方

则发热而咳。是发热而咳，为心下有水气之阴证。然水性之变动不居，不得不于未然之时，先作或然之想。或水蓄而正津不行则为渴，或水渍入肠间则为利，或逆之于上则为噎，或留而不行则为小便不利、少腹满，或如麻黄证之喘，而兼证处显出水气，则为水气之喘者。以上诸证，不必悉具，但见一二证即是也。以小青龙汤主之。

又《伤寒论》曰："伤寒，心下有水气，咳而微喘，发热不渴，服汤已，渴者，此寒去欲解也，小青龙汤主之。"陈修园注云：寒水之气，太阳所专司，运行于肤表，出入于心胸，有气而无形。苟人伤于寒，则不能运行出入，停于心下，无形之寒水化而为有形之水气。水寒伤肺而气上逆，则为咳而微喘。病在太阳之表，则现出标阳而发热。然水寒已甚，标阳不能胜之，虽发热而仍不渴。审证既确，而以小青龙汤与服，服汤已而渴者，此寒去欲解，而水犹未解也，仍以小青龙汤主之，再散其水气而愈。

修园此二节之注，原系即经文而为衬注，逐字逐句，补缀挑剔，曲畅尽致，可谓善解经文者矣。

附录：

小青龙汤原方

麻黄去节，三两　芍药三两　细辛三两　干姜三两　甘草三两
桂枝去皮，三两　五味子半升　半夏半升，汤洗

上八味，以水一斗，先煮麻黄减二升，去上沫，纳诸药，煮取三升，去滓，温服一升。若微利者，去麻黄，加荛花，如鸡子大，熬令赤色（古以熬字作炒字用）。若渴者，去半夏，加栝蒌根三两。若噎者（即呃逆），去麻黄，加附子一枚，炮。若小便不利，少腹满，去麻黄，加茯苓四两。若喘者，去麻黄，加

杏仁半升，去皮尖。

按： 莞花今人罕用，修园谓可以茯苓代之。

附录：

更定小青龙汤分量

麻黄二钱　　生杭芍三钱　　干姜一钱　　甘草钱半　　桂枝尖二钱
清半夏二钱　　五味子钱半　　细辛一钱

此后世方书所载小青龙汤分量，而愚略为加减也。喘者，原去麻黄加杏仁，愚于喘证之甚实者，又恒加杏仁三钱，而仍用麻黄一钱，则其效更捷。若兼虚者，麻黄断不宜用。

《伤寒论》小青龙汤，无加石膏之例。而《金匮》有小青龙加石膏汤，治肺胀咳而上气，烦躁而喘，脉浮者，心下有水。是以愚治外感痰喘之挟热者，遵《金匮》之例，必酌加生石膏数钱，其热甚者，又或用至两余。

喻嘉言曰：桂枝、麻黄法无大小，而青龙汤有大小者，以桂枝、麻黄之变化多。而大青龙汤之变法，不过于桂、麻二汤内施其化裁：或增或去，或饶或减，其中神化，莫可端倪。又立小青龙一法，散邪之功兼乎涤饮，取义山泽小龙养成头角，乘雷雨而翻江搅海直奔龙门之义，用以代大青龙，而擅江河行水之力，立法诚大备也。因经叔和编次漫无统纪，昌于分编之际，特以大青龙为纲，于中麻、桂诸法悉统于青龙项下，拟为龙背、龙腰、龙腹，然后以小青龙汤尾之。或飞或潜，可弥可伏，用大用小，曲畅无遗。居然仲景通天手眼，驭龙心法矣。昔有善画龙者，举笔凝思，而青天忽生风雨。吾不知仲景制方之时，其为龙乎，其为仲景乎！必有倏然雷雨满盈（大青龙汤）。倏然密云不雨（桂枝二越婢一汤），倏然波浪奔腾（小青龙汤），以应其生心之化裁者。神哉青龙等方！即拟为九天龙经可也。

又曰：娄东胡卣臣先生，昌所谓贤士大夫也。夙昔痰饮为恙，夏日地气上升，痰即内动。设小有外感，膈间痰即不行，二三日瘥后，当膺尚结小痤。无医不询，无方不考，乃至梦寐恳求大士治疗。因而闻疾思苦，深入三摩地位，荐分治病手眼，今且仁智兼成矣。昌昔谓膀胱之气流行，地气不升，则天气常朗。其偶受外感，则仲景之小青龙一方，与大士水月光中大圆镜智无以异也。盖无形之感挟有形之痰互为胶漆，其当胸窟宅，适在太阳经位，惟于麻、桂方中，倍加五味、半夏以涤饮而收阴，加干姜、细辛以散结而分解。合而用之，令药力适在痰饮绾结之处，攻击片时，则无形之感从肌肤出，有形之痰从水道出，顷刻分解无余，而膺胸空旷，不复丛生小痤矣。若泥麻、桂甘温减去不用，则不成其为龙矣。将恃何物为翻波鼓浪之具乎？

寒温中，皆有痰喘之证，其剧者甚为危险。医者自出私智治之，皆不能效。惟治以小青龙汤，或治以小青龙加石膏汤，则可随手奏效。然寒温之证，兼喘者甚多，而有有痰无痰与虚实轻重之分，又不必定用小青龙汤也。今将其证，分列数条于下，审证施治，庶几不误。

一、气逆迫促，喘且呻，或兼肩息者，宜小青龙汤，去麻黄加杏仁。热者，加生石膏。

一、喘伏如前，而脉象无力，或兼数者，宜小青龙汤，去麻黄加杏仁，再加生石膏、人参。

一、喘不至呻，亦不肩息，惟吸难呼易，苦上气，其脉虚而无力，或兼数者，宜拙拟清燥汤（在后）。

一、喘不甚剧，呼吸无声，其脉实，而至数不数者，宜小青龙汤，去麻黄加杏仁、生石膏。若脉更滑数者，宜再加

164

知母。

一、喘不甚剧，脉洪滑而浮，舌苔白厚，胸中烦热者，宜用拙拟寒解汤（在后）汗之。

一、喘而发热，脉象确有实热，至数兼数，重按无力者，宜拙拟白虎加人参以山药代粳米汤（在第六卷），更以生地代知母，加茅根作引。

一、喘而结胸者，宜用《伤寒论》中诸陷胸汤丸，或拙拟荡胸汤（在第七卷），以开其结，其喘自愈。

上所列喘证共七种，合之后馏水石膏饮所主之喘证，外感喘证之治法，亦略备矣。至于麻黄汤证，多有兼微喘者，此为业医者所共知，不必列于数条中也。小青龙汤，为治外感痰喘之神方。其人或素有他证，于小青龙汤不宜，而至必须用小青龙汤之时，亦不可有所顾忌。

徐灵胎曰：松江王孝贤夫人，素有血证，时发时止，发则微嗽。又因感冒变成痰喘，不能着枕，日夜俯几而坐，竟不能支持矣。是时有常州名医法丹书调治不效，延余至。余曰：此小青龙汤证也。法曰：我固知之，但体弱而素有血证，麻、桂诸方可用乎？余曰：急则治标，若更喘数日，殆矣！且治其新病，愈后再治其本病可也。法曰：诚然，病家焉能知之？如用麻、桂而本病复发，则不咎病本无治，而恨用麻、桂误之矣。我乃行道之人，不能任其咎。君不以医名，我不与闻，君独任之可也。余曰：然。服之有害，我自当之，但求先生不阻之耳。遂与服，饮毕而气平，终夕得安。然后以消痰、润肺、养阴、开胃之方，以次调之，体乃复旧。

按：有血证者，最忌桂枝，不甚忌麻黄。用此方时，宜稍为变通，去桂枝留麻黄，再加生石膏，服之亦可愈病，且妥善无他虞。又愚用小青龙汤，凡遇脉虚者，必预购补药，以备不时之需。

曾治一叟，年六十三，于仲冬得伤寒证，痰喘甚剧，其脉浮而弱，不任循按。问其平素，言有劳病，冬日恒发喘嗽。愚再三踌躇，勉强治以小青龙汤，去麻黄加杏仁、生石膏。为其脉弱，俾预购补药数种备用。服药喘稍愈。再诊其脉，微弱益甚。愚遂用龙骨、牡蛎（皆不用煅）、野台参、生杭芍、山萸肉（去净核）为方，皆所素购也。煎汤甫成，此时病人呼吸俱微，自觉气息不续，急将药饮下，气息遂可接续。愚将旋里，嘱再服药数剂，以善其后。隔三日复来迎愚，言病又反复。愚至，见其喘促异常，其脉尺部无根，寸部有热。急用酸石榴一个，连皮捣烂，煮汤，调白沙糖多半两，服之喘愈大半。又用所服原方去萸肉，仍加酸石榴一个，与药同煎好，再兑生梨自然汁半茶盅，服之喘遂大愈。盖石榴与萸肉，同系酸敛之品，而一则性温，一则性凉。此时脉象有火，故以酸石榴易萸肉，而又加生梨汁之甘寒，所以服之能效也。

又门人高如璧，曾治一外感痰喘。其脉甚虚。如璧投以小青龙汤，去麻黄，加杏仁，又加野台参五钱、生石膏八钱，一剂而喘定。继用拙拟从龙汤（在后），亦加参与石膏，病若失。

按： 如此调方，以治外感之痰喘兼虚者，诚为稳善，较愚之用补药于小青龙汤后者，可谓青出于蓝矣。

又长子荫潮，曾治一外感痰喘。喘逆甚剧，脉甚虚数。诸医因喘剧、脉虚数，皆辞不治。荫潮投以小青龙汤，去麻黄，加杏仁，又加人参、生石膏各一两，一剂病愈大半。继投以从龙汤，去半夏、加人参、生石膏，两剂痊愈。

小青龙汤，治外感挟水气。凡证由于外感痰饮者，用之皆

166

有捷效，以痰饮即水之所结也。

一媪，年六十余，得温病三四日，胸膈烦满，甚觉短气，其脉滑而有力。投以小青龙汤，加生石膏一两，胸次豁然，仍觉表里发热。继投以大剂白虎加人参汤，方中生石膏用三两，煎汤一大碗，分三次温饮下，尽剂而愈。

外感之证，皆忌用五味，而兼痰嗽者尤忌之。以其酸敛之力甚大，能将外感之邪锢闭肺中，而终身成劳嗽也。惟与干姜并用，济之以至辛之味，则分毫无碍。按五行之理，辛可胜酸，《内经》有明文也。徐氏《本草百种录》中亦论之甚详。

肺具阖辟之力。其阖辟之力适均，且机关灵动活泼，则呼吸自顺。陈修园曰：干姜以司肺之辟，五味以司肺之阖，细辛以发动其阖辟活动之机。小青龙汤中，当以此三味为主，故他药皆可加减，此三味则缺一不可。按五味能阖，干姜能辟，其理易明。至细辛能发动其阖辟之机，其理甚邃。盖细辛味辛，而细嚼之，有酸收之意。《本经》谓主咳逆上气，是此一药不但味辛能辟，而又能阖也。其所以能发动阖辟之机者，诚在于斯。

细辛有服不过钱之说，是言单服此一味也。若入汤剂，有他药渣相混，即用一钱，不过有半钱之力，若再少用，即不能成功矣。故用小青龙汤者，细辛必以一钱为度。

麻黄能泻肺气以定喘，桂枝能降肺气以定喘。外感痰喘，多有兼气虚者，故不敢用麻黄泻肺，而易以杏仁，助桂枝以降肺。由是观之，若其气分不虚，而证又甚实，不去麻黄亦可，或加杏仁，减麻黄之半亦可。况《金匮》小青龙加石膏汤，治肺胀作喘，原不去麻黄，亦不加杏仁。盖加石膏，即可以不去麻黄，为有麻黄，所以不用杏仁。若遇其气分甚虚者，虽加石膏，亦宜以杏仁代麻黄，而又加参也。

愚用小青龙治外感痰喘，屡次皆效。然必加生石膏，或七八钱，或至两余。若畏石膏不敢多用，即无效验。

堂姊丈褚樾浓，体丰气虚，素多痰饮，薄受外感即大喘不止，医治无效，旬日喘始渐愈。偶与愚言及，若甚恐惧。愚曰：此甚易治，顾用方何如耳。《金匮》小青龙加石膏汤，为治外感痰喘之神方。辅以拙拟从龙汤，则其功愈显。若后再喘时，先服小青龙加石膏汤。若一剂喘定，继服从龙汤一剂，其喘必不反复。若一剂喘未定，小青龙加石膏汤可服至两三剂。若犹未痊愈，继服从龙汤一两剂，必能痊愈。若服小青龙加石膏汤喘止，旋反复，再服不效者，继服从龙汤一二剂必效。遂录两方赠之。樾浓甚欣喜，如获异珍。后用小青龙汤时，畏石膏不敢多加，虽效实无捷效。偶因外感较重喘剧，连服小青龙汤两剂，每剂加生石膏三钱，喘不止而转增烦躁。遂放胆加生石膏一两。一剂喘止，而烦躁亦愈。

由斯观之，即脉与证皆无热象者，亦宜加生石膏数钱，以解麻、桂、姜、辛之热也。

尝视《伤寒》之方，不但小青龙汤宜加石膏，而他方亦多有宜加凉药者。仲景为医中之圣，所著《伤寒论》一书，弘博渊深，开后人无限法门，原不可轻加拟议。特是天地之气运，数十年而一变。仲景先成《伤寒论》，小青龙汤一方加法甚多，而独不加石膏，盖其时无可加石膏之证也。后著《金匮》，则小青龙汤加石膏矣，其时有其证可知。相隔应不甚远，气运即有变迁。况自汉季至今，一千六百余年，必执定古人之方，以治今人之病，不知少有变通，是亦不善用古方也。况《伤寒论》前原散佚，经王叔和编次而成，其中能保无舛

168　　　　　　　　　　　　　　　　　张锡纯医方精粹

讹乎？是以愚于《伤寒论》一书，其可信者，尊之如《本经》、《内经》。间有不敢信者，不得不存为疑案，以待质高明也。

即如《太阳》一篇，第二十五节云："服桂枝汤大汗出，脉洪大者，与桂枝汤如前法。"

按：此证有过汗亡阴之象（徐氏《洄溪医案》言过汗亡阴亡阳之分，论之甚详），其脉之洪大，乃阳偏盛也，桂枝之辛温犹可用乎？

第四十五节云："太阳病，脉浮紧，无汗，发热，身疼痛，八九日不解，表证仍在，此当发其汗。服药已微除，其人发烦，目瞑，剧者必衄，衄乃解，所以然者，阳气重故也，麻黄汤主之。"

按：此证麻黄汤主之，谓用麻黄汤于未衄之前，当发其汗时也。然服麻黄汤后，至于发烦目瞑，剧者且衄，则其先早有伏热可知。设用麻黄汤时，去桂枝勿使动其血分，再加知母以清其伏热，其人不发烦目瞑，血即可以不衄，纵衄时不亦轻乎？且今日寒温诸证，恒有因衄血过剧而愦事者，又不可执定衄后即解也。

曾治一室女得温病，七八日间衄血甚多，衄后身益热，且怔忡，脉甚虚数。投以大剂白虎加人参汤，生石膏重用三两，煎汤一大碗，分三次温饮下，热遂退。隔半日复衄血，病家惧甚。诊其脉甚平和，曰：无须用药即愈矣。果须臾而愈。

此证若于初次衄后，不急用白虎加人参汤，清热兼补其虚。其身热脉数，心复怔忡之状况，犹堪再衄乎！

第五十四节云："伤寒不大便六七日，头痛有热者，与承气汤。小便清者，知不在里，仍在表也，当须发汗，若头痛者必衄，宜以桂枝汤。"

按： 此谓用桂枝汤，于未衄之前，即可以不衄也。徐灵胎曰："外感风热，药中误用桂枝，即可吐血、衄血。"此诚确当之论。

曾治一媪，年近六旬，感冒风寒。投以发表之剂，中有桂枝，一服而愈。后数月又得感冒证，兼有心中积热。自服原方，竟至吐血。

由斯观之，此证既血热，有将衄之势，桂枝汤亦似难用。纵有表证宜解，拟用麻黄汤，去桂枝，加知母、芍药，方为稳妥。

诸如此类，窃疑非仲景原文。即系仲景原文，而当时人犹近古，禀质浑穆。虽经外感铄耗，其阴分不易亏损；即偶有所损，而其根柢仍固。故治之者，率可但治其外感，不必多有所顾忌。今人禀赋不及古人，而人事又多遭损，或吸烟、或鸩酒、或纵欲及一切劳心劳力过度之事，皆足伤人阴分。故甫经邪热铄耗，其阴分即有莫支之势。治之者，宜时时顾其阴分。无论或发表、或和解、或降下，见有热象可征者，即宜加凉润之药佐之，若知母、生石膏、芍药之类。惟甘寒黏泥，虽能滋阴，而能锢闭外邪者，不宜用也。

从龙汤

治外感痰喘，服小青龙汤，病未痊愈，或愈而复发者，继服此汤。

龙骨不用煅，一两，捣　牡蛎不用煅，一两，捣　生杭芍五钱　清半夏四钱　苏子炒捣，四钱　牛蒡子炒捣，三钱

热者，酌加生石膏数钱或至一两。

　　　　　　　　　　　　　　　　张锡纯医方精粹

从来愚治外感痰喘，遵《伤寒论》小青龙汤加减法，去麻黄加杏仁，热者更加生石膏，莫不随手而愈。然间有愈而复发，再服原方不效者。自拟得此汤后，凡遇此等证，服小青龙汤一两剂即愈者，继服从龙汤一剂，必不再发。未痊愈者，服从龙汤一剂或两剂，必然痊愈。名曰从龙汤者，为其最宜用于小青龙汤后也。

或疑：方中重用龙骨、牡蛎，收涩太过，以治外感之证，虽当发表之余，仍恐余邪未尽，被此收涩之药固闭于中，纵一时强制不喘，恐病根益深，异日更有意外之变。答曰：若是以品龙骨、牡蛎，浅之乎视龙骨、牡蛎者也。斯可征之以前哲之说。

陈修园曰：痰，水也，随火而上升。龙属阳而潜于海，能引逆上之火、泛滥之水，下归其宅。若与牡蛎同用，为治痰之神品。今人止知其性涩以收脱，何其浅也！

徐灵胎曰：龙得天地纯阳之气以生。藏时多，见时少，其性虽动而能静，故其骨最黏涩，能收敛正气。凡心神耗散，肠胃滑脱之疾，皆能已之。又曰：阳之纯者，乃天地之正气。故在人亦但敛正气，而不敛邪气。所以仲景于伤寒邪气未尽者，亦恒与牡蛎同用。后之医者，于此义盖未之审也。又曰：人身之神属阳，然非若气血之有形质，可补泻也，故治神为最难。龙者秉大地之元阳出入而变化不测，乃天地之神也。以神治神，则气类相感，更佐以寒热温凉补泻之法，虽无形之病，不难治矣。又曰：天地之阳气有二：一为元阳之阳，一为阴阳之阳。阴阳之阳，分于太极既判之时，以日月为升降，而水火则其用也，与阴为对待，而不并于阴，此天地并立之义也；元阳之阳，存于太极未判之时，以寒暑为起伏，而雷雨则其用也，与阴为附丽，而不杂于阴，此天包地之义也。龙者正天地元阳之气所生，藏于水而不离乎水者也。故春分阳气上并，泉冷，龙用事而能飞；秋分阳气下并，泉温，龙退蛰而能潜。人身五脏属阴，而肾尤为阴中之至阴，故人之元阳藏焉。是肾为藏水之脏，而亦为藏火之脏也。所以阴分之火，动而不藏者亦用龙骨，盖借其气以藏之，必能自还其宅也。

按：此论与前论皆妙甚。果能细参其理，则无疑于拙拟之从龙汤矣。

邑郑仁村，年五十许，感冒风寒，痰喘甚剧，服表散、清火、理痰之药皆不效，留连二十余日，渐近垂危。其甥刘振绪，愚外祖家近族表弟也，年十四，从愚读书，甚慧。与言医学，颇能记忆。闻其舅病革，往省之。既至，则衣冠竟属纩矣。振绪用葶苈（四钱生者布包）大枣（五枚劈开）汤，加五味子二钱，煎汤灌之，豁然顿醒。继服从龙汤一剂痊愈。盖此证乃顽痰郁塞肺之窍络，非葶苈大枣汤不能泻之。且喘久则元气必虚，加五味子二钱，以收敛元气，并可借葶苈下行之力，以纳气归肾也。以十四岁童子，而能如此调方，岂非有神助欤？为其事特异，故附记于此。

且以知拙拟从龙汤，固宜于小青龙汤后。而服过发表之药者，临时制宜，皆可酌而用之，不必尽在小青龙汤后也。

馏水石膏饮

治胸中先有蕴热，又受外感，胸中烦闷异常，喘息迫促，其脉浮洪有力，按之未实，舌苔白而未黄者。

生石膏轧细，二两　甘草三钱　麻黄二钱

上药三味，用蒸汽水煎二三沸，取清汤一大碗，分六次温服下。前三次，一点钟服一次，后三次，一点半钟服一次。病愈则停服，不必尽剂。下焦觉凉者，亦宜停服。僻处若无汽水，可用甘澜水代之。

作甘澜水法：用大盆盛水，以杓扬之，扬久水面起有若干水泡，旁有人执杓逐取之，即甘澜水。

若以治温病中似此证者，不宜用麻黄，宜用西药阿斯匹林一瓦，融化于汤中以代之。若僻处药房无阿斯匹林，又可代以薄荷叶二钱。

奉天车站经理矿务钱慕韩，愚之同乡也。其妇人于仲冬得伤寒证，四五日间，喘不能卧，胸中烦闷异常，频频呼唤，欲自开其胸。诊其脉，浮洪而长，重按未实，舌苔白厚，知其证虽入阳明，而太阳犹未罢也（胸中属太阳）。此时欲以小青龙汤治喘，则失于热。欲以白虎汤治其烦热，又遗却太阳之病，而喘不能愈。踌躇再三，为拟此方。取汽水轻浮之力，能引石膏上升，以解胸中之烦热。甘草甘缓之性，能逗留石膏不使下趋，以专其上行之力。又少佐以麻黄解散太阳之余邪，兼借以泻肺定喘，而胸中满闷可除也。汤成后，俾徐徐分六次服之。因病在上焦，若顿服，恐药力下趋，则药过病所，而病转不愈也。服至三次，胸间微汗，病顿见愈，服至尽剂，病愈十之八九。再诊其脉，关前犹似浮洪，喘息已平，而从前兼有咳嗽未愈。继用玄参一两，杏仁（去皮）二钱，蒌仁、牛蒡子各三钱，两剂痊愈。

葛根黄芩黄连汤解

《伤寒论》曰：太阳病，桂枝证，医反下之，利遂不止，脉促者，表未解也，喘而汗出者，葛根黄芩黄连汤主之。

唐容川曰：此节提出桂枝证，以别于上书麻黄证之太阳病也。上二节是伤寒，以见此一节是伤风。风在肌肉，阳明所司之界，本能翕翕发热。若误下之，则热邪内陷，为协热下利，与上节之必自利者不同。何以知其与上节寒利不同哉？盖寒脉不数，今以其脉数而歇至，名之为促。所以促者，因热内陷而表未解，故邪欲出而不得出，是以促急也。热气逆于肺则喘，热气蒸于肌腠则汗出，此太阳阳明协热下利之证，故用葛根黄芩黄连汤治之。

陆九芝曰：温热之与伤寒所异者，伤寒恶寒，温热不恶寒耳。恶寒为太阳主证，不恶寒为阳明主证。仲景于此，分之最严，恶寒而无汗用麻黄，恶寒而有汗用桂枝，不恶寒而有汗且恶热者用葛根。阳明之葛根，即太阳之桂枝也，所以达表也。葛根黄芩黄连汤中之芩、连，即桂枝汤中之芍药也，所以安里也。桂枝协麻黄，治恶寒之伤寒；葛根协芩、连，治不恶寒之温热。其方为伤寒温热之分途，任后人审其病之为寒为热而分用之。尤重在芩、连之苦，不独可降、可泻，且合"苦以坚之"之义，坚毛窍可以止汗，坚肠胃可以止利。所以葛根黄芩黄连汤，又有下利不止之治。一方而表里兼清，此则药借病用，本不专为下利设也。乃后人视此方，若舍下利一证外，更无他用者，何也？

按：用此方为阳明温热发表之药，可为特识。然葛根发表之力甚微，若遇证之无汗者，拟加薄荷、蝉退，或更加连翘，方能得清凉解热之汗。试观葛根汤，治项背强几几，无汗恶风者，必佐以麻、桂可知也。

或问：薄荷、蝉退之类，既善解阳明经无汗之温热，何以《伤寒论》方中皆不用？答曰：仲景用药多遵《本经》。

张锡纯医方精粹

薄荷《本经》不载，《别录》亦不载，当仲景时犹未列于药品可知。蚱蝉虽载于《本经》，然古人止知用蝉，不知用蜕。较之蝉退，以皮达皮之力必远不如，故仲景亦不用。至连翘古惟知用根，即麻黄连轺赤小豆汤中之连轺，其发表之力，亦必不如连翘。故身发黄证，仲景用之以宣通内热，而非用之以发表也。

附录：

葛根黄芩黄连汤原方

葛根半斤　甘草炙，二两　黄芩三两　黄连三两

上四味，以水八升，先煮葛根，减二升，纳诸药，煮取二升，去滓，分温再服。

附录：

后世用葛根黄芩黄连汤分量

葛根四钱　甘草炙，一钱　黄芩一钱五分　黄连一钱五分

不下利者，去黄连，加知母三钱。无汗者，加薄荷叶、蝉退各钱半。

小柴胡汤解

小柴胡汤本为少阳之方，而太阳、阳明、厥阴篇皆用之。诚以少阳介于太阳、阳明之间，又与厥阴脏腑相连，故三经中，亦皆有小柴胡证也。

太阳篇曰："太阳病，十日已去，脉浮细而嗜卧者，外已解也，设胸满胁痛者，与小柴胡汤。"陈修园注曰：十日已去，为十一日，正值少阴重主气之期。此言太少阴阳之气表里相通，而太阳又得少阴之枢以为出入也。

又曰："伤寒五六日，中风，往来寒热，胸胁苦满，默默

不欲饮食，心烦喜呕，或胸中烦而不呕，或渴，或腹中痛，或胁下痞硬，或心下悸、小便不利，或不渴身有微热，或咳者，与小柴胡汤主之。"陈修园注曰：太阳之气不能从胸出入，逆于胸胁之间，内干动于脏气，当藉少阳之枢转而外出。伤寒五六日，经尽一周，气值厥阴，可藉其中间之少阳而枢转也。唐容川注曰：《内经》云少阳为枢，盖实有枢之境地可指。足少阳胆经，胆附于肝，人皆知之。至手少阳三焦经，宋元以来皆不知为何物，致西人讥中国三焦之说为妄谈。且谓人身有连网，所饮之水，由胃散出，缘连网而下通膀胱，此为人身行水之道，中书并未言及。而不知《内经》早言之，特不名为连网，而名为三焦耳。《内经·灵兰秘典》曰："三焦者，决渎之官，水道出焉。"此水道，即西人所谓行水之道，是三焦即连网也。然西人知有连网，而不知连网生于何处，且止知其能行水，至其微妙处西人仍不知。

按：焦字，古本作膲，从采，有层折可辨也；从韦，以其膜象韦皮也；从焦，有皱纹如火灼皮也。西人以连网形容之，古圣只一膲字，已如绘其形。其根起于肾中，肾系贯脊通髓，名为命门，由命门生出膜油，上生胁下两大板油，为足少阳经之都会。又生出脐下膜油，中有细窍，通于膀胱。膀胱之后，大肠之前，膜中一大夹室，女子名血室，男子名精室，道家名丹田，乃气血交会，化生精气孕育之所。又有冲任二脉，导血而下以入此，导气而上出于胸膜。凡热入血室，冲气上逆，皆责于此，是为下焦最重之所。从脐上至胸前鸠尾，环肋骨至腰脊，是为中焦。其膜根于肾系，而发出如网，与小肠胃脘相连，有细窍通肠胃，所谓泌别糟粕，蒸津液也。此膜上有脾居之，脾气发生膏油，凡有膜网处，其上皆生膜油，凡化水谷，

张锡纯医方精粹

皆是膏油发力以薰吸之，所谓脾主化食利水者如此。再上生心下膈膜，由膈膜透过，上生心肺相连之系。其系之近心处，为心包络，与三焦为脏腑之配。由内膜透出筋骨之外，是生肥肉。肥肉内、瘦肉外，一层网膜有纹理，为营卫外出之路，名曰腠理，乃三焦之表也。邪在腠理，出与阳争则寒，入与阴争则热，故往来寒热。胸胁是膈膜连接之处，邪在膈膜，故胸胁苦满。足少阳胆火，游行三焦，内通包络，火郁不达，故默默。凡人饮水，俱从胃散于膈膜，下走连网，以入膀胱。凡人食物，化为汁液，从肠中出走网油，以达各脏。邪在膜油之中，水不下行，则不欲饮，食不消化，则不欲食。心烦者，三焦之相火，内合心包也；喜呕者，三焦为行水之府，水不下行，故反呕也。或但合心火，为胸中烦，而水不上逆，则不呕。或三焦之火，能消水则渴。或肝膈中之气迫凑于腹内网油之中，则腹中痛。或邪结于胁下两大板油之中，则胁下痞满。或三焦中火弱水盛，水气逆于心下膈膜之间，而心下悸。或三焦之府不热，则不消渴。而邪在三焦之府，居腠理之间，则身有微热。或从膈膜中上肺，致肺中痰火上冲咽喉则咳。总之，是少阳三焦膜中之水火郁而为病也。统以小柴胡汤散火、降水主之，各随其证之所见而加减之，无不确切。

又曰："血弱、气衰、腠理开，邪气因入，与正气相搏，结于胁下，正邪分争，往来寒热，休作有时，默默不欲饮食，脏腑相连，其痛必，邪高痛下，故使呕也，小柴胡汤主之。"陈修园曰：此言太阳之气结于胁下，而伤太阴、阳明之气，亦当借少阳之枢而转出也。

又曰："伤寒四五日，身热恶风，胁下满，手足温而渴者，小柴胡汤主之。"唐容川注曰：此证全与上节（指九十七节）

相同。只是未经误下，脉亦不浮弱。是脾之膏油未伤，而邪在膜网。仍当清疏，理其膜网，故用小柴胡汤。

又曰："伤寒阳脉涩，阴脉弦，法当腹中急痛，先与小建中汤。不差者，与小柴胡汤主之。"唐容川注曰：阳脉属气分，卫气从膜网而出，以达皮肤。膜网不通利，则卫气难于外出，故脉应之而涩；阴脉属血分，血藏膏油中，血滞油寒，气不得与血流通，则血行气阻而作痛，所谓痛则不通也。故先与小建中汤，以温其膏油。建中者，指中焦而言。中焦之膏油既温，则血不凝滞，而膜中之气，自通而不痛矣。若油既温和，痛仍不瘥者，是膏油血分通利，而膜网之微细管窍不通利，故阳气不得出也。复与小柴胡汤，疏通其膜网，则阳气通畅而愈。

又曰："妇人中风七八日，续得寒热，发作有时，经水适断者，此为热入血室，其血必结，故使如疟状，发作有时，小柴胡汤主之。"唐容川注曰：邪在表里之间，只能往来寒热，而不发作有时。惟疟证邪客风府，或疟母结于胁下膜油之中，卫气一日一周，行至邪结之处，欲出不得，相争为寒热，所以发作有时也。夫卫气者，发于膀胱水中，达出血分。血为营，气为卫。此证热入血室，在下焦膜网之中，其血必结。阻其卫气至血结之处，相争则发寒热。卫气已过则寒热止，是以发作有时，与疟无异。原文"故使"二字，明言卫气从膜中出，血结在膜中，故使卫气不得达也。用柴胡透达膜膈而愈，知热入血室在膜中，即知疟亦在膜中矣。

又曰："伤寒五六日，头汗出，微恶寒，手足冷，心下满，口不欲食，大便硬，脉细者，此为阳微结，必有表，复有里也。脉沉亦在里也。汗出，为阳微。假令纯阴结，不得复有

178

外证，悉入在里。此为半在里、半在外也。脉虽沉紧，不得为少阴病。所以然者，阴不得有汗，今头汗出，故知非少阴也，可与小柴胡汤。设不了了者，得屎而解。"陈修园注曰：此言阳微结似阴。虽见里证，而究与少阴之纯阴结有辨。

又曰："伤寒五六日，呕而发热者，柴胡证具，而以他药下之，柴胡证仍在者，复与柴胡汤。此虽已下之，不为逆，必蒸蒸而振，却发热汗出而解。若心下满而硬痛者，此为结胸也，大陷胸汤主之。但满而不痛者，此为痞，柴胡不中与之，宜半夏泻心汤。"唐容川注曰：柴胡证是表之腠理间病，腠理是赤肉外之膜油。若从外膜而入内膜，聚于膈则为陷胸。盖胸膈乃内膜之大者，为上下之界，故邪入于内，多与正气结于此间。正气不升，饮食亦停于膈，是为有形之水饮。邪气内陷，并心包之火阻于胸膈，则为有形之痰血。血生于心火，火行则血行，火阻则血阻。血与水交结，则化为痰，是为结胸实证，当夺其实，用大陷胸汤。但满而不痛，则无血与水，无凝聚成痰之实证，只水火无形之气，塞于胸膈。和其水火之气，而痞自解，不必攻下有形之物也。柴胡汤是透膈膜而外达腠理，陷胸汤是攻膈膜而下走大肠，泻心等汤则和膜膈以运行之。皆主膈膜间病，而有内外虚实之分，故仲景连及言之。

阳明篇曰："阳明病发潮热，大便溏，小便自可，胸膈满不去者，小柴胡汤主之。"唐容川注曰：此潮热，是如疟之发作有时，以胸胁结满，冲阳之气上至结处，即相交而发热。其但热不寒者，以其为少阳阳明也。

又曰："阳明病，胁下硬满，不大便而呕，舌上白苔者，可与小柴胡汤。上焦得通，津液得下，胃气因和，身濈然而汗出解也。"唐容川注曰：凡病在三焦膜膈中，则舌色必白，现出三焦之本色，故丹田有热，亦云舌白苔。丹田是下焦之膜中也。此上病是胸前，正当胃中之水散走之路，阳明之热合于此间，则水不得入于膜中，而反呕出，是为上焦不通。必用柴胡以透达胸膜，则上焦得水道下行，是以津液得下。胃中水不留逆，则因而和平。内膜之水道既通，则外膜之气道自畅，故身濈然而汗出解也。

又曰："阳明中风，脉弦浮大而短气，腹部满，胁下及心痛。久按之气不通，鼻干不得汗，嗜卧，一身及面目悉黄，小便难，有潮热，时时哕，耳前后肿，刺之少差，外不解，过十日脉续浮者，与小柴胡汤。"唐容川注曰：此节是发明首章太阳阳明、少阳阳明之义。故提出脉弦为少阳经之眼目，提出脉浮为太阳经之眼目。此下先言少阳阳明，谓少阳三焦膜中水不得利，则气不化而气短。三焦之膜油布于腹中，故腹部满。胁下是板油所居，心下是膈膜所在，故结而作痛。久按之气不通，则膜中之气结甚矣。此皆少阳三焦膜中病也。而阳明经脉之热，又夹鼻作干。膜与油连，膏油是阳明所司，膏油被蒸，周身困顿，故嗜卧，遂发出膏油被蒸之黄色。膜中水不利，则小便难。有潮热者，发作如疟，应正气至邪结处而热，与上条潮热同例。膜中实，胃中虚，膜中气逆入胃则哕，随少阳经上耳则前后肿。刺之，经脉已愈，而其外各证不解。又见脉浮有欲出于表之情，故与小柴胡汤，使达于外也。

少阳篇曰："本太阳病不解，转入少阳者，胁下硬满，干呕，不食，往来寒热，尚未吐下，脉沉紧者，与小柴胡汤。"唐容川注曰：此节言三焦有膜，膜上有膏。邪从太阳肌肉入于膏油，而内着胁下，居板油之内，则胁下痛满。膏油主消食，故不能食。邪从皮毛而入于膜，是为腠理，居阴阳之界，故往

张锡纯医方精粹

来寒热。膜缝内气逆于上，则为干呕。脉沉者，邪已内陷之象；脉紧者，正与邪争，尚欲外出之象。故以柴胡汤清利疏达，而膜中油中之邪，仍达出而解。此即少阳为枢之义也。

厥阴篇曰："呕而发热者，小柴胡汤主之。"陈修园注曰：此厥阴病，从少阳之枢转而治之也。发热应是寒热往来。

手少阳是三焦经，足少阳是胆经，从前因不知三焦为何物，并胆经亦不能确为指出，致小柴胡汤所主之病，皆不发明其理。即知为借少阳之枢转，而所以能枢转之理终渺茫。自容川悟出三焦一经，则手少阳之经明，足少阳之经亦因之能明。而《内经》太阳主开，阳明主阖，少阳为枢之理始显。本此以释小柴胡汤所主之病，触处贯通，无事烦言而解，故编中特详录之。其有剩义未尽发者，复参以管见，列数则于下。学者果尽明其理，于治伤寒一道，思过半矣。

小柴胡汤，虽兼主手、足少阳，而实注重足少阳。何以知之？因少阳提纲中明言不可发汗也。盖手少阳为水道所出，而小便与汗，皆与水道相通，是汗解为手少阳之出路。足少阳之大都会为胁下板油，此油外膜上紧连膈膜。凡小柴胡证，必胁满喜呕，是邪藏板油之中，欲借少阳上升之气缘膜透膈而出也。小柴胡汤，是因其病机而越之。

少阳提纲既戒发汗矣，而一百零二节与一百四十九节、二百三十节，皆言汗解者，因误下后，胁下所聚之邪，兼散漫于三焦包络。仍投以小柴胡汤，以和解宣通之。而邪之散漫者，遂由手少阳外达之经络，作汗而解。而其留于胁下者，亦与之同气相求，借径于手少阳而汗解。故于汗出上特加一"却"字，言非发其汗，而却由汗解。此是宣通其少阳，听其自汗，而非强发其汗也。

治伤寒方

其汗时，必发热、蒸蒸而振者，有战而后汗之意也。盖少阳之病由汗解，原非正路，而其留于胁下之邪作汗解尤难。乃至服小柴胡汤后，本欲上透膈膜，因下后气虚，不能由上透出，而其散漫于手少阳者，且又以同类相招，遂于蓄极之时，而开旁通之路。此际几有正气不能胜邪之势，故汗之先必发热而振动。此小柴胡方中，所以有人参之助也。是以愚用此方时，于气分壮实者，恒不用人参。而于误服降药后，及气虚者，则必用人参也。

少阳经所居之部位，介太阳、阳明之间，此指手少阳而言，三焦所属之腠理也。而其传经之次第，乃在阳明之后，此指足少阳而言，胆经所属之板油也。板油与包脾之膜油相近，故从此可传太阴。小柴胡证多兼咳，其咳者咳吐黏涎也，乃太阴湿气，经少阳之热炼铄而成。是以愚验此证，常以吐黏涎为的。而方中之参、草、大枣，亦所以补助脾经，断其传太阴之路也。

小柴胡证喜呕者，不必作呕吐者，但常常有欲呕之意，即为喜呕。是以愚治伤寒，遇有觉恶心而微寒热往来者，即投以小柴胡汤，一剂而愈。此《伤寒论》所谓："伤寒中风，有柴胡证，但见一证便是，不必悉见也。"

容川谓：三焦外通于腠理，其说甚确。《内经·胀论》曰："三焦胀者，气满皮肤中，轻轻然而不坚。"是明言三焦与腠理相通也。又容川欲证明三焦，即西人所谓连网，而引征于《内经》"三焦者，决渎之官"数语。然《内经》可征三焦即是连网者，不独此数语也。《灵枢·勇论》谓："勇士者三焦理横，怯士者三焦理纵。"夫理既明明可辨其横纵，则其理之大且显可知。而一身之内，理之大且显者，莫连网若也，此又三焦即连网之明征也。

附录：

小柴胡汤原方

柴胡八两　黄芩三两　人参三两　甘草三两　半夏半升，洗
生姜三两，切　大枣十二枚，擘

上七味，以水一斗二升，煮取六升，去滓再煎，取三升，
温服一升，日三服。

若胸中烦而不呕，去半夏、人参，加栝蒌实一枚。若渴
者，去半夏，加人参，合前成四两半，栝蒌根四两。若腹中
痛，去黄芩，加芍药三两。若胁下痞硬，去大枣，加牡蛎四
两。若心下悸，小便不利者，去黄芩，加茯苓四两。若不渴，
外有微热者，去人参，加桂枝三两。温覆取微汗愈。若咳者，
去人参、大枣、生姜，加五味子半升，干姜二两。

附录：

后世用小柴胡汤分量

柴胡八钱　黄芩三钱　人参三钱　甘草三钱　清半夏四钱　生
姜三钱，切　大枣四枚，擘

陈修园曰：少阳介于两阳之间，须兼顾三经，故药不宜
轻。去滓再煎者，因其方为和解之剂，再煎则药性和合，能使
经气相融，不复往来出入也。古圣不但用药之妙，其煎法俱有
精义。

按：去滓再煎，此中犹有他义。盖柴胡有升提之力，兼有
发表之力，去滓重煎，所以去其发表之力也。然恐煎久并升提
之力亦减，故重用至八两，而其三分之一，折为今之八钱也。
唐容川曰：柴胡之力，能透胸前之膈，而仲景用柴胡以治少
阳，其义尤精。少阳者水中之阳，发于三焦，以行腠理，寄居

胆中，以化水谷。必三焦之膜网通畅，肝胆之木火清和，而水中之阳乃能由内达外。柴胡茎中虚松有白瓤通气，象人身三焦之膜网。膜网有纹理与肌肤筋骨相凑，故名腠理。少阳木火郁于腠理而不达者，则作寒热，惟柴胡能达之，以其松虚象腠理能达阳气，且味清苦能清三焦之火与胆中之火。其兼治太阳阳明者，则是通三焦之路，以达其气。乃借治，非正治也。又曰：柴胡须用一茎直上，色青，叶四面生，如竹叶而细，开小黄花者，乃为真柴胡。是仲景所用者。至于软柴胡、红柴胡、银柴胡，皆不堪用。

通变大柴胡汤

治伤寒温病，表证未罢，大便已实者。

柴胡三钱　薄荷三钱　知母四钱　大黄四钱

此方若治伤寒，以防风易薄荷。

《伤寒论》大柴胡汤，治少阳经与阳明府同病之方也。故方中用柴胡以解在经之邪，大黄以下阳明在府之热。方中以此二药为主，其余诸药，可加可减，不过参赞以成功也。然其方宜于伤寒，而以治温病与表证不在少阳者，又必稍为通变，而后所投皆宜也。

或问：其表果系少阳证，固宜用柴胡矣。若非少阳证，既加薄荷、防风以散表邪，何须再用柴胡乎？答曰：凡表证未罢，遽用降药下之，恒出两种病证：一为表邪乘虚入里，《伤寒论》所载下后胸满、心下痞硬，下后结胸者是也；一为表邪乘虚入里且下陷，《伤寒论》所谓"下之，利不止"者是也。此方中用防风、薄荷以散之，所以防邪之内陷；用柴胡以升之，所以防邪之下陷也。

　　张锡纯医方精粹

一人，年二十余，伤寒六七日，头疼恶寒，心中发热，咳吐黏涎。至暮尤寒热交作，兼眩晕，心中之热亦甚。其脉浮弦，重按有力，大便五日未行。投以此汤，加生石膏六钱，芒硝四钱。下大便二次，上半身微见汗，诸病皆见轻。惟心中犹觉发热，脉象不若从前之浮弦，而重按仍有力。拟投以白虎加人参汤，恐当下后，易作滑泻。遂以生山药代粳米，连服两剂痊愈。

加味越婢加半夏汤

治素患劳嗽，因外感袭肺，而劳嗽益甚，或兼喘逆，痰涎壅滞者。

麻黄二钱　石膏煅捣，三钱　生山药五钱　寸麦冬带心，四钱　清半夏三钱　牛蒡子炒捣，三钱　玄参三钱　甘草一钱五分　大枣三枚，擘开　生姜三片

《伤寒论》有桂枝二越婢一汤，治太阳病发热恶寒，热多寒少。《金匮》有越婢汤，治受风水肿。有越婢加半夏汤，治外感袭肺，致肺中痰火壅滞，胀而作喘。今因其人素患劳嗽，外感之邪与肺中蕴蓄之痰，互相胶漆，壅滞肺窍，而劳嗽益甚。故用越婢加半夏汤，以祛外袭之邪，而复加山药、玄参、麦冬、牛蒡子，以治其劳嗽。此内伤外感兼治之方也。

一叟，年近七旬，素有劳嗽，初冬宿病发动，又兼受外感，痰涎壅滞胸间，几不能息。剧时昏不知人，身驱后挺。诊其脉，浮数无力。为制此汤，一剂气息通顺。将麻黄、石膏减半，又服数剂而愈。

或问：子尝谓石膏宜生用，不宜煅用，以石膏寒凉之中，原兼辛散，煅之则辛散之力变为收敛，服之转可增病。乃他方

中，石膏皆用生者，而此独用煅者何也？答曰：此方所主之病，外感甚轻，原无大热。方中用麻黄以祛肺邪，嫌其性热，故少加石膏佐之。且更取煅者，收敛之力，能将肺中痰涎凝结成块，易于吐出。此理从用煅石膏点豆腐者悟出，试之果甚效验。后遇此等证，无论痰涎如何壅盛，如何杜塞，投以此汤，须臾，药方行后，莫不将痰涎结成小块，连连吐出。此皆煅石膏与麻黄并用之效也。若以治寒温大热，则断不可煅。若更多用则更不可煅也（煅石膏用于此方，且止三钱，自无妨碍，然愚用此方者，若改用后来志愿，欲全国药房，皆不备煅石膏，后有生石膏四钱更佳）。

张锡纯医方精粹

治温病方

清解汤

治温病初得，头疼，周身骨节酸疼，肌肤壮热，背微恶寒，无汗，脉浮滑者。

薄荷叶四钱　蝉退去足土，三钱　生石膏捣细，六钱　甘草一钱五分

《伤寒论》曰："太阳病，发热而渴，不恶寒者，为温病。若发汗已，身灼热者，名曰风温。风温为病，脉阴阳俱浮，自汗出，身重，多眠睡，鼻息必鼾，语言难出。"

此仲景论温病之提纲也。乃提纲详矣，而后未明言治温病之方。及反复详细观之，乃知《伤寒论》中原有治温病方，且亦明言治温病方，特涉猎观之不知耳。六十一节云："发汗后，不可更行桂枝汤，汗出而喘，无大热者，可与麻黄杏仁甘草石膏汤主之。"夫此证既汗后不解，必是用辛热之药，发不恶寒证之汗，即温病提纲中，所谓"若发汗已"也（提纲中所谓若发汗，是用辛热之药强发温病之汗）。其"汗出而喘，无大热者"，即温病纲中，所谓"若发汗已，身灼热"及后所谓"自汗出，多眠睡，息必鼾"也，睡而息鼾，醒则喘矣。此证既用辛热之药，误发于前，仲景恐医者见其自汗，再误认为桂枝汤证，故特戒之曰：不可更行桂枝汤，而宜治以麻杏甘石汤。此节与

温病提纲遥遥相应，合读之则了如指掌。然麻杏甘石汤，诚为治温病初得之的方矣。而愚于发表药中不用麻黄，而用薄荷、蝉退者，曾于葛根黄芩黄连汤解后详论之，兹不再赘。

今者论温病之书甚伙，而郑卫红紫，适足乱真。愚本《内经》、仲景，间附以管见，知温病大纲，当分为三端。今逐端详论，胪列于下，庶分途施治，不至错误。

一为春温。其证因冬月薄受外感，不至即病。所受之邪，伏于膜原之间，阻塞脉络，不能宣通，暗生内热。迨至春日阳生，内蕴之热，原有萌动之机，而复薄受外感，与之相触，则陡然而发，表里俱热，《内经》所谓"冬伤于寒，春必病温"者是也，宜治以拙拟凉解汤（在后）。热甚者，拙拟寒解汤（在后）。有汗者，宜仲景葛根黄芩黄连汤，或拙拟和解汤（在后）加生石膏。若至发于暑月，又名为暑温，其热尤甚。初得即有脉洪长，渴嗜凉水者，宜投以大剂白虎汤，或拙拟仙露汤（在第六卷）。

一为风温。犹是外感之风寒也。其时令已温，外感之气已转而为温，故不名曰伤寒、伤风，而名风温。即《伤寒论》中所谓"风温之为病"者是也。然其证有得之春初者，有得之春暮者，有得之夏秋者。当随时序之寒热，参以脉象，而分别治之。若当春初秋末，时令在寒温之间，初得时虽不恶寒，脉但浮而无热象者，宜用拙拟清解汤，加麻黄一、二钱，或用仲景大青龙汤。若当暑热之日，其脉象浮而且洪者，用拙拟凉解汤，或寒解汤。若有汗者，用拙拟和解汤，或酌加生石膏。

一为湿温。其证多得之溽暑。阴雨连旬，湿气随呼吸之气传入上焦，窒塞胸中大气，因致营卫之气不相贯通。其肌表有似外感拘束，而非外感也。其舌苔白而滑腻，微带灰色，当用

张锡纯医方精粹

解肌利便之药，俾湿气由汗与小便而出，如拙拟宣解汤（在后）是也。仲景之猪苓汤去阿胶，加连翘亦可用。至湿热蓄久，阳明府实，有治以白虎汤加苍术者，其方亦佳。而愚则用白虎汤，以滑石易知母，又或不用粳米，而以生薏米代之。至于"冬不藏精，春必病温"，《内经》虽有明文，其证即寓于风温、春温之中。盖内虚之人，易受外感。而阴虚蕴热之人，尤易受温病。故无论风温、春温，兼阴虚者，当其发表、清解、降下之时，皆宜佐以滋阴之品，若生山药、生地黄、玄参、阿胶，生鸡子黄之类均可酌用，或宜兼用补气之品，若白虎汤之加人参，竹叶石膏汤之用人参。诚以人参与凉润之药并用，不但补气，实大能滋阴也。

上所论温病，乃别其大纲及其初得治法。至其证之详悉，与治法之随证变通，皆备于后之方案中。至于疫病，乃大地之疠气，流行传染，与温病迥异，详于第七卷中。

方中薄荷叶宜用其嫩绿者。至其梗，宜用于理气药中。若以之发汗，则力减半矣。若其色不绿而苍，则其力尤减。若果嫩绿之叶，方中用三钱即可。薄荷气味近于冰片，最善透窍，其力内至脏腑筋骨，外至腠理皮毛，皆能透达，故能治温病中之筋骨作疼者。若谓其气质清轻，但能发皮肤之汗，则浅之乎视薄荷矣。

蝉退去足者，去其前之两大足也。此足甚刚硬，有开破之力。若用之退目翳、消疮疡，带此足更佳。若用之发汗，则宜去之。盖不欲其于发表中，寓开破之力也。蝉退性微凉味淡，原非辛散之品，而能发汗者，因其以皮达皮也。此乃发汗中之妙药。有身弱不任发表者，用之最佳。且温病恒有兼瘾疹者，蝉退尤善托瘾疹外出也。

石膏性微寒，《本经》原有明文。虽系石药，实为平和之品，且其质甚重，六钱不过一大撮耳。其凉力不过与知母三钱等，而其清火之力则倍之，因其凉而能散也。尝观后世治温之方，至阳明府实之时，始敢用石膏五六钱，岂能知石膏者哉？然必须生用方妥，煅者用至一两，即足偾事。此编例言中，曾详论之。又此方所主之证，或兼背微恶寒。乃热郁于中，不能外达之征，非真恶寒也。白虎汤证中，亦恒有如此者。用石膏透达其热，则不恶寒矣。

或问：外感中于太阳则恶寒，中于阳明则不恶寒而发热。时至春夏，气候温热，故外感之来，不与寒水相感召，而与燥金相感召，直从身前阳明经络袭入，而为温病。后世论温病者，多是此说。而《伤寒论》温病提纲，冠之以太阳病者何也？答曰：温病初得，亦多在太阳，特其转阳明甚速耳。

曾治一人，年二十余，当仲夏夜寝，因夜凉，盖单衾冻醒，发懒，仍如此睡去。须臾，又冻醒，晨起微觉恶寒。至巳时已觉表里大热，兼喘促，脉洪长而浮。投以清解汤，方中生石膏改用两半，又加牛蒡子（炒捣）三钱，服后得汗而愈。

由斯观之，其初非中于太阳乎？然不专在太阳也。人之所以觉凉者，由于衣衾之薄。其气候究非寒凉，故其中于人不专在太阳，而兼在阳明。且当其时，人多蕴内热，是以转阳明甚速也。然此所论者，风温耳。若至冬受春发，或夏发之温，恒有与太阳无涉者。故《伤寒论》温病提纲中，特别之曰"风温之为病"，明其异于"冬伤于寒，春必病温"之温病也。又杏仁与牛蒡子，皆能降肺定喘，而杏仁性温、牛蒡子性凉。伤寒喘证，皆用杏仁，而温病不宜用温药，故以牛蒡子代之。

凉解汤

治温病，表里俱觉发热，脉洪而兼浮者。

薄荷叶三钱　蝉退去足土，二钱　生石膏捣细，一两　甘草一钱五分

春温之证，多有一发而表里俱热者，至暑温尤甚。已详论之于前矣。而风温证，两三日间，亦多见有此证脉者。此汤皆能治之，得汗即愈。

西人治外感，习用阿斯匹林（第一卷参麦汤，第四卷曲直汤下皆论及此药）法。用阿斯匹林一瓦，和乳糖（可代以白蔗糖）服之，得汗即愈。愚屡次试之，其发汗之力甚猛。外感可汗解者，用之发汗可愈。若此凉解汤，与前清解汤，皆可以此药代之，以其凉而能散也。若后之寒解汤，即不可以此药代之。盖其发汗之力有余，而清热之力仍有不足也。

寒解汤

治周身壮热，心中热而且渴，舌上苔白欲黄，其脉洪滑。或头犹觉疼，周身犹有拘束之意者。

生石膏捣细，一两　知母八钱　连翘一钱五分　蝉退去足土，一钱五分

或问：此汤为发表之剂，而重用石膏、知母，微用连翘、蝉退，何以能得汗？答曰：用此方者，特恐其诊脉不真，审证不确耳。果如方下所注脉证，服之覆杯可汗，勿庸虑此方之不效也。盖脉洪滑而渴，阳明府热已实，原是白虎汤证。特因头或微疼，外表犹似拘束，是犹有一分太阳流连未去。故方中重用石膏、知母以清胃府之热，而复少用连翘、蝉退之善达表

者，引胃中化而欲散之热，仍还太阳作汗而解。斯乃调剂阴阳，听其自汗，非强发其汗也。况石膏性凉（《本经》谓其微寒即凉也）、味微辛，有实热者，单服之即能汗乎！

曾治一少年，孟夏长途劳役，得温病，医治半月不效。后愚诊视，其两目清白，竟无所见，两手循衣摸床，乱动不休，谵语，不省人事。其大便从前滑泻，此时虽不滑泻，每日仍溏便一两次。脉浮数，右寸之浮尤甚，两尺按之即无。因此证目清白无见者，肾阴将竭也；手循衣摸床者，肝风已动也。病势之危，已至极点，幸喜脉浮，为病还太阳，右寸浮尤甚，为将汗之势。其所以将汗而不汗者，人身之有汗，如天地之有雨。天地阴阳和而后雨，人身亦阴阳和而后汗。此证尺脉甚弱，阳升而阴不能应，汗何由作？当用大润之剂，峻补真阴，济阴以应其阳，必能自汗。遂用熟地、玄参、阿胶、枸杞之类，约重六七两，煎汤一大碗，徐徐温饮下。一日连进二剂，即日大汗而愈。

审是，则发汗原无定法，当视其阴阳所虚之处，而调补之；或因其病机而利道之，皆能出汗，非必发汗之药始能汗也。

按：寒温之证，原忌用黏泥滋阴、甘寒清火，以其能留邪也。而用以为发汗之助，则转能逐邪外出，是药在人用耳。

一人，年四十余，为风寒所束，不得汗，胸中烦热，又兼喘促。医者治以苏子降气汤，兼散风清火之品数剂，病益进。诊其脉，洪滑而浮，投以寒解汤。须臾上半身即出汗。又须臾，觉药力下行，至下焦及腿亦皆出汗，病若失。

一人，年三十许，得温证，延医治不效，迁延十余日。愚诊视之，脉虽洪而有力，仍兼浮象。问其头疼乎？曰：然。渴欲饮凉水乎？曰：有时亦饮凉水，然不至燥渴耳。知其为日虽多，而阳明之热犹未甚实，太阳之表犹未尽罢也。投以寒解汤，须臾汗出而愈。

一人，年三十余，于冬令感冒风寒，周身恶寒无汗，胸间烦躁。原是大青龙汤证，医者投以麻黄汤，服后汗无分毫，而烦躁益甚，几至疯狂。诊其脉，洪滑异常，两寸皆浮，而右寸尤甚。投以寒解汤，覆杯之顷，汗出如洗而愈。审是，则寒解汤不但宜于温病，伤寒现此脉者，投之亦必效也。

一叟，年七旬，素有劳疾，薄受外感，即发喘逆。投以小青龙汤去麻黄，加杏仁、生石膏辄愈。上元节后，因外感甚重，旧病复发，五六日间，热入阳明之府。脉象弦长浮数，按之有力，而无洪滑之象（此外感兼内伤之脉）。投以寒解汤，加潞参三钱，一剂汗出而喘愈。再诊其脉，余热犹炽，继投以白虎加人参以山药代粳米汤（在第六卷）一大剂，分三次温饮下，尽剂而愈（此条亦系伤寒）。

一妊妇，伤寒两三日，脉洪滑异常，精神昏聩，间作谵语，舌苔白而甚厚。为开寒解汤方。有一医者在座，问：方中之意何居？愚曰：欲汗解耳。曰：此方能汗解乎？愚曰：此方遇此证，服之自能出汗，若泛作汗解之药服之，不能汗也。饮下须臾，汗出而愈。医者讶为奇异。

门人高如璧曾治一媪，年近七旬，于春初得伤寒证，三四日间，烦热异常。又兼白痢，昼夜滞下无度，其脉洪滑兼浮。如璧投以寒解汤，加生杭芍三钱，一剂微汗而热解，痢亦遂愈。

按：用凉药发汗，自古有之。

《唐志》曰：袁州天庆观，主首道士王自正伤寒旬余，四肢乍冷乍热，头重气塞，唇寒面青，累日不能食，势已甚殆。医者诊之曰：脉极细虚，是为阴证，必须桂枝汤乃可。及医者去后，方将煎桂枝汤，若有语之者曰："何不服竹叶石膏汤？"四顾无人，惟小童在侧，自正惑焉。急邀医者还，告之曰：或教我服竹叶石膏汤何如？医者曰：竹叶石膏汤与桂枝汤，寒燠如冰炭。君之疾状已危，不可再为药误。方酬答间，复闻人语如前，自正心悚然。医者去后，即买竹叶石膏汤煎之，又闻所告如初。于是断然曰：神明三次告我，是赐我再生之路也。汤成，即服其半。先时身体重千斤，倏而轻清，唇亦渐暖，咽膈通畅，遂悉服之。少顷，汗出如洗，径就睡，平旦脱然。自正为人素谨饬，常茹素，与人齐醮尽诚，故为神明所佑如此。

按：此虽阳证，状与阴证无异。然当时若问其小便，必黄热短涩，且必畏见沸汤，是其明证也。医者不知辨此，竟欲以桂枝汤强发其汗，危哉！幸邀神佑，得服竹叶石膏汤，大汗而愈。此即拙拟寒解汤，所谓调其阴阳，听其自汗也。

又按：桂枝汤亦非治阴证之药，乃治伤风有汗之药。然"桂枝下咽，阳盛则毙"，叔和之言，诚千古不易之论。故伤寒无汗者，误服桂枝汤，犹大热烦渴，变为白虎汤证，况内蕴实热者乎！

又洪吉人曰：昔一名医，成化年，新野疫疠。有邻妇卧床数日，忽闻其家，如羊嘶声，急往视之。见数人用被覆其妇，床下置火一盆，令其出汗，其妇面赤声哑，气息几断。因叱之曰：急放手，不然命殆矣。众不从，乃强拽被。其妇跃起，倚壁而喘，口不能言。曰：饮凉水否？颔之。与水一碗，一饮而尽，始能言。又索水，复与之。饮毕，汗出如雨，其病遂愈。或问其故。曰：彼发热数日，且不饮食，肠中枯涸。以火蒸

　张锡纯医方精粹

之，是速其死也。何得有汗？试观以火燃空鼎，虽赤而气不升，沃之以水，则气四达矣。遇此等证，不可不知。

按：此案与案后之论皆妙。是知用之得当，凉水亦大药也。其饮凉水而得汗之理，亦即寒解汤能发汗之理也。

又吴又可曰："里证下后，脉浮而微数，身微热，神思或不爽。此邪热浮于肌表，里无壅滞也，虽无汗，宜白虎汤，邪可从汗而解。若下后，脉空虚而数，按之豁然如无者，宜白虎加人参汤，覆杯则汗解。"

按：白虎汤与白虎加人参汤，皆非解表之药。而用之得当，虽在下后，犹可须臾得汗，况在未下之前乎！不但此也，即承气汤，亦可为汗解之药，亦视乎用之何如耳。

又洪吉人曰："余尝治热病八九日，用柴、葛解之，芩、连清之，硝、黄下之，俱不得汗，昏愦扰乱，撮空摸床，危在顷刻。以大剂地黄汤（必系减去桂、附者），重加人参、麦冬进之。不一时，通身大汗淋漓，恶证悉退，神思顿清。"

按：此条与愚用补阴之药发汗相似，所异者，又加人参以助其气分也。

上所论者皆发汗之理。果能汇通参观，发汗之理，无余蕴矣。

石膏阿斯匹林汤

治同前证。

生石膏轧细，二钱　阿斯匹林一瓦

上药二味，先用白蔗糖冲水，送服阿斯匹林。再将石膏煎汤一大碗，待周身正出汗时，乘热将石膏汤饮下三分之二，以助阿斯匹林发表之力。迨至汗出之后，过两三点钟，犹觉有余热者，可仍将所余石膏汤温饮下。若药服完，热犹未尽者，可但用生石膏煎汤，或少加粳米煎汤，徐徐温饮之，以热全退净为度，不用再服阿斯匹林也。

阿斯匹林，前曾再三论之矣，然此药有优劣。其结晶坚实，粒粒若针尖形者，服一瓦必能出汗；若无甚结晶，多半似白粉末者，其发表之力稍弱，必服至一瓦强，或至一瓦半，方能出汗。用者宜视其药之优劣，而斟酌适宜方好。

又此汤不但可以代寒解汤，并可以代凉解汤。若以代凉解汤时，石膏宜减半。

宣解汤

治感冒久在太阳，致热蓄膀胱，小便赤涩。或因小便秘，而大便滑泻。兼治湿温初得，憎寒壮热，舌苔灰色滑腻者。

滑石一两　甘草二钱　连翘三钱　蝉退去足土，三钱　生杭芍四钱

若滑泻者，甘草须加倍。

一叟，年六十五，得风温证，六七日间，周身悉肿，肾囊肿大似西瓜，屡次服药无效。旬日之外，求为诊视。脉洪滑微浮，心中热渴，小便涩热，痰涎上泛，微兼喘息，舌苔白厚。投以此汤，加生石膏一两。周身微汗，小便通利，肿消其半，犹觉热渴。遂将方中生石膏加倍，服后又得微汗，肿遂尽消，诸病皆愈。

按：此乃风温之热，由太阳经入于膀胱之腑，阻塞水道，而阳明胃腑亦将实也。由是观之，彼谓温病入手经、不入足经者，何其谬哉！

滋阴宣解汤

治温病，太阳未解，渐入阳明。其人胃阴素亏，阳明府证未实，已燥渴多饮。饮水过多，不能运化，遂成滑泻，而燥渴益甚。或喘，或自汗，或小便秘。温疹中多有类此证者，尤属危险之候，用此汤亦宜。其方即宣解汤加生山药一两，甘草改用三钱。

此乃胃腑与膀胱同热，又兼虚热之证也。滑石性近石膏，能清胃腑之热，淡渗利窍能清膀胱之热。同甘草生天一之水，又能清阴虚之热。一药而三善备，故以之为君。而重用山药之大滋真阴，大固元气者，以为之佐使。且山药生用，则汁浆稠黏，同甘草之甘缓者，能逗留滑石于胃中，使之由胃输脾，由脾达肺，水精四布，循三焦而下通膀胱，则烦热除，小便利，而滑泻止矣。又兼用连翘、蝉退之善达表者，以解未罢之太阳，使膀胱蓄热，不为外感所束，则热更易于消散。且蝉之性，饮而不食，有小便无大便，故其蜕，又能利小便，而止大便也。

愚自临证以来，遇此等证，不知凡几，医者率多束手，而投以此汤，无不愈者。若用于温疹兼此证者，尤为妥善。以连翘、蝉退实又表散温疹之妙药也。

一媪，年近七旬，素患漫肿。为调治月余，肿虽就愈，而身体未复。忽于季春得温病，上焦烦热。病家自刨鲜地骨皮，煮汁饮之稍愈。又饮数次，遂滑泻不止，而烦热益甚。其脉浮滑而数，重诊无力。病家因病者年高，又素有疾病，加以上焦烦热，下焦滑泻，惴惴惟恐不愈。而愚毅然以为可治，投以滋阴宣解汤，一剂泻止，烦热亦觉轻。继用拙拟白虎加人参以山药代粳米汤（在第六卷），煎汁一大碗，一次只温饮一大口，防其再滑泻也，尽剂而愈。

一室女，感冒风热，遍身瘾疹，烦渴滑泻，又兼喘促。其脉浮数无力。

愚踌躇再四，亦投以滋阴宣解汤，两剂诸病皆愈。

按：服滋阴宣解汤，皆不能出大汗，且不宜出大汗，为其阴分虚也。间有不出汗者，病亦可愈。

滋阴清燥汤

治同前证。外表已解，其人或不滑泻，或兼喘息，或兼咳嗽，频吐痰涎，确有外感实热，而脉象甚虚数者。若前证服滋阴宣解汤后，犹有余热者，亦可继服此汤。其方即滋阴宣解汤去连翘、蝉退。

一妇人，受妊五月，偶得伤寒，三四日间，胎忽滑下，上焦燥渴，喘而且呻，痰涎壅盛，频频咳吐。延医服药，病未去而转添滑泻，昼夜十余次。医者辞不治，且谓危在旦夕。其家人惶恐，迎愚诊视。其脉似洪滑，重诊指下豁然，两尺尤甚。本拟治以滋阴清燥汤，为小产才四五日，不敢遽用寒凉，遂先用生山药二两，酸石榴一个，连皮捣烂，同煎汁一大碗，分三次温饮下。滑泻见愈，他病如故。再诊其脉，洪滑之力较实。因思：此证虽虚，确有外感实热。若不先解其实热，他病何以得愈？时届晚三点钟，病人自言，每日此时潮热。又言精神困倦已极，昼夜苦不得睡。遂于斯日，复投以滋阴清燥汤，方中生山药重用两半，煎汁一大碗，徐徐温饮下，一次只饮药一口。诚以产后，脉象又虚，不欲寒凉侵下焦也。斯夜遂得安睡，渴与滑泻皆愈，喘与咳亦愈其半。又将山药、滑石各减五

　　　　　张锡纯医方精粹

钱，加龙骨、牡蛎（皆不用锻）各八钱，一剂而愈。

一室女，伤寒过两旬矣，而瘦弱支离，精神昏聩，过午发热，咳而且喘，医者辞不治。诊其脉，数至七至，微弱欲无。因思：此证若系久病至此，不可为矣。然究系暴虚之证，生机之根柢当无损。勉强投以滋阴清燥汤，将滑石减半，又加玄参、熟地黄各一两，野台参五钱，煎汤一大碗，徐徐温饮下。饮完煎滓重饮，俾药力昼夜相继。两日之间，连服三剂。滑石渐减至二钱，其病竟愈。

按：此证始终不去滑石者，恐当伤寒之余，仍有余邪未净。又恐补药留邪，故用滑石引之下行，使有出路也。

又按：凡煎药若大剂，必需多煎汤数杯，徐徐服之。救险证宜如此，而救险证之阴分亏损者，尤宜如此也。

陆军第二十八师师长汲海峰之太夫人，年近七旬，身体羸弱，谷食不能消化，惟饮牛乳，或间饮米汤少许，已二年卧床，不能起坐矣。于戊午季秋，受温病。时愚初至奉天，自锦州邀愚诊视。脉甚细数，按之微觉有力。发热咳嗽，吐痰稠黏，精神昏愦，气息奄奄。投以滋阴清燥汤，减滑石之半，加玄参五钱，一剂病愈强半。又煎渣取清汤一茶盅，调入生鸡子黄一枚，服之痊愈。愈后身体转觉胜于从前。

奉天大东关，旗人号崧宅者，有孺子年四岁，得温病。邪犹在表，医者不知为之清解，遽投以苦寒之剂。服后滑泻，四五日不止，上焦燥热，闭目而喘，精神昏愦，延为诊治。病虽危险，其脉尚有根柢，知可挽回。俾用滋阴清燥汤原方，煎汁一大茶杯。为其幼小，俾徐徐温饮下，尽剂而愈。然下久亡阴，余有虚热。继用生山药、玄参各一两以清之，两剂热尽除。

治温病方

大抵医者遇此等证，清其燥热则滑泻愈甚，补其滑泻其燥热亦必愈甚。惟此方用山药以止滑泻，而山药实能滋阴退热；滑石以清燥热，而滑石实能利水止泻。二药之功用，相得益彰。又佐以芍药之滋阴血、利小便，甘草之爕阴阳、和中宫，亦为清热止泻之要品。汇集成方，所以效验异常。愚用此方，救人多矣，即势至垂危，投之亦能奏效。

犹龙汤

治胸中素蕴实热，又受外感，内热为外感所束，不能发泄，时觉烦躁，或喘，或胸胁疼，其脉洪滑而长者。

连翘一两　生石膏捣细，六钱　蝉退去足土，二钱　牛蒡子炒捣，二钱

喘者，倍牛蒡子。胸中疼者加丹参、没药各三钱。胁下疼者，加柴胡、川楝子各三钱。

按：用连翘发汗，必色青者方有力。盖此物嫩则青，老则黄。凡物之嫩者，多具生发之气。故凡发汗所用之连翘，必须青连翘。

此方所主之证，即《伤寒论》大青龙汤所主之证也。然大青龙汤宜于伤寒，此则宜于温病。至伤寒之病，其胸中烦躁过甚者，亦可用之以代大青龙，故曰犹龙也。

一妇，年三十余，胸疼连胁，心中发热，服开胸、理气、清火之药不效。后愚诊视，其脉浮洪而长。知其上焦先有郁热，又为风寒所束，则风寒与郁热相搏而作疼也。治以此汤，加没药、川楝子各四钱，一剂得汗而愈。

一叟，年过七旬，素有劳病。因冬令伤寒，劳病复发，喘而且咳，两三日间，痰涎涌盛，上焦烦热。诊其脉，洪长浮

　　　　　　　　　　　　　　　　🏵 张锡纯医方精粹

数。投以此汤，加玄参、潞参各四钱，一剂汗出而愈。

门人刘子馧，曾治一人，年四十，外感痰喘甚剧，四五日间，脉象洪滑，舌苔白而微黄。子馧投以此汤，方中石膏用一两，连翘用三钱。一剂周身得汗，外感之热已退，而喘未痊愈。再诊其脉，平和如常，微嫌无力。遂用拙拟从龙汤，去苏子，加潞参三钱，一剂痊愈。愚闻之喜曰：外感痰喘，小青龙汤所主之证也。拙拟犹龙汤，原以代大青龙汤，今并可代小青龙汤，此愚之不及料也。

将方中药味轻重略为加减，即能另建奇功。以斯知方之运用在人，慧心者自能变通也。

按：连翘原非发汗之药，即诸家本草亦未有谓其能发汗者。惟其人蕴有内热，用至一两必然出汗，且其发汗之力缓而长。为其力之缓也，不至为汪洋之大汗；为其力之长也，晚睡时服之，可使通夜微觉解肌。且能舒肝气之郁，泻肺气之实。若但目为疮家要药，犹未识连翘者也。

治伤寒温病同用方

仙露汤

治寒温阳明证，表里俱热，心中热，嗜凉水，而不至燥渴。脉象洪滑，而不至甚实。舌苔白厚，或白而微黄，或有时背微恶寒者。

生石膏捣细，三两　玄参一两　连翘三钱　粳米五钱

上四味，用水五盅，煎至米熟，其汤即成。约可得清汁三盅，先温服一盅。若服完一剂，病犹在者，可仍煎一剂，服之如前，使药力昼夜相继，以病愈为度。然每次临服药，必详细问询病人。若腹中微觉凉，或欲大便者，即停药勿服。候两三点钟，若仍发热未大便者，可少少与服之。若已大便，却非溏泻而热犹在者，亦可少少与服。

《伤寒论》白虎汤，为阳明府病之药，而兼治阳明经病；此汤为阳明经病之药，而兼治阳明府病。为其所主者，责重于经，故于白虎汤方中，以玄参之甘寒（《本经》言苦寒，细嚼之实甘而微苦，古今药或有不同）易知母之苦寒，又去甘草，少加连翘。欲其轻清之性，善走经络，以解阳明在经之热也。方中粳米，不可误用糯米（俗名浆米）。粳米清和甘缓，能逗留金石之药于胃中，使之由胃输脾，由脾达肺，药力四布，经络贯通。糯米质黏性热，大能固闭药力，留中不散，若错用之，即能误事。

张锡纯医方精粹

一叟，年七十有一，因感冒风寒，头疼异常，彻夜不寝。其脉洪大有力，表里俱发热，喜食凉物，大便三日未行，舌有白苔甚厚，知系伤寒之热，已入阳明之府。因头疼甚剧，且舌苔犹白，疑犹可汗解。治以拙拟寒解汤（在第五卷），加薄荷叶一钱。头疼如故，亦未出汗，脉益洪实。恍悟曰：此非外感表证之头疼，乃阳明经府之热相并上逆，而冲头部也。为制此汤，分三次温饮下，头疼愈强半，夜间能安睡，大便亦通。复诊之，脉象余火犹炽。遂用仲景竹叶石膏汤，生石膏仍用三两，煎汁一大碗，分三次温饮下，尽剂而愈。

按：竹叶石膏汤，原寒温大热退后，涤余热复真阴之方故其方不列于六经，而附载于六经之后。其所以能退余热者，不特能用石膏，而恃石膏与参并用。盖寒温余热，在大热铄涸之余，其中必兼有虚热。石膏得人参，能使寒温后之真阴顿复，而余热自消，此仲景制方之妙也。又麦冬甘寒黏滞，虽能为滋阴之佐使，实能留邪不散，致成劳嗽。而惟与石膏、半夏并用则无忌，诚以石膏能散邪，半夏能化滞也。或疑炙甘草汤（亦名复脉汤）中亦有麦冬，却无石膏、半夏。然有桂枝、生姜之辛温宣通者，以驾驭之，故亦不至留邪。彼惟知以甘寒退寒温之余热者，安能援以为口实哉？

又按：上焦烦热太甚者，原非轻剂所能疗，而投以重剂，又恐药过病所，而病转不愈。惟用重剂，徐徐饮下，乃为合法。

曾治一人，年四十余，素吸鸦片。于仲冬得伤寒，二三日间，烦躁无汗。原是大青龙汤证，因误服桂枝汤，烦躁益甚。迎愚诊视，其脉关前洪滑，两尺无力。为开仙露汤，因其尺弱，嘱其徐徐饮下，一次只饮药一口，防其寒凉侵下焦也。病家忽愚所嘱，竟顿饮之。遂致滑泻数次，多带冷沫，上焦益觉烦躁，鼻如烟熏，面如火灸，其关前脉，大于前一倍，又数至七至。知其已成戴阳之证，急用人参一两，煎好兑童便半茶盅，将药碗置凉水盆中，候冷顿饮之。又急用玄参、生地、知母各一两，煎汤一大碗候用。自服参后，屡诊其脉。过半点钟，脉象渐渐收敛，至数似又加数。遂急将候用之药炖热，徐徐饮下。一次饮药一口，阅两点钟尽剂，周身微汗而愈。此因病家不听所嘱，致有如此之失，幸而救愈，然亦险矣。审是，则凡药宜作数次服者，慎勿顿服也。盖愚自临证以来，无论内伤外感，凡遇险证，皆煎一大剂，分多次服下。此以小心行其放胆，乃万全之策，非孤注之一掷也。

温病中，有当日得之，即宜服仙露汤者。

一童子，年十六，暑日力田于烈日之中。午饭后，陡觉发热，无汗，烦渴引饮。诊其脉，洪而长，知其暑而兼温也。投以此汤，未尽剂而愈。

按：此证初得，而胃腑之热已实。彼谓温病入手经，不入足经者，何梦梦也！

世医以《伤寒论》有白虎汤方，以石膏为君。遂相传石膏性猛如虎，而不敢轻用，甚或终身不敢一用。即用者，亦多将石膏煅如石灰，且只用二三钱。吁！如此以用石膏，则石膏果何益乎？尝考《伤寒》、《金匮》两书，用石膏之方甚多。《伤寒论》白虎汤、竹叶石膏汤，皆用石膏一斤。即古今分量不同，亦约有今之五两许。虽分作三次服，而病未愈者，必陆续服尽，犹一剂也。《金匮》治热瘫痫，治疟，治暑，治妇人乳中虚、烦乱、呕逆皆用石膏。《千金》用《伤寒论》理中汤治霍乱，名为治中汤。转筋者加石膏，是石膏为寻常药饵，诸

张锡纯医方精粹

凡有实热之证，皆可用者也。又考《神农本经》石膏气味，辛、微寒，无毒。夫既曰微寒，则性非大寒可知，既曰无毒则性原纯良可知。且又谓能治产乳，是较他凉药尤为和平，故虽产后，亦可用也。愚生平重用石膏治验之案不胜记。今略载数则于下，以释流俗之惑。

长子荫潮，七岁时感冒风寒，四五日身大热，舌苔黄而带黑。孺子苦服药，强与之即呕吐不止。遂但用生石膏两许，煎取清汁，分三次温饮下，病稍愈。又煎生石膏二两，分三次饮下，又稍愈。又煎生石膏三两，徐徐温饮下如前，病遂痊愈。夫以七岁孺子，约一昼夜间，共用生石膏六两，病愈后饮食有加，毫无寒中之弊。则石膏果大寒乎？抑微寒乎？

一媪，年六旬，得温病，脉数而有力，舌苔黄而干，闻药气即呕吐。俾用生石膏六两，煎水一大碗。恐其呕吐，一次止饮药一口。甫饮下，烦躁异常，病家疑药不对证。愚曰：非也。病重药轻故耳。饮至三次，遂不烦躁。阅四点钟，尽剂而愈。

一媪，年近七旬，于正月中旬，伤寒无汗。原是麻黄汤证，因误服桂枝汤，遂成白虎汤证。而上焦烦热太甚，闻药气即呕吐。单饮所煎石膏清水亦吐出。俾用鲜梨片蘸生石膏细末嚼咽之。服尽二两，病遂愈。

一人，年三十余，素有痰饮，得伤寒证，服药调治而愈，后因饮食过度而复。三四日间，延愚诊视。其脉洪长有力，而舌苔淡白，亦不燥渴，食梨一口，即觉凉甚，食石榴子一粒，心亦觉凉。愚舍证从脉，投以大剂白虎汤，为其素有痰饮，加半夏数钱。有一医者在座，问曰："此证心中不渴不热，而畏食寒凉。以余视之，虽清解药亦不宜用，子何所据而用白虎汤也?"愚曰:"此脉之洪实,原是阳明实热之证。治以白虎汤,乃为的方。其不觉渴与热者,因其素有痰饮,湿胜故也。其畏食寒凉者,因胃中痰饮与外感之热互相胶漆,致胃腑转从其化与凉为敌也。"病家素晓医理,信用愚方。两日夜间,服药十余次,共用生石膏斤许,脉始和平。愚遂旋里。隔两日复来迎愚,言病人反复甚剧,形状异常,有危在顷刻之虞。因思此证治愈甚的,何骤如此反复。及至,见其痰涎壅盛,连连咳吐不竭,精神恍惚,言语错乱,身体颤动。诊其脉,甚平和,微嫌胃气不畅舒。愚恍悟曰:前因饮食过度而复,今必又戒饮食过度而复也。其家人果谓有鉴前失,所与饮食甚少。愚曰:此次无须用药,饱食即可愈矣。其时已届晚八钟,至明饮食三次,病若失。

石膏性本微寒,而以治寒温之热百倍于他药者,以其味微辛,阴中含阳而善发汗也,然宜生用,而不宜煅用。煅之则辛散之力顿消,转能收敛外邪,凝聚痰火,使之不散（观点豆腐者必用煅),用至一两即足伤人,用石膏者当切戒之。至买此石膏时,又当细心考察,勿为药坊所欺,致以煅者冒充生者。例言中石膏条下言之甚详,可参观。

寒温为病中第一险证,而石膏为治寒温第一要药。愚生平习用生石膏,未尝少有失误。而俗医见愚重用生石膏之方,病虽治愈,亦骇为卤莽,或目为行险侥幸。

忆五年前,族家姊,年七旬有三,忽得瘫痪证,迎愚诊视。既至,见有医者在座,用药一剂。其方系散风补气理痰之品,甚为稳善,愚亦未另立方。翌日,脉变洪长,知其已成伤寒证。先时愚外祖家近族有病者,订于斯日迎愚,其车适至。愚将行,谓医者曰:此证乃瘫痪基础预伏于内,今因伤寒而

张锡纯医方精粹

发，乃两病偕来之证。然瘫痪病缓，伤寒病急，此证阳明实热已现于脉，非投以白虎加人参汤不可，君须放胆用之，断无差谬。后医者终畏石膏寒凉，又疑瘫痪证不可轻用凉药。迟延二日，病势垂危，复急迎愚。及至，则已夜半矣。诊其脉，洪而且数，力能搏指，喘息甚促，舌强直，几不能言。幸喜药坊即在本村，急取白虎加人参汤一剂，方中生石膏用三两，煎汤两盅，分二次温饮下，病稍愈。又单取生石膏四两，煮汁一大碗，亦徐徐饮下，至亭午，尽剂而愈。后瘫痪证调治不愈，他医竟归咎于愚。谓从前用过若干石膏，所以不能调治。吁！年过七旬而瘫痪者，愈者几人！独不思愚用石膏之时，乃挽回已尽之人命也。且《金匮》治热瘫痫有风引汤，原石膏与寒水石并用。彼谤愚者，生平盖未见《金匮》也。

又尝治一少年，素羸弱多病，于初夏得温证，表里俱热，延医调治不愈。适愚自他处治病归，经过其处，因与其父素稔，入视之。其脉数近六至，虽非洪滑鼓指，而确有实热，舌苔微黄，虽不甚干，毫无津液。有煎就药一剂未服，仍系发表之剂，乃当日延医所疏方，其医则已去矣。愚因谓其父曰：此病外感实热，已入阳明之府。其脉象不洪滑者，元气素虚故也。阳明府热之证，断无发表之理。况其脉数液短，兼有真阴虚损之象尤忌发汗乎！其父似有会悟，求愚另为疏方。本拟用白虎加人参汤，又思用人参即须多用石膏。其父素小心过度，又恐其生疑不敢服。遂但为开白虎汤，方中生石膏用二两。嘱其煎汁两茶盅，分二次温饮下。服后若余火不净，仍宜再服清火之药。言毕愚即旋里。后闻其服药后，病亦遂愈。迟十余日，大便又燥结，两腿微肿，将再迎愚诊治。而其父友人有自谓知医者，言其腿肿，系多服生石膏之过。而孰知系服石膏犹少之过哉！病家竟误听其言，改延他医，投以大剂承气汤，服后其人即不语矣，迁延数日而亡。夫自谓知医者，不过欲炫己之长，而妄指他人之短。岂知其言之一出，即足误人性命哉！于阴骘独无所损哉！

夫愚之被谤何足惜，独惜夫石膏之功用，原能举天下病热之人，尽登之清凉之域。而愚学浅才疏，独不能为石膏昭雪，俾石膏之功用大显于世。每一念及，曷胜扼腕！因思《伤寒论·序》中大意：谓其宗族素藩盛。自建安纪年以来，族人多患伤寒，大抵委付凡医，恣其所措，以致户口凋零，遂感愤而作《伤寒论》。故一百十三方中，救误治之方几居其半。夫仲景为医中之圣，犹任其族人之患伤寒者，为庸医所误而不能以苦口争，何况于愚也！又何怪乎愚用生石膏而遭谤也！愚今师仲景感愤著书之意，僭成《医学衷中参西录》一书。于石膏治愈之案，不觉语长词复，言之慨切。非过为石膏延誉也，实欲为患寒温者，广开生路也。天下后世之仁人君子览斯编者，必当有所兴起也。

《神农本经》药性有寒、有微寒，微寒即后世所谓凉也。石膏之性，《本经》明言微寒，不过为凉药中之一药耳。且为石之膏，而并非石质，诚为凉药中极纯良之品。世俗医者，何至畏之若是！能重用石膏一味，即能挽回寒温中垂危之大证。此愚屡经试验，上所列案中，已略举一二。即使石膏果系大寒，而当阳明府热方炽之时，用生石膏五六两，煎汤一大碗，一次只饮药一口，以火退为度。若觉微凉，即便停止，何至遽将人凉坏？况愚用此方以救寒温之热，其热退至八九分，石膏即可停止，初不待其觉凉也。又尝思之，寒温中之实火，直等燔柴之烈。惟石膏则可比救燔柴之水。设使人在燔柴中不能出，救之者若不焦头烂额，急用水泼灭其火，而复从容周旋，徐为调停。则其人必为忍人。乃何以本属可救之实热，而竟以不敢重用石膏者误之耶？且愚于可重用石膏之证，又得一确实征验，其人能恣饮新汲井泉水而不泻者，即放胆用生石膏。治之必愈。此百用不至一失之法也。

按：重用石膏治病，名医之案甚伙。今略载数条于下，并今人之用石膏治验之案数则，连类记之。以明愚之重用石膏，原非一己之私见也。

濮依云曰：家君于壬午夏病热，喜立日中，且恶凉饮，脉则皆伏。群医咸谓三阴证，慈未之敢信，质于师陆九芝先生。先生惊曰：此温热之大证，阳极似阴也，误用辛热必殆。乃迭进芩、连、膏、黄，热象大显，石膏用至斤许，热乃渐退。窃思此疾，当畏寒脉伏时，谁知其为大热者？若非家君早令习医，受吾师至教，笃信吾师之说，必为群医所误矣。

纪文达曰：乾隆癸丑春夏间，京中多疫。以张景岳法治之，十死八九。以吴又可法治之，亦不甚效验。有桐城一医，以重剂石膏治冯鸿胪星实之姬，人见者骇异。然呼吸将死，应手辄瘥。踵其法者，活人无算。有一剂用至八两，一人服至四斤者。虽刘守真之《原病式》，张子和之《儒门事亲》，专用寒凉亦未敢至是。实自古所未闻矣。

按：桐城医者，文达未详其姓名。友人刘仲华告愚曰：此医姓余，名霖，字师愚。于乾隆间著书，名《疫疹一得》，其间重用石膏方名清瘟败毒散。后道光间，归安江笔花著《医镜》，内有治一时疫发斑，用石膏至十四斤，而斑始透。盖深得余师愚之法者。

又曰：吴门顾松圃，名靖远，因父患热病，为庸医参、附所误，发愤习医，寒暑无间者，阅三十年。尝著有《医镜》十六卷，惜无刊本。近见陆定圃进士《冷卢医话》，载其治王缵功阳明热证，主白虎汤，每剂石膏三两，两剂热顿减，而遍身冷汗，肢冷发呃。别医谓非参、附不克回阳，诸医和之。群哗曰：白虎再投必毙。顾引仲景热深厥亦深之文，及喻嘉言"阳证变阴厥，万中无一"之说，谆谆力辩。诸医固执不从，投参、附回阳敛汗之剂，汗益多，而体益冷，反诋白虎之害。微阳脱在旦暮，举家惊惶，复求顾诊。仍主白虎汤，连服两大剂，汗止身温。再以前汤加减，数服而痊。因著《辨治论》，以为温热病中，宜用白虎汤并不伤人，以解世俗之惑。

按：此案服白虎汤两剂后，而转热深厥深者，以方中所用三两犹轻，不能胜此病也。若如前案中，每剂用石膏半斤，则无斯弊矣。幸其持论不移，卒能以大剂白虎汤挽回此证。又幸患此证者，必为壮实之人，其素日阴分无亏。不然服参附一剂之后，其病即不可问矣。岂犹容后日复用白虎汤哉？

徐灵胎曰："西濠陆炳若之夫人，产后感风热，瘀血未尽。医者执产后属虚寒之说，用干姜、熟地治之。汗出而身热如炭，唇燥舌紫，仍用前药。余是日偶步田间看菜花，近炳若之居，趋迎求诊。余曰：生产血枯火炽，又兼风热，复加刚燥滋腻之品，益火塞窍，凶危立见，非石膏则阳明之盛火不解。遵仲景法，用竹皮、石膏等药。余归，而他医至，笑且非之，谓自古无产后用石膏之理。盖生平未见仲景方也。其母素信余，立主服之，一剂而苏。明日炳若求诊。余曰：更服一剂，即痊愈矣，勿庸易方。如言而愈。"观此案，则产后病寒温者，石膏亦所不忌也。

按：《金匮》有竹皮大丸，治妇人乳中虚，烦乱、呕逆，即此案所谓产后风热也。竹皮大丸中，原有石膏，故徐氏谓遵仲景之法。而愚治产后寒温之实热，则用白虎加人参汤，以玄参代知母。盖退寒温之实热，知母不如石膏，而其性实寒于石膏，当为产后所忌，故竹皮大丸中不用知母。至玄参则宜于产乳余疾，《本经》有明文也。用白虎汤之例，汗吐下后，皆加人参，以其虚也。产后较汗吐下后更虚，故必加之方妥。

又曰：嘉兴朱宗臣以阳胜阴亏之体，又兼痰凝气逆。医者以温补治之，胸膈痞塞，而阳道痿。群医谓脾肾两亏，将恐无治，就余于山中。余视其体丰而气旺，阳升而阴不降，诸窍皆闭。笑谓之曰：此为肝肾双实证。先用清润之品，加石膏以降其逆气；后以消痰开胃之药，涤其中宫；更以滋肾强阴之药，振其元气。阳事既通。五月后，妻即怀孕，得一女。又一年，复得一男。观此案，则无外感而有实热者，石膏亦可用也。俗医妄谈，谓石膏能寒人之下焦，令人无子。何其言之谬耶！

袁才子曰：丙子九月，余患疟，饮吕医药，至日昳，忽呕逆头眩不止。家慈抱余起坐，觉血气自胸债起，性命在呼吸间。忽有征友赵藜村来访，家人以疾辞。曰：我解医。乃延入，诊脉看方。笑曰：容易。命速买石膏，加他药投之。余甫饮一勺，如以千钧之石，将肠胃压下，血气全消。未半盂，沉沉睡去，头上微汗，朦胧中，闻家慈喟曰：岂非仙丹乎！睡须臾醒，君犹在座，问：思西瓜否？曰：想甚。即买西瓜。曰：凭君尽量，我去矣。食片许，如醍醐灌顶，头目为轻。晚食粥。次日来曰：君所患者，阳明经疟。吕医误为太阳经，以升麻、羌活二味升提之，将君妄血逆流而上。惟白虎汤可治，然亦危矣。详观此案，石膏之功用直胜金丹，诚能挽回人命于顷刻也。以此普济群生之药，医者果何所畏惧而不肯轻用也？

治伤寒温病同用方

太医院吏目杨荣春，号华轩，南皮人。曾治一室女，周身拘挛，四肢不能少伸，年余未起床矣。诊其脉，阳明热甚。华轩每剂药中，必重用生石膏，以清阳明之热。共用生石膏四斤，其病竟愈。盖此证必因素有外感之热，传入阳明经。医者用甘寒滞泥之品，锢闭其热于阳明经中，久而不散。夫阳明主宗筋，宗筋为热所伤而拘挛。久之，周身之筋皆病矣。此锢闭之热，惟生石膏可清之内消，兼逐之外出，而他药不能也。

友人毛仙阁曾治一少妇，产后十余日，周身大热无汗，心中热而且渴。延医调治，病势转增，甚属危急。仙阁诊其脉甚洪实，舌苔黄而欲黑，撮空摸床，内风已动。治以生石膏三两，玄参一两，野台参五钱，甘草二钱。为服药多呕，取竹皮大丸之义，加竹茹二钱，煎汤一大碗，徐徐温饮下，尽剂而愈。观此案，则外感之热，直如燎原，虽在产后，岂能从容治疗乎？

孙思邈曰：智欲圆而行欲方，胆欲大而心欲小。世俗医者，遇此等证，但知心小，而不知胆大。岂病人危急之状，漠不关于心乎？

友人张少白曾治一阎姓叟，年近七旬，素有劳疾，发则喘而且嗽。于丙午冬，感冒风寒，上焦烦热，劳疾大作，痰涎胶滞，喘促异常。其脉上部洪滑，按之有力。少白治以生石膏二两，以清时气之热。因兼劳疾，加沉香五钱，以引气归肾。且以痰涎太甚，石膏能润痰之燥，不行痰之滞，故又藉沉香辛温之力，以为石膏之反佐也。一日连服两剂。于第二剂加清竹沥二钱，其病若失。劳疾自此亦愈，至今数年未尝反复。观此案，则石膏之功用，不几令人不可思议哉！然非其人感冒伤寒，又孰能重用石膏，为被除其劳疾哉？

张锡纯医方精粹

附录：

湖北潜江红十字分会张港义务医院院长崔兰亭来函。寿甫老先生台鉴：久仰仁术，普救苍生，真乃医中一大伟人也。汉唐以来，各家著述虽多，恒系理想，究少实验，是以其方有效有不效。惟先生之著述，则屡试屡验。今略举用《衷中参西录》中诸方，随手奏效数则，敬呈台端。

丁卯仲夏，国民革命军第二十军四师七旅旅长何君，身染温病。军医以香薷饮、藿香正气散治之，不效。迎仆诊视。遵用《衷中参西录》清解汤，一剂而愈。时因大军过境，温病盛行。以书中清解汤、凉解汤、寒解汤、仙露汤、从龙汤、馏水石膏饮，有呕者，兼用代赭石。本此数方，变通而用，救愈官长目兵三千余人。共用生石膏一千余斤，并未偾事。先生之《衷中参西录》，真乃世界救命之书，而堪为医界开一新纪元也。

后学又自搜求两方，亦甚奇异：一为服食松脂法。《抱朴子·内篇》有：上党赵姓，身患癞病，历年不愈。后遇异人指示，服松脂百日，癞病痊愈。不但治病，而且延年。初不知松脂为何物，后参阅群书，知松脂即是松香，解毒、除湿、消肿、止痛、生肌、化痰，久服轻身延年，辟谷不饥。《万国药方·久咳丸》，系松脂、甘草并用。向曾患咳嗽，百药不效。后每服松脂干末一钱，用凉茶送服，月余咳嗽痊愈，至今十年，未尝反复，精神比前更强壮。观此，松脂实有补髓健骨之力。

又丁卯夏，川鄂战争。敝会出发至战地，救一兵士：子弹由背透胸出，由伤处检出碎骨若干。每日令食牛乳、山药。数日，饮食稍进，口吐臭脓，不能坐立。后每日令服松脂两次，每次一钱。三日后臭脓已尽，伤口内另长新骨，月余伤口全平，行步如常。敝会送路费及路票，回川来书道谢。

又一兵士李兆元，过食生冷，身体浮肿，腹大如箕，百药罔效。令每日服松脂三钱，分三次服下，五日痊愈。

乡村一男子，患肝痈溃破，医治五年不愈，溃穿二孔，日出臭水碗许，口吐脓血，臭气异常。戊辰孟夏，迎为诊治。视其形状，危险万分，辞而不治。再三恳求。遂每早晚令服松脂一钱，五日臭脓减少，疮口合平。照前服之，半月痊愈。又有患肺痈者，服林屋山人犀黄丸不效，而服松脂辄效者，难以枚举矣。

又一方：家母年五十时患咳嗽，百药不效，严冬时卧不安枕。遇一老医，传授一方：系米壳四两，北五味三钱，杏仁去皮炒熟五钱，枯矾二钱，共为细末，炼蜜为丸，梧桐子大，每服二十丸，白糖开水送下。吞服数日，病若失，永不复发。家母生于甲辰，现年八十有六，貌若童颜。此丸不但止嗽，而且延年。以后用此丸疗治咳嗽，痊愈者笔难悉述。

此二方，皆为寻常药品，而能愈此难愈之大证，且又屡试屡效，诚佳方也。深望先生，将此二方载于贵著。或兼登各处医报，以公诸医界，则幸甚矣。

按：此来函谓：共用生石膏千余斤，治愈三千余人，未尝少有错误，是诚善用石膏者矣。录之，足证愚喜重用生石膏，以治寒温实热，原非一偏之见。且足证石膏必须生用，始能有益无害，活人千万。至所附载二方，皆甚奇异，试之有效，因并录之。

按：《伤寒论·阳明篇》中，白虎汤后继以承气汤，以攻下肠中燥结，而又详载不可攻下诸证。诚以承气力猛，倘或审证不确，即足误事。愚治寒温三十余年，得一避难就易之法，凡遇阳明应下证，亦先投以大剂白虎汤一两剂，大便往往得通，病亦即愈。即间有服白虎汤数剂，大便犹不通者，而实火既消，津液自生，肠中不致干燥，大便自易降下。用玄明粉三钱，加蜂蜜或柿霜两许，开水冲调服下，大便即通。若仍有余火未尽，而大便不通者，单用生大黄末一钱（若凉水调服生大黄末一钱可抵煮服者一两），蜜水调服，通其大便亦可。且通大便于服白虎汤后，更无下后不解之虞。盖下证略具，而脉近虚数者，遽以承气下之，原多有下后不解者，以其真阴亏、元气虚也。惟先服白虎汤或先服白虎加人参汤，去其实火，即以复其真阴、培其元气。而后微用降药通之，下后又何至不解乎？此亦愚百用不至一失之法也。

又按：重用石膏以退火之后，大便间有不通者，即可少用通利之药通之。此固愚常用之法，而随证制宜，又不可拘执成见。

曾治一少年，伤寒已过旬日，阳明火实，大便燥结。投一大剂白虎汤，一日连进二剂，共用生石膏六两。至晚九点钟，火似见退，而精神恍惚，大便亦未通行。再诊其脉，变为弦象。夫弦主火衰，亦主气虚，知此证清解已过，而其大便仍不通者，因其元气亏损，不能运行白虎汤凉润之力也。遂单用人参五钱，煎汤俾服之。须臾大便即通，病亦遂愈。

盖治此证的方，原是白虎加人参汤。因临证时审脉不确，但投以白虎汤，遂致病有变更。幸迷途未远，犹得急用人参，继所服白虎汤后以成功。诚以日间所服白虎汤尽在腹中，得人参以助之，始能运化。是人参与白虎汤，前后分用之，亦无异于一时同用之也。益叹南阳制方之神妙，诚有令人不可思议

治伤寒温病同用方

者也！

吴又可谓：如人方肉食而病适来，以致停积在胃，用承气下之，惟是臭水稀粪而已；于承气汤中，单加人参一味，虽三四十日停积之物于是方下。盖承气借人参之力鼓舞胃气，宿物始动也。又可此论，亦即愚用人参于白虎汤后，以通大便之理也。

间有用白虎汤润下大便，病仍不解。用大黄降之而后解者，以其肠中有匿藏之结粪也。

曾治一媪，年七十余，季冬得伤寒证。七八日间，延愚诊视。其脉洪长有力，表里俱热，烦渴异常，大便自病后未行。投以白虎加人参汤二剂，大便遂通。一日降下三次，病稍见愈，而脉仍洪长。细审病情，当有结粪未下。遂单用大黄三钱，煮数沸服之，下结粪四五枚，病遂见愈，仍非脉净身凉。又用拙拟白虎加人参以山药代粳米汤（在后），服未尽剂而愈。

然此乃百中之一二也。临证者，不可因此生平仅遇之证，遂执为成法，轻视白虎，而重视承气也。

又按：石膏用于外感之阳证，虽不当其时，亦无大患。惟用于阴盛格阳、真寒假热证，则危不旋踵。然此等证，即误用他凉药，其害亦同。此非石膏之过，而医者审证不确之过也。今录古人治此等证验案数则于下，以备参观。庶不至误用寒凉之药，以治阴证也。

李东垣尝治一阴盛格阳伤寒，面赤烦渴，脉七八至，但按之则散。用姜附汤加人参投之，得汗而愈。

按：阴盛格阳烦渴，与阳证烦渴确有分辨：阳证烦渴，喜用大碗饮凉水，饮后必轻快须臾；阴盛格阳烦渴，亦若嗜饮凉水，而饮至口中，又似不欲下咽，不过一两口而止。

李士材曰：休宁吴文哉伤寒，烦躁面赤，昏乱闷绝，时索冷水。其弟日休，求余诊视。手扬足掷，五六人制之，方得就诊。其脉洪大无伦，按之如丝。余曰："浮大沉小，阴证似阳也。与附子理中汤，当有生理。"日休骇曰："医者十辈至，不曰柴胡、承气，则曰竹叶、石膏。今反用热药，恶乎敢？"余曰："温剂犹生，凉剂立危矣。"遂用理中汤，加人参四钱、附子三钱。煎成，将药碗置冷水中，候冷与饮。服后一时，狂躁定矣。再剂而神爽，服参五斤而安。文哉遗以书曰："弟为俗医所误，既登鬼录矣。而兄翁拯全之，大奇亦大幸也。方弟躁热之时，医以三黄汤入牛黄，服之转加闷绝。举室哀号，惟候目瞑而已。不意兄翁毅然以为可活，参附以投，阴霜见睍。荆妻稚子，含泪欢呼，父母生之，而兄翁再生之，大恩罔极，莫可言喻，敢志巅末，乞附案帙。俾天下万世，知药不可轻投，命不可轻弃，何莫非大仁人回春之泽哉！"

按：此案中有曰时索冷水，而不曰时饮凉水，盖索者未必能饮也。

喻嘉言曰：徐国桢伤寒六七日，身热目赤，索水到前，复置不饮，异常烦躁，将门牖洞启，身卧地上，展转不快，更求入井。一医急以承气与服。余诊其脉，洪大无伦，按之无力。谓医者曰：此用人参、附子、干姜之证，奈何认为下证？ 医曰：身热目赤，有余之邪，躁急如此，再以人参、附子、干姜服之，逾垣上屋矣。余曰：阳欲暴脱，外显假热，内有真寒，以姜、附投之，尚恐不能胜回阳之任，况敢用纯阴之药，重劫其阳乎！观其得水不欲咽，情已大露。岂水尚不欲咽，而可用大黄、芒硝乎？天地燠蒸，必有大雨，此证顷刻一身大汗，不可救矣。惟用姜、附，可谓补中有发，并可以散邪退热。一举两得，至稳至当之法，何可致疑？吾在此久坐。如有差误，吾任其咎。于是以附子、干姜各五钱，人参三钱，甘草二钱，煎汤冷服。服后寒战，戛齿有声。以重绵和头覆之，缩手不肯与诊，阳微之状始著。再与前药一剂，微汗热退而安。

上所录医案，皆阴极似阳也，然其证百中不一见。愚临证数十年，亦未尝见，其证之少可知。至阳极似阴，外面虽见大寒之状，仍须投以大剂寒凉者，愚曾治过数次。前哲医案中，亦多有之。今复登数则于下，可与上列之案对观，庶可分辨阴阳于毫厘之间也。

一人，年五十，周身发冷，两腿疼痛。医者投以温补之药，其冷益甚，欲作寒战。诊其脉，甚沉伏，重按有力。其舌苔黄厚，小便赤涩。时当仲春，知其春温之热，郁于阳明而未发，故现此假象也，欲用白虎汤加连翘治之。病人闻之骇然。愚曰："但预购生石膏四两，迨热难忍时，煎汤饮之可乎？"病者曰："恐无其时耳。"愚曰："若取鲜白茅根，煎汤饮之，则冷变为热，且变为大热矣。"病者仍不确信，然欲试其验否。遂剖取鲜白茅根，去净皮，细切一大碗，煮数沸，取其汤，当茶饮之。有顷热发，若难忍。须臾再诊其脉，则洪大无伦矣。愚将所预购之四两生石膏煎汤，分三次温饮下，其热遂消。盖茅根中空，性凉能散，故饮之能将郁热达于外也。

一妇人，年二十余，得温病，咽喉作疼，舌强直，几不能言，心中热而且渴，频频饮水，脉竟沉细异常，肌肤亦不发热。遂舍脉从证，投以拙拟寒解汤（在第五卷）。得微汗，病稍见愈。明晨又复如故，舌之强直更甚，知药原对证，而力微不能胜病也。遂仍投以寒解汤，将石膏加倍，煎汤两盅，分二次温饮下，又得微汗，病遂愈。

218　　　　　　　　　　　　　　　　张锡纯医方精粹

按: 伤寒脉若沉细，多系阴证；温病脉若沉细，则多系阳证。盖温病多受于冬，至春而发，其病机自内向外。有时病机郁而不能外达，其脉或即现沉细之象。误认为凉，必至误事。又此证寒解汤既对证见愈矣，而明晨舌之强直更甚，乃将方中生石膏倍作二两，分两次前后服下，其病即愈。由是观之，凡治寒温之热者，皆宜煎一大剂，分数次服下，效古人一剂三服之法也。

喻嘉言曰：黄长人犯房劳，病伤寒，守不服药之戒。身热已退，十余日外，忽然昏沉，浑身战栗，手足如冰。急请余至，一医已合就姜、桂之药矣。余适见而骇之。姑俟诊结，再三辟其差谬。病家自疑阴证，言之不入。只得与医者约曰：此病之安危只争此药一剂，所用当否性命有关，吾与丈各立担承，倘至用药差误，责有所归。医者曰：吾治伤寒三十余年，不知甚么担承。余笑曰：吾有明眼在此，不忍见人立就倾危。若不担承，待吾用药。病家方才心安，亟请用药。予以调胃承气汤，约重五钱。煎成，热服半盏，厥渐退，人渐苏。仍与前药，服至尽剂，人事大清。忽然浑身壮热。再与大柴胡汤一剂，热退身安。

门人问曰：病者云是阴证见厥，先生确认为阳证，而用下药果应，其理安在？答曰：凡伤寒病初得发热，煎熬津液，鼻干、口渴、便秘，渐至发厥者，不问而知为热也。若阳证忽变阴厥者，万中无一，从古至今无一也，盖阴厥得之阴证，一起便直中真阴经。唇青、面白、遍体冷汗、便利、不渴、身倦多睡、醒则人事了了。与伤寒传经之热邪转入转深，人事昏惑者，万万不同也。

按: 喻氏案后之论甚明晰，学者宜细观之。

治伤寒温病同用方

张令韶曰：余治一妇人，伤寒九日，发狂，面白，谵语不识人，循衣摸床，口目眴动，肌肉抽搐，遍身手足尽冷，六脉皆无。诸医皆辞不治。余因审视良久，闻其声，重而且长，句句有力。乃曰：此阳明内实，热郁于内，故令脉道不通，非脱也。若脉真将无，则气息奄奄，危在顷刻，安得有如许气力，大呼疾声，久而不绝乎？遂用大承气汤，启齿灌下。夜间，解黑粪满床，脉出，身热，神清，舌燥而黑。更服小陷胸汤，二剂而愈。因思此证大类四逆，若误投之立死。及死之后，必以为原系死证，服之不效，数也。不知病人怀恨九泉矣。

按：此证易辨。其绝非四逆汤证。征以前案喻氏之论，自能了然。

李士材曰：社友韩茂远伤寒，九日以来，口不能言，目不能视，体不能动，四肢俱冷。众皆曰阴证。比余诊之，六脉皆无。以手按腹，两手护之，眉绉作楚，按其趺阳，大而有力，知其腹有燥粪，欲与大承气汤。病家惶惧，不敢进。余曰：吾郡能辨是证者，唯施笠泽耳。延至诊之，与余言若合符节。遂投以大承气汤，下燥粪六七枚。口能言，体能动。若"按手不及足"者，何以辨此证哉？

按：《伤寒论》仲景原叙，原有"握手不及足"之戒。足上脉三部、趺阳为胃脉，太溪为肾脉，太冲为肝脉。三脉之中，又以趺阳为要，故其叙中趺阳与人迎并举，凡临证，其手上脉不见者，皆当取其趺阳脉为准，不但寒温之证为然也。

上所列医案，皆阳极似阴也。其理惟刘河间论之最透。其言曰：畜热内甚，脉须疾数。以其热畜极甚而脉道不利，反致脉沉细而欲绝。俗未明造化之理，反谓传为寒极阴毒者。或始得之阳热暴甚，而便有此证候者；或两感热甚者，通宜解毒。

张锡纯医方精粹

如大承气汤下之后，热稍退而未愈者，黄连解毒汤调之。或微热未除者，凉解散调之。

按：此论发挥阳极似阴之理甚妙。诚以河间生平治病主火，故能体会至此。至其所论用药，则不必拘。

阴极似阳、阳极似阴之外，又有所谓戴阳证者。其人面赤烦躁，气息甚粗，脉象虽大，按之无力，又多寸盛尺虚，乃下焦虚寒，孤阳上越之危候。颇类阴极似阳，而与阴极似阳微有不同。盖阴极似阳，乃内外异致；戴阳证，乃上下异致也。愚曾治有戴阳证验案，仙露汤方后，论药宜分数次服者，不可顿服。曾引其案，以为炯戒，兹不再赘。而前人善治此证者，喻嘉言独推陶节庵立法甚妙。用人参、附子等药，收拾阳气归于下元，而加葱白透表，以散外邪。如法用之，无不愈者。然其法实本仲景，特仲景未明言治戴阳证，而节庵则明言治戴阳证耳。嘉言何不祖述仲景，而但知推重节庵也？

按：《伤寒论》原有治戴阳证之方，通脉四逆汤是也。其方载少阴篇，主"少阴病，下利清谷，里寒外热，手足厥热，脉微欲绝，身反不恶寒，其人面赤色。或腹痛，或干呕，或咽痛，或利止脉不出者"。方用炙甘草二两，生附子（经药坊制过而未炮熟者，即是生附子，非野间剖取之生附子）大者一枚，去皮破八片，干姜三两，强人可四两。上三味，以水三升，煮取一升二合，分两次服。面赤者，加葱九茎。腹中痛者，去葱加芍药二两。呕者，加生姜三两。咽痛者，去芍药加桔梗一两。利止脉不出者，去桔梗加人参三两。

按：面赤即戴阳证。于通脉四逆汤中加葱九茎，即治戴阳证之专方也。

盖上窜之元阳，原以下焦为宅窟，故用干姜、附子之大辛大温，直达下焦，据其故垒，张赤帜而招之。然恐元阳当涣散之际，不堪姜、附之健悍，故又重用甘草之温和甘缓者，以安养元气，燮理阴阳。且俾姜、附得甘草之甘而热力愈长，得甘草之缓而猛力悉化。洵乎节制之师，扫荡余寇，即以招集流亡，则元阳自乐还其宅也。特是元阳欲还，道途不无间隔，故又用葱白之温通，且取老阳之数，多至九茎，以导引介绍之。则上至九天，下至九渊，一气贯通，毫无隔碍，而元阳之归还自速也。至利止而脉不出者，其下焦之元气必虚，故又加人参二两以助元气。后日陶氏之方，不过于此汤中并加葱白、人参，何尝出仲景之范围哉！

按： 治戴阳证，用通脉四逆汤必须加葱，亦宜并加人参。而葱九茎，可变为葱白九寸。

又按： 腹痛者加芍药。若以治温病中之戴阳证，虽不腹痛，亦宜加芍药。

曾治一少年，素伤于烟色，夏月感冒时气，心中发热。因多食西瓜，遂下利清谷，上焦烦躁异常，急迎愚诊视。及至，已昏不知人。其脉上盛下虚，摇摇无根，数至六至。为疏方：用附子钱半，干姜二钱，炙甘草三钱，人参四钱，葱白五寸，生芍药五钱，又加龙骨、牡蛎（皆不用煅）、玄参各四钱。煎汤一大盅，顿饮之。须臾苏醒，下利与烦躁皆愈。时有医者二人在座，皆先愚至而未敢出方。见愚治愈，问：先生何处得此良方？答曰：此仲景方，愚不过加药三味耳，诸君岂未之见耶？遂为发明通脉四逆汤之精义，并谓其善治戴阳证。二医者皆欣然，以为闻所未闻云。

又喻嘉言曰：石开晓病伤风，咳嗽，未尝发热。自觉气迫欲死，呼吸不能相续。求余诊之，见其头面赤红，躁扰不歇，脉亦豁大而空。谓曰：此证颇奇，全是伤寒戴阳证。何以伤风小恙亦有之？急宜用人参、附子等药温补下元，收回阳气。不然子丑时，一身大汗，脱然而死矣。渠不以为然。及日落阳不用事，忙乱不能少支。忙服前药，服后稍宁片刻。又为床侧添同寝一人，逼出其汗。再用一剂，汗止身安，咳嗽俱不作。询其所由，云连服麻黄药四剂，遂如此躁急。然后知伤风亦有戴阳证，与伤寒无别。总因其人平素下虚，是以真阳易于上越耳。

按：此证由于连服麻黄四剂之后，而服药后犹设法逼出其汗，岂服麻黄时未出汗乎？独不虑其元阳因服药甫收敛，又因出汗而浮越乎？愚曾治有类此之证，其病因亦类此。愚重用山萸肉（去净核）二两，加人参、龙骨（不煅）各数钱而愈。其案详拙拟来复汤（在第一卷）后，可参视。

石膏粳米汤

治温病初得，其脉浮而有力，身体壮热。并治一切感冒初得，身不恶寒而心中发热者。若其热已入阳明之府，亦可用代白虎汤。

生石膏轧细，二两　生粳米二两半

上二味，用水三大碗，煎至米烂熟，约可得清汁两大碗，乘热尽量饮之，使周身皆汗出，病无不愈者。若阳明府热已实，不必乘热顿饮之，徐徐温饮下，以消其热可也。

或问：外感初得，即中有蕴热，阳明胃腑，不至燥实，何至遽用生石膏二两？答曰：此方妙在将石膏同粳米煎汤，乘热饮之，俾石膏寒凉之性，随热汤发散之力，化为汗液尽达于外也。西人谓胃本无化水之能，亦无出水之路。而壮实之人，饮水满胃，须臾水气旁达，胃中即空。盖胃中原多微丝血管，能引水气以入回血管（二管详解在第二卷补络补管汤下）。由回血管过肝入心，以运行于周身。由肺升出为气，由皮肤渗出为汗，余透肾至膀胱为溺。石膏煎汤，毫无气味，毫无汁浆，直与清水无异。且又乘热饮之，则敷布愈速，不待其寒性发作，即被胃中微丝血管吸去，化为汗、为气，而其余为溺，则表里之热，亦随之俱化。此寒因热用，不使伤胃之法也。且与粳米同煮，其冲和之气，能助胃气之发达，则发汗自易。其稠润之汁，又能逗留石膏，不使其由胃下趋，致寒凉有碍下焦。不但此也，清水煎开后，变凉甚速，以其中无汁浆，不能留热也。此方粳米多至二两半，汤成之后必然汁浆甚稠，饮至胃中又善留蓄热力，以为作汗之助也。是以人之欲发汗者，饮热茶不如啜热粥也。

初拟此方时，惟用以治温病。实验既久，知伤寒两三日后，身不恶寒而发热者，用之亦效。

丙辰正月上旬，愚随巡防营，自广平移居德州。自邯郸上火车，自南而北，复自北而南，一昼夜绕行千里余，车窗多破，风寒彻骨。至德州，同行病者五六人，皆身热无汗。遂用生石膏、粳米各十余两，饭甑煮烂熟，俾病者尽量饮其热汤，皆周身得汗而愈，一时称快。

沈阳县知事朱霭亭夫人，年五旬，于戊午季秋，得温病甚剧。时愚初至奉天，霭亭系愚同乡，求为诊治。见其以冰囊作枕，复悬冰囊，贴面之上侧。盖从前求东人调治，如此治法，东人之所为也。合目昏昏似睡，大声呼之，毫无知觉。其脉洪大无伦，按之甚实。愚谓霭亭曰：此病阳明府热，已至极点。外治以冰，热愈内陷。然此病尚可为，非重用生石膏不可。霭

张锡纯医方精粹

亭毓愚言，遂用生石膏细末四两、粳米八钱，煎取清汁四茶杯，徐徐温灌下。约历十点钟，将药服尽，豁然顿醒。后又用知母、花粉、玄参、白芍诸药，少加连翘以清其余热，服两剂痊愈。霭亭喜甚，命其公子良佐，从愚学医云。

镇逆白虎汤

治伤寒温病，邪传胃腑，燥渴身热，白虎证俱，其人胃气上逆，心下满闷者。

生石膏捣细，三两　知母两半　清半夏八钱　竹茹粉六钱

用水五盅，煎汁三盅。先温服一盅。病已愈者，停后服。若未痊愈者，过两点钟再温服一盅。

《伤寒论》白虎汤，治阳明府热之圣药也。盖外邪炽盛，势若燎原，胃中津液，立就枯涸，故用石膏之辛寒以祛外感之邪，知母之凉润以滋内耗之阴。特是石膏质重（虽煎作汤性亦下坠），知母味苦，苦降与重坠相并，下行之力速，胃腑之热或难尽消，且恐其直趋下焦而为泄泻也。故又藉粳米之浓汁，甘草之甘味，缓其下趋之势，以待胃中微丝血管徐徐吸去，由肺升出为气，由皮肤渗出为汗，余入膀胱为溺，而内蕴之热邪随之俱清，此仲景制方之妙也。然病有兼证，即用药难拘成方。犹是白虎汤证也，因其人胃气上逆，心下胀满，粳米、甘草不可复用，而以半夏、竹茹代之。取二药之降逆，以参赞石膏、知母成功也。

一妇人，年三十余，得温证，始则呕吐，五六日间，心下满闷，热而且渴，脉洪滑有力，舌苔黄厚。闻其未病之先，曾有郁怒未伸，因得斯证。俗名夹恼伤寒，然时当春杪，一得即不恶寒，乃温病，非伤寒也，为疏此方。有一医者在座，系病

家姻亲，非但延之治病，且以视他医之用方也。疑而问曰：此证因胃气上逆作胀满，始将白虎汤方另为更定，何以方中不用开通气分之药，若承气汤之用厚朴、枳实，而惟用半夏、竹茹乎？答曰：白虎汤用意，与承气迥异。盖承气汤，乃导邪下行之药，白虎汤乃托邪外出之药。故服白虎汤后，多有得汗而解者。间有服后未即得汗，而大热既消，其饮食之时恒得微汗，余热亦由此尽解。若因气逆胀满，恣用破气之药伤其气分，不能托邪外出，将邪陷愈深，胀满转不能消，或更增剧。试观《伤寒论》多有因误下伤其气分成结胸、成心下痞硬证，不可不知也。再试观诸泻心，不轻用破气之品，却有半夏泻心汤。又仲景治"伤寒解后，气逆欲呕"有竹叶石膏汤，半夏与石膏并用。治"妇人乳中虚，烦乱呕逆"有竹皮大丸，竹茹与石膏并用，是半夏、竹茹善降逆气可知也。今师二方之意，用之以易白虎汤中之甘草、粳米，降逆气而不伤正气，服后仍可托邪外出，由汗而解。而胀满之证，亦即消解无余。此方愚用之屡矣，未有不随手奏效者。医者闻言省悟，听愚用药。服后，病人自觉胀满之处，如以手推排下行，病亦遂愈。

白虎加人参以山药代粳米汤

治寒温实热已入阳明之府，燥渴嗜饮凉水，脉象细数者。

生石膏捣细，三两　知母一两　人参六钱　生山药六钱　粉甘草三钱

上五味，用水五盅，煎取清汁三盅，先温服一盅。病愈者，停后服。若未痊愈者，过两点钟，再服一盅。至其服法详细处，与仙露汤同。

按：《伤寒》法，白虎汤用于汗吐下后，当加人参。究

之，脉虚者即宜加之，不必在汗吐下后也。愚自临证以来，遇阳明热炽，而其人素有内伤，或元气素弱，其脉或虚数，或数微者，皆投以白虎加人参汤。实验既久，知以生山药代粳米，则其方愈稳妥，见效亦愈速。盖粳米不过调和胃气，而山药兼能固摄下焦元气。使元气素虚者，不至因服石膏、知母而作滑泻。且山药多含有蛋白之汁，最善滋阴。白虎汤得此，既祛实火又清虚热，内伤外感，须臾同愈。愚用此方救人多矣，略列数案于下，以资参考。

一叟，年近六旬，素羸弱劳嗽，得伤寒证三日，昏愦不知人。诊其脉甚虚数，而肌肤烙手，确有实热，知其脉虚证实，邪火横恣，元气又不能支持，故传经犹未深入，而即昏愦若斯也。踌躇再四，乃放胆投以此汤。将药煎成，乘热徐徐灌之。一次只灌下两茶匙。阅三点钟，灌药两盅，豁然顿醒。再尽其余，而病愈矣。

一叟，年六旬，素亦羸弱多病，得伤寒证，绵延十余日，舌苔黄厚而干，心中热渴，时觉烦躁。其不烦躁之时，即昏昏似睡，呼之眼微开，精神之衰惫可知。脉象细数，按之无力。投以凉润之剂，因其脉虚，又加野台参佐之。大便忽滑泻，日下数次。因思此证，略用清火之药即滑泻者，必其下焦之气化不固。先用药固其下焦，再清其上焦、中焦未晚也。遂用熟地黄二两，酸石榴一个，连皮捣烂，同煎汤一大碗。分三次温饮下，大便遂固。间日投以此方，将山药改用一两，以生地黄代知母。煎汤成，徐徐温饮下，一次只饮药一大口。阅八点钟，始尽剂，病愈强半。翌日又按原方，如法煎服，病又愈强半。第三日又按其方服之，尽剂而愈。

按： 熟地黄原非治寒温之药，而病至极危时，不妨用之，以救一时之急。故仲景治脉结代，有炙甘草汤，亦用干地黄（即今生地）。结代亦险脉也。无酸石榴时，可用龙骨（煅捣）、牡蛎（煅捣）各五钱代之。

一叟，年六旬余，素吸鸦片，羸弱多病。于孟冬感冒风寒，其脉微弱而浮。愚用生黄芪数钱，同表散之药治之，得汗而愈。间日，因有紧务事，冒寒出门，汗后重感，比前较剧。病卧旅邸，不能旋里，因延彼处医者诊治。时身热饮水，病在阳明之府。医者因其脉微弱，转进温补，病益进。更延他医，以为上有浮热，下有实寒，用附子、吴茱萸，加黄连治之。服后，齿龈尽肿，且甚疼痛，时觉烦躁，频频饮水，不能解渴。不得已，复来迎愚。至，诊其脉细而数，按之略实。遂投以此汤，加玄参六钱，以散其浮游之热。一剂牙疼即愈，烦躁与渴亦见轻。翌日，用原方去玄参。将药煎成，调入生鸡子黄三枚，作三次温饮下，大便得通而愈。

一人，年二十，资禀素弱。偶觉气分不舒，医者用三棱、延胡等药破之。自觉短气，遂停药不敢服。隔两日，忽发喘逆，筋惕肉动，精神恍惚。脉数至六至，浮分摇摇，按之若无。肌肤甚热，上半身时出热汗，自言心为热迫，甚觉怔忡。其舌上微有白苔，中心似黄。统观此病情状：虽陡发于一日，其受外感已非一日。盖其气分不舒时，即受外感之时。特其初不自觉耳。为其怔忡太甚，不暇取药，急用生鸡子黄四枚，温开水调和，再将其碗置开水盆中，候温服之，喘遂止，怔忡亦见愈。继投以此汤，煎汁一大碗，仍调入生鸡子黄三枚，徐徐温饮下。自晚十点钟至早七点钟，尽剂而病若失。因其从前服药伤气，俾用玄参一两，潞参五钱，连服数剂，以善其后。

一童子，年十七，于孟夏得温证，八九日间，呼吸迫促，频频咳吐，痰血相杂。其咳吐之时，疼连胸胁，上焦微嫌发闷。诊其脉，确有实热，而数至七至，摇摇无根。盖其资禀素弱，又兼读书劳心，其受外感又甚剧，故脉象若是之危险也。为其胸胁疼闷兼吐血，遂减方中人参之半，加竹茹、三七（捣细冲服）各二钱。用三七者，不但治吐血，实又兼治胸胁之疼也。一剂血即不吐，诸病亦见愈。又服一剂痊愈。

一农家孺子，年十一，因麦秋农家忙甚，虽幼童亦作劳田间，力薄不堪重劳，遂得温病，手足扰动，不能安卧，谵语不休，所言者皆劳力之事，昼夜目不能瞑。脉象虽实，却非洪滑。拟投以此汤，又虑小儿少阳之体，外邪方炽，不宜遽用人参。遂用生石膏两半，蝉退一钱。煎服后，诸病如故。复来询方，且言其苦于服药，昨所服者，呕吐将半。愚曰：单用生石膏二两，煎取清汁，徐徐温饮之，即可不吐。乃如言服之，病仍不愈。再为诊视，脉微热退，谵语益甚，精神昏昏，不省人事。急用野台参两半，生石膏二两，煎汁一大碗，分数次温饮下。身热脉起，目遂得瞑，手足稍安，仍作谵语。又于原渣加生石膏、麦冬各一两，煎汁二盅，分两次温饮下。降大便一次，其色甚黑，病遂愈。

按：此证若早用人参，何至病势几至莫救？幸即能省悟，犹能竭力挽回。然亦危而后安矣。愚愿世之用白虎汤者，宜常存一加人参之想也。

又按：此案与前案观之，凡用白虎汤而宜加人参者，不必其脉现虚弱之象也。凡谂知其人劳心过度，或劳力过度，或在老年，或有宿疾，或热已入阳明之府，脉象虽实，而无洪滑之象；或脉有实热，而至数甚数者，用白虎汤时，皆宜酌加人参。

治伤寒温病同用方

又寒温证表里皆虚，汗出淋漓，阳明胃腑仍有实热者，用此汤时，宜加龙骨、牡蛎。

一童子，年十六，于季冬得伤寒证。因医者用发表药太过，周身时时出汗，仍表里大热，心中怔忡，精神恍惚。脉象洪数，按之无力。遂用此汤，加龙骨、牡蛎（皆不煅）各一两。煎汁一大碗，分数次温饮下，尽剂而愈。

又仲景治伤寒脉结代者，用炙甘草汤，诚佳方也。愚治寒温，若其外感之热不盛，遇此等脉，即遵仲景之法。若其脉虽结代，而外感之火甚实者，亦用白虎加人参以山药代粳米汤。

曾治一叟，年六旬余，于孟冬得伤寒证，五六日间，延愚诊视。其脉洪滑，按之亦似有力。表里俱觉发热，间作呻吟，又兼喘逆，然不甚剧。投以白虎汤，一剂大热稍减。再诊其脉，或七八动一止，或十余动一止，两手皆然，而重按无力，遂于原方中加人参八钱，兼师炙甘草汤中用干地黄之意，以生地代知母。煎汁两盅，分二次温饮下，脉即调匀，且较前有力。而热仍如故。从前方中生石膏二两遂加倍为四两，煎汁一大碗，俾徐徐温饮下，尽剂而愈。

按：治此证时，愚习用白虎汤，而犹未习用白虎汤加参也。自此以后，凡年过六旬之人，即脉甚洪实，用白虎汤时，亦必少加人参二三钱。

结代之脉虽并论，究之结脉轻于代脉，故结脉间有宜开通者。

曾治一叟，年六十余，大便下血，医治三十余日，病益进，日下血十余次，且多血块，精神昏聩。延为诊视，脉洪实异常，至数不数，惟右部有止时，其止无定数，乃结脉也。其舌苔纯黑，知系温病大实之证。从前医者，但知治其便血，不

张锡纯医方精粹

知治其温病可异也。投以白虎加人参以山药代粳米汤，将石膏改用四两，煎汤三盅，分三次温饮下。每次送服旱三七细末一钱，如此日服一剂，两日血止。大便仍滑泻，脉象之洪实减半，而其结益甚，且腹中觉胀。询其病因，知得诸恼怒之后。遂改用莱菔子六钱，而佐以白芍、滑石、花粉、茅根、甘草诸药。一剂胀消，脉之至数调匀，仍稍有洪实之象，滑泻亦减。再投以加味天水散作汤服之，病遂痊愈。

寒温之证，最忌舌干，至舌苔薄而干，或干而且缩者，尤为险证。而究其原因，却非一致。有因真阴亏损者，有因气虚不上潮者，有因气虚更下陷者，皆可治以白虎加人参以山药代粳米汤。盖人参之性，大能补气，元气旺而上升，自无下陷之虞。而与石膏同用，又大能治外感中之真阴亏损。况又有山药、知母以濡润之乎！若脉象虚数者，又宜多用人参，减石膏一两，再加玄参、生地滋阴之品。煎汁三四茶盅，徐徐温饮下，一次只饮一大口，防其寒凉下侵，致大便滑泻。又欲其药力息息上达，助元气以生津液。饮完一剂，再煎一剂，使药力昼夜相继，数日舌润火退，其病自愈。

一人，年二十余，素劳力太过，即觉气分下陷，一岁之间，为治愈三次。至秋杪感冒时气，胸中烦热满闷，燥渴引饮，滑泻不止，微兼喘促，舌上无苔，其色鲜红，兼有砂粒。延医调治，投以半补半破之剂，意欲止其滑泻兼治其满闷也。服药二剂，滑泻不止。后愚为诊视，其脉似有实热，重按无力。遂先用拙拟加味天水散（在第三卷）止其滑泻。方中生山药用两半、滑石用一两。一剂泻止，继服滋阴清火之剂数剂，喘促亦愈，火亦见退，唯舌干连喉，几不能言，频频饮水，不少濡润，胸中仍觉满闷。愚恍悟曰：此乃外感时气，挟旧病复发。故其脉象虽热，按之不实。其舌干如斯者，津液因气分下陷而不上潮也。其胸中满闷者，气分下陷，胸中必觉短气。粗人不善言病情，故漫言满闷也。此时大便不行已五日。遂投以白虎加人参以山药代粳米汤。一剂，病愈十之七八，而舌之干亦减半。又服一剂，大便得通，病觉痊愈。舌上仍无津液。又用潞参一两，玄参两半，日服一剂，三日后舌上津液滋润矣。

一童子，年十三，于孟冬得伤寒证。七八日间，喘息、鼻煽动，精神昏聩，时作谵语，所言者皆劳力之事。其脉微细而数，按之无力。欲视其舌，干缩不能外伸，启齿探视，舌皮有瘀点作黑色，似苔非苔，频饮凉水，毫无濡润之意。愚曰：此病必得之劳力之余，胸中大气下陷，故津液不能上潮，气陷不能托火外出，故脉道瘀塞，不然何以脉象若是，恣饮凉水而不滑泻乎？病家曰：先生之言诚然。从前延医服药，分毫无效，不知尚可救否？曰：此病按寻常治法，一日只服药一剂，即对证亦不能见效。听吾用药勿阻，定可挽回。遂治以白虎加人参以山药代粳米汤，煎汁一大碗，徐徐温饮下，一昼夜间连进二剂，其病遂愈。

又按：脉虚数而舌干者，大便虽多日不行，断无可下之理，即舌苔黄而且黑亦不可下。惟按上所载治法，使其大便徐徐自通，方为稳善。若大便通后，而火犹炽，舌仍干者，可用潞参一两，玄参二两煮汁，徐徐饮之，以舌润火退为度。若或因服药失宜，大便通后，遂滑泻。其虚火上逆，舌仍干者，可用拙拟滋阴固下汤（在第五卷）去滑石，加沙参数钱。若其为日既久，外感之火全消，而舌干神昏。或呼吸之间，常若气不舒，而时作太息者，此大气因服药下陷，病虽愈而不能自复也。宜单用人参两许煎汤服之，或少加柴胡亦可（此证有案在第

张锡纯医方精粹

若微有余热，可加玄参佐之。

寒温下后不解。医者至此，恒多束手，不知《伤寒论》原有治此证的方，即白虎加人参汤也。其一百六十八节云："伤寒病，若吐若下后，七八日不解，热结在里，表里俱热，时时恶风，大渴，舌上干燥而烦，欲饮水数升者，白虎加人参汤主之。"

愚生平治寒温，未有下后不解者。于仙露汤后曾详论之。然恒有经他医下后不解，更延愚为诊治者。其在下后多日，大便未行，脉象不虚弱者，即按《伤寒论》原方。若在甫下之后，或脉更兼虚弱，即以山药代粳米，或更以生地代知母，莫不随手奏效。盖甫下之后，大便不实，骤用寒凉，易至滑泻。而山药收涩，地黄黏润，以之代粳米、知母，实有固下之力，而于脉之兼虚弱者，则尤宜也。况二药皆能滋真阴，下后不解，多系阴分素虚之人。阴分充足，自能胜外感之余热也。

寒温之证，过十余日，大热已退，或转现出种种危象，有宜单治以人参，不必加人参于白虎汤中者。王宇泰曰：余每治伤寒温热等证，为庸医妄汗误下，已成坏证，危在旦夕者，以人参二两，童子小便煎之，水浸冰冷，饮之立效。

又张致和曾治一伤寒坏证，势近垂危，手足俱冷，气息将断。用人参一两，附子一钱，于石铫内煎至一碗，新汲水浸之冰冷，一服而尽。少顷，病人汗出，鼻梁尖上涓涓如水。盖鼻梁应脾，若鼻端有汗者可救，以土在人身之中周遍故也。

又愚曾治一温证，已过两旬，周身皆凉，气息奄奄。确知其因误治，胸中大气下陷，遂用人参一两，柴胡二钱，作汤灌之，两剂痊愈。此证详案，在拙拟升陷汤（在第四卷）下，可参观。

白虎汤加人参，又以山药代粳米，既能补助气分、托邪外出，更能生津止渴、滋阴退热，洵为完善之方。间有真阴大虚，又必重用滋阴之药以辅翼之，始能成功者。

　　一媪，年过七旬，于孟夏得温证。五六日间，身热燥渴，精神昏愦，舌似无苔，而舌皮数处作黑色，干而且缩。脉细数，按之无力。当此高年，审证论脉，似在不治。而愚生平临证，明明见不可治之证，亦必苦心研究而设法治之。此诚热肠所迫，不能自已，然亦往往多有能救者。踌躇再四，为疏两方：一方即白虎加人参以山药代粳米汤，一方用熟地黄二两、生山药、枸杞各一两，真阿胶（不炒）五钱，煎汤后，调入生鸡子黄四枚。二方各煎汁一大碗，徐徐轮流温服。阅十点钟，尽剂而愈。自言从前服药，皆不知觉，此时则犹如梦醒。视其舌上犹干黑，然不缩矣。其脉至数仍数，似有余热。又用玄参二两，潞参一两，煎汤一大碗，徐徐温服，一日一剂。两日，大便得通。再视其舌，津液满布，黑皮有脱去者矣。隔数日，其夫年与相等，亦受温病。四五日间，烦热燥渴。遣人于八十里外致冰一担，日夜食之，烦渴如故，复迎愚诊治。其脉洪滑而长，重按有力，舌苔白厚，中心微黄。知其年虽高而火甚实也，遂投以白虎加人参以山药代粳米汤，将方中石膏改用四两。连进两剂，而热渴俱愈。其家人疑而问曰：此证从前日食冰若干，热渴分毫不退，今方中用生石膏数两，连进两剂而热渴俱愈，是石膏之性凉于冰远矣。愚曰：非也。石膏原不甚凉，然尽量食冰不愈而重用生石膏即愈者，因石膏生用能使寒温之热有出路也。西人不善治寒温，故遇寒温实热证最喜用冰，然多有不愈者。至石膏生用，性能发汗，其热可由汗解，即使服后无汗，亦可宣通内蕴之热，由腠理毛孔息息达出，人

　　　　　　　　　　　　　　　张锡纯医方精粹

自不觉耳。

　　按：此证与前证，年岁同，受病之时亦同。而一则辅以熟地、枸杞之类，以滋真阴；一则重加生石膏，以清大热。此乃随病脉之虚实、活泼加减，所以投之辄效也。

　　又按：用熟地治寒温，恒为医家所訾。然遇其人真阴太亏，不能支持外感之热者，于治寒温药中，放胆加熟地以滋真阴，恒能挽回人命于顷刻。

　　曾治一室女，资禀素羸弱，得温病五六日，痰喘甚剧。治以《金匮》小青龙汤加石膏，一剂喘顿止。时届晚八点钟，一夜安稳，至寅时喘复作，不若从前之剧，而精神恍惚，心中怔忡。再诊其脉，如水上浮麻，不分至数，按之即无，此将脱之候也。取药不暇，幸有预购山药两许，急煎服之，病少愈。此际已疏方取药，方系熟地四两，生山药一两，野台参五钱。而近处药房无野台参，并他参亦罄尽。再至他处，又恐误事。遂单煎熟地、山药饮之，病愈强半。一日之内，按其方连进三剂，病遂痊愈。

　　按：此证原当用拙拟来复汤（在第一卷），其方重用山萸肉以收脱。而当时愚在少年，其方犹未拟出，亦不知重用萸肉。而自晨至暮，共服熟地十二两，竟能救此垂危之证。熟地之功用诚伟哉！又，此证初次失处，在服小青龙汤后，未用补药。愚经此证后，凡遇当用小青龙汤而脉稍弱者，服后即以补药继之；或加人参于汤中，恐其性热，可将所加之石膏加重。

　　又按：张氏《八阵》、赵氏《医贯》、冯氏《锦囊》皆喜重用熟地，虽外感证亦喜用之。其立言诚有偏处。然当日必用之屡次见效，而后笔之于书。

　　张氏书中载有：治一老年伤寒，战而不汗。翌日届其时，犹有将汗之意。急与一大剂八味地黄汤以助其汗。服后，遂得大汗。阅数时，周身皆凉，气息甚微，汗犹不止，精神昏昏。复与原汤一剂，汗止而精神亦复。

夫用其药发汗，即用其药止汗，运用之妙，颇见慧心。

又赵氏书中谓：六味地黄汤能退寒温之实热，致贻后世口实。然其言亦非尽不验。忆昔乙酉、丙戌数年间之寒温病，热入阳明府后，凡于清解药中，能重用熟地以滋阴者，其病皆愈。此乃一时气运使然，不可笔之于书以为定法也。

又冯氏所著《本草》，谓熟地能大补肾中元气，此亦确论。凡下焦虚损，大便滑泻，服他药不效者，单服熟地即可止泻。然须日用四五两，煎浓汤服之，亦不作闷（熟地少用则作闷，多用转不闷）。少用则无效。

又善治劳嗽气不归根。

曾治一媪，劳喘甚剧，十年未尝卧寝。俾每日用熟地煎汤，当茶饮之，数日即安卧。其家反惧甚，以为如此改常，恐非吉兆，而不知其病之愈也。

由是观之，熟地能补肾中元气可知。至陈修园则一概抹倒，直视熟地为不可用，岂能知熟地哉？寒温传里之后，其人下焦虚愈太甚者，外邪恒直趋下焦作泄泻，亦非重用熟地不能愈。

岁在癸巳，应试都门，曾谒一部郎，其家有女仆，年三十余。得温病十余日，势至垂危，将昇于外，问还有治否？因为诊视：其证昼夜泄泻，昏不知人，呼之不应，其脉数至七至，按之即无，而却无大热。遂用熟地二两，生山药、生杭芍各一两，甘草三钱，煎汤一大碗，趁热徐徐灌之，尽剂而愈。

又一童子，年十四五，伤寒已过旬日，大便滑泻不止，心中怔忡异常，似有不能支持之状。脉至七至，按之不实。医者辞不治。投以熟地、生山药、生杭芍各一两，滑石八钱，甘草五钱。煎汤一大碗，徐徐温饮下，亦尽剂而愈。

至产后之证，忌用寒凉。而果系产后温证，心中燥热，舌苔黄厚，脉象洪实，亦宜投以白虎加人参以山药代粳米汤，而更以玄参代知母则尤妥善。盖愚于产后温证之轻者，其热虽入阳明之府，脉象不甚洪实，恒重用玄参一两或至二两，辄能应手奏效；若系剧者，必白虎加人参以山药代粳米汤，而更以玄参代知母方能有效。诚以石膏、玄参《本经》皆明载其治产乳。故于产后温病之轻者，可单用玄参；至温病之剧者，不妨石膏、玄参并用也。然用石膏必须佐以人参，因其时当产后，其热虽实，而体则虚也。不用知母者，《本经》未载其治产乳。不敢师心自用，漫以凉药治产后也。

友人吴瑞五，深通医学，尤笃信《医学衷中参西录》诸方，用之辄能奏效。其侄文博亦知医，有戚家延之治产后病。临行瑞五嘱之曰：果系产后温热，阳明胃腑大实，非用《医学衷中参西录》中白虎加人参以山药代粳米汤，更以玄参代知母不可。及至诊之，果系产后温证，病脉皆甚实。文博遵所嘱，开方取药，而药坊皆不肯与。谓产后断无用生石膏之理。病家因此生疑，文博辞归。病家又延医，治数日，病势垂危，复求为诊治。携药而往，如法服之，一剂而愈。

荡胸汤

治寒温结胸。其证胸膈痰饮，与外感之邪互相凝结，上塞咽喉，下滞胃口，呼吸不利，满闷短气，饮水不能下行，或转吐出。兼治疫证结胸。

治伤寒温病同用方

蒌仁_{新炒者，捣，二两}　生赭石_{研细，二两}　苏子_{炒捣，六钱}　芒硝_{冲服，四钱}

用水四盅，煎取清汁两盅，先温服一盅。结开，大便通行，停后服。若其胸中结犹未开，过两点钟，再温服一盅。若胸中之结已开，而大便犹未通下，且不觉转矢气者，仍可温服半盅。

伤寒下早成结胸。至温病未经下者，亦可成结胸。至疫病自口鼻传入，遇素有痰饮者，其疹疠之气，与上焦痰饮互相胶漆，亦成结胸。《伤寒论》陷胸汤、丸三方，皆可随证之轻重高下借用。特是大陷胸汤、丸中皆有甘遂，世俗医者，恒望而生畏。至小陷胸汤，性虽平和，又有吴又可"瘟疫忌用黄连"之说存于胸中，遂亦不肯轻用。及遇此等证，而漫用开痰、破气、利湿之品若橘红、莱菔、苍术、白芥、茯苓、厚朴诸药，汇集成方，以为较陷胸诸汤、丸稳。而且病家服之，以为药性和平，坦然无疑。不知破其气而气愈下陷，利其湿而痰愈稠黏。如此用药，真令人长太息者也。愚不得已，将治结胸诸成方变通荟萃之，于大陷胸汤中取用芒硝，于小陷胸汤中取用蒌实，又于治心下痞硬之旋覆代赭石汤中取用赭石，而复加苏子以为下行之向导，可以代大陷胸汤、丸。少服之，亦可代小陷胸汤。非欲与《伤寒论》诸方争胜也，亦略以便流俗之用云尔。

一媪，年六十余，当孟夏晨饭之际，忽闻乡邻有斗者，出视之，见强者凌弱太甚，心甚不平。又兼饭后有汗受风，遂得温证，表里俱热，胃口杜塞，腹中痛疼，饮水须臾仍吐出。七八日间，大便不通。其脉细数，按之略实。自言心中燥渴，饮水又不能受，从前服药止吐，其药亦皆吐出，若果能令饮水不吐，病犹可望愈。愚曰：易耳。为开此汤，加生石膏二两，野台参五钱。煎汤一大碗，分三次温饮下。晚间服药，翌晨大便得通而愈。当大便未通时，曾俾用山萸肉（去净核）二两煎汤，以备下后心中怔忡及虚脱。及大便通后，微觉怔忡，服之即安。

一室女得温病，二三日间，痰涎郁塞，胸膈满闷异常，频频咳吐，黏若胶漆，且有喘促之意。饮水停滞胃口，间或吐出，其脉浮滑。问之，微觉头疼，知其表证犹未罢也。遂师河间"双解散"之意，于荡胸汤中加连翘、蝉退各三钱。后微汗，大便得通而愈。

一室女，于中秋节后，感冒风寒，三四日间，胸膈满闷，不受饮食，饮水一口亦吐出。剧时，恒以手自挠其胸。其脉象滑实，右部尤甚。本拟用荡胸汤，恐其闻药味呕吐（荡胸汤中不用大黄者，为其气浓味苦。呕吐者，不待药力施行即吐出。然仍不如单用赭石更稳妥）。遂单用赭石两半，煎汤饮下。顿饭顷，仍吐出。盖其胃口皆为痰涎壅滞，仅用赭石两半，药不胜病，下行不通，复转而吐出也。又用赭石四两，煎汤一大碗，分三次，陆续温饮下。胸次遂通，饮水不吐。翌日，脉变洪长。其舌苔从前微黄，忽改黑色。遂重用白虎汤，连进两剂。共用生石膏半斤，大便得通而愈。

一童子，年十四岁，得温病，六七日间，胸膈痰涎壅滞，剧时杜塞咽喉，两目上翻，身躯后挺，有危在顷刻之势。其脉关前洪滑有力。其家固设有药坊。愚因谓其父曰：此病虽剧，易治耳。用新炒蒌仁四两（用新炒者取其气香）捣碎，煮汤一大碗，分两次服下即愈矣。盖彼时荡胸汤，犹未拟出也。其家人闻愚言，私相计曰：如此重病，而欲用药一味治愈之，先生果神仙乎！盖誉之而实疑之也。其父素晓医理，力主服之。尽剂而愈。隔数日，其邻家童子亦患此证。用新炒萎仁三两，苏子五钱，亦一剂而愈。

奉天鼓楼南，连奉澡塘曲玉轩得温病，恶心呕吐，五日不能饮食，来院求为诊治。其脉浮弦，数近六至，重按无力，口苦心热，舌苔微黄。因思其脉象浮弦者，少阳、阳明二经之气化挟温热之气上逆也；按之无力者，吐久不能饮食，缺乏水谷之气也；至数近六至者，热而兼虚，故呈此数象也。因思石膏之性能清热镇逆，且无臭味，但以之煮水饮之，或可不吐。遂用生石膏细末两半，煎汤两茶杯，分二次温饮下。初次饮未吐，至二次仍吐出。病人甚觉惶恐，加以久不饮食，几难支持。愚曰：勿恐，再用药末数钱，必然能止呕吐。遂单用生赭石细末四钱，俾以开水送下。须臾，觉恶心立止，胸次通畅，饥而思食。遂食薄粥一瓯，觉下行顺利，从此不复呕吐。而心中犹觉发热，舌根肿胀，言语不利。遂用生石膏一两，丹参、乳香、没药、连翘各三钱，两剂而愈。

奉天大东关安靴铺，安显之夫人，年四十许，临产双生，异常劳顿，恶心呕吐，数日不能饮食，精神昏聩，形势垂危。群医辞不治。延为诊视，其脉洪实，面有火色，舌苔厚而微黄。愚曰：此产后温也。其呕吐若是者，乃阳明热实，胃腑之气上逆也。投以生赭石、玄参（《本经》谓玄参主产乳）各一两，一剂而呕吐止，可进饮食。继仍用玄参同白芍、连翘以清其余热，遂痊愈。

镇逆承气汤

治寒温阳明府实，大便燥结，当用承气下之，而呕吐不能受药者。

芒硝六钱　赭石研细, 二两　生石膏捣细, 二两　潞党参五钱

上药四味，用水四盅，先煎后三味，汤将成，再加芒硝，煎一两沸，取清汁二盅，先温服一盅。过三点钟，若腹中不觉转动，欲大便者，再温服余一盅。

一邻妇，年二十余，得温病已过十日，上焦燥热、呕吐，大便燥结，自病后未行。延医数次，服药皆吐出。适愚自他处归，诊其脉，关前甚洪实，一息五至余。其脉上盛于下一倍，所以作呕吐；其至数者，吐久伤津液也。为拟此汤，一剂热退呕止，大便得通而愈。

或问：此证胃腑热实大肠燥结，方中何以复用党参？答曰：此证多有呕吐甚剧，并水浆不能存者。又有初病即呕吐，十数日不止者。其胃气与胃中津液，必因呕吐而大有伤损。故用党参补助胃中元气，且与凉润之石膏并用，大能滋胃中津液，俾胃中气足液生，自能运转药力下至魄门以通大便也。

愚用此方救人多矣。果遇此等证，放胆投之，无不效者。

一人，年四十许，二便不通，呕吐甚剧，不受饮食，倩人询方。疑系外感之热所致，问其心中发热否？言来时未尝言及。遂为约略疏方：以赭石二两以止其呕吐，生杭芍一两以通小便，芒硝三钱以通大便。隔日，其人复来，言服后呕吐即止，二便亦通，此时心中发热且渴如故。既曰如故，是其从前原有热渴之病，阳明之府证已实。特其初次遣人未尝详言也。投以大剂白虎加人参汤，一剂而愈。

按： 此证亦镇逆承气汤证。因其证两次始述明，遂致将方中药品前后两次分用之，其病亦即前后两次而愈矣。

治伤寒温病同用方

治瘟疫瘟疹方

青盂汤

治瘟疫表里俱热，头面肿疼，其肿或连项及胸。亦治阳毒发斑疹。

荷叶一个，用周遭边浮水者良，鲜者尤佳　生石膏捣细，一两　真羚羊角二钱，另煎兑服　知母六钱　蝉退去足土，三钱　僵蚕二钱　金线重楼切片，二钱　粉甘草钱半

《易·系辞》谓："震为萑苇"。荷生水中，藕茎皆中空，亦萑苇类也。其叶边平兜，茎在中央，更有震卦仰盂之象，故能禀初阳上升之气，为诸药之舟楫，能载清火解毒之药上至头面。且其气清郁，更能解毒逐秽，施于疫毒诸证尤宜也。至于叶宜取其浮水者，以水为二分氢气，一分氧气，化合而成。浮水者，贴水而生，得水面氢气最多，故善发表，如浮萍之生于水面，而善发汗也。

金线重楼，一名蚤休，一名紫河车草，味甘而淡。其解毒之功，可仿甘草，然甘草性温，此药性凉，以解一切热毒，尤胜于甘草，故名蚤休。言若中一切蛊毒，或蝎螫蛇咬，或疮疡，用之而皆可早早止住。古"蚤"与早，原相通也。古谚赞蚤休曰："七叶一枝花，深山是我家。痈疽遇着我，一似手捻拿。"盖此物七叶对生茎腰，状如莲花一朵。自叶中心出

茎，至巅开花一朵，形扁而黄，花上有黄丝下垂，故又名金线重楼。重楼者，其叶与花似各作一层也。其名紫河车草者，盖紫河为初生之地点，其处蕃多，可采之盈车，俗名为草河车误矣。其形状皮色皆如干姜。若皮不黄，而微带紫色者，其味必微辣而不甘，含有毒性，即不可用。若无佳者，方中不用此味亦可。

羚羊角与犀角，皆性凉而解毒。然犀禀水土之精气而生，为其禀土之精，故能入胃，以消胃腑之实热；为其禀水之精，故又能以水胜火、兼入心中，以消心脏本体之热力。而疫邪之未深入者，转因服犀角后，心气虚冷，不能捍御外邪，致疫邪之恣横，竟犯君主之宫。此至紧要之关系，医者不可不知。羚羊角善清肝胆之火，兼清胃腑之热。其角中天生木胎，性本条达，清凉之中，大具发表之力。与石膏之辛凉，荷叶、连翘之清轻升浮者并用，大能透发温疫斑疹之毒火郁热，而头面肿处之毒火郁热，亦莫不透发消除也。

曾治一六岁孺子，出疹三四日间，风火内迫，喘促异常。单投以羚羊角三钱，须臾喘止，其疹自此亦愈。

夫疹之毒热，最宜表散清解。乃至用他药表散清解无功，势已垂危，而单投以一味羚羊角，即能挽回，其最能清解而兼能表散可知也。且其能避蛊毒，《本经》原有明文。疫病发斑，皆挟有毒疠之气也。

僵蚕乃蚕将脱皮时，因受风不能脱下而僵之蚕。因其病风而僵，故能为表散药之向导，而兼具表散之力。是以痘疹不出者，僵蚕最能表出之。不但此也。僵蚕僵而不腐，凡人有肿疼之处，恐其变为腐烂，僵蚕又能治之，此气化相感之妙也。今坊间鬻者，多用缫丝所剩之蚕充之，其蚕能敛戢心火，与僵蚕性正相反。用此药者，当加审慎，必色白而直，且分毫无乱丝者，乃为真僵蚕。又药坊中，恒误僵蚕为姜蚕，而以姜水炒之，甚非所宜。盖此药经火炒后，则发表之力顿减矣。

疫与寒温不同。寒温者，感时序之正气，因其人卫生之道，于时序之冷暖失宜，遂感其气而为病。其病者，偶有一二人，而不相传染。疫者，感岁运之戾气，因其岁运失和，中含毒气，人触之即病。《内经·刺法论》所谓，无问大小，病状相似者是也。其病者，挨户挨村，若徭役然，故名曰疫，且又互相传染也。《内经·本病论》有五疫之名，后世约分为寒疫、温疫。治温疫，世习用东垣普济消毒饮；治寒疫，世习用巢谷世圣散子。然温疫多而寒疫少，拙拟之清盂汤，实专为治温疫设也。

病疫相传染者，以其气自口鼻而入也。其初弥漫于上焦，或烦热头疼，外薄于营卫，或身热无汗，与温病初得者相似。然温病初得，用辛凉解肌即可愈。若疫病，则必须兼用解毒之药。至其传经已深，所现之证有与寒温相似者，皆可用治寒温之药治之，然始终宜佐以解毒之药。究之，其变证多端，万言难罄。方书中惟喻氏《医门法律》、陆氏《世补斋》论之甚详。今录二家之说于下，以备参考。

喻嘉言曰：圣王御世，春无愆阳，夏无伏阴，秋无凄风，冬无苦雨。乃至民无夭札，物无疵疠，太和之气弥漫乾坤，安有所谓瘟疫哉！然而《周礼》"傩以逐疫，方氏掌之，"则瘟疫之由来，古有之矣。乡人傩，孔子朝服而致其诚敬。盖以装演巨象为傩人，不过仿佛其形；圣人以正气充塞其间，俾疫气潜消，乃位育之实功耳。古人元旦汲清泉，以饮芳香之药；上已采兰草，以袭芳香之气，重涤秽也。后汉张仲景著《伤寒论》，欲明冬寒、春温、夏秋，暑热之正，自不能并入疫病以混常法，然至理已毕具于脉法中。夫四时不正之气，感之者因而致病，初不名为疫也。因病致死，病气尸气，混合不正之气，斯为疫矣。以故鸡瘟死鸡，猪瘟死猪，牛马瘟死牛马，推之于人，何独不然？所以饥馑兵凶之际，疫病盛行，大率春夏之交为甚。盖温暑湿热之气交结互蒸，人在其中，无隙可避。病者当之，魄汗淋漓，一人病气，足充一室。况连床并榻，沿户阖境，共酿之气，益以出户尸虫、载道腐壤、燔柴掩席、委壑投崖，种种恶秽，上混苍天清净之气，下败水土物产之气。人受之者，亲上亲下，病从其类，有必然之势也。如世俗所称大头瘟者，头面腮颐肿如瓜瓢者是也；所称虾蟆瘟者，喉痹失音，颈筋胀大者是也；所称瓜瓢瘟者，胸高肋起，呕汁如血者是也；所称疙瘩瘟者，遍身红肿，发块如榴者是也；所称绞肠瘟者，腹鸣干呕，水泻不通者是也；所称软腿瘟者，便清泄白，足重难移者是也。小儿痘疹尤多。以上疫证，不明治法，咸诿之世运，良可伤悼。大率瘟疫痘疹，古昔无传，不得圣言折衷，是以多入迷途。曾不若俗见，摸索病状，反可顾名思义。昌幸微窥仲景一斑，其《平脉篇》（有谓系叔和所作者，然其文甚古奥）中云，寸口脉阴阳俱紧者，法当清邪中于上焦，浊邪中于下焦。清邪中上，名曰洁也；浊邪中下，名曰浑也。阴中于邪，必内栗也，表气微虚，里气不守，故使邪中于阴也。阳中于邪，必发热头痛，项强颈挛，腰痛胫酸，所谓阳中雾露之气。故清邪中上，浊邪中下。阴气为栗，足膝逆冷，便溺妄出，表气微虚，里气微急，三焦相溷，内外不通，上焦怫郁，脏气相熏，口烂食断也。中焦不治，胃气上冲，脾气不能转，胃气为浊，营卫不通，血凝不流。若卫气前通者，小便赤黄。

与热相搏，因热作使，游于经络，出入脏腑。热气所过，则为痈脓。若阴气前通者，阳气厥微，阴无所使，客气入内，嚏而出之，声嗢咽塞，寒厥相逐，为热为壅，血凝自下，状如豚肝。阴阳相厥，脾气孤弱，五液注下，下焦不阖，清便下重，令便数难，脐筑湫痛，命将难全。凡二百六十九字，阐发奥理，全非伤寒中所有之事。乃论疫邪从人之门，变病之总。所谓赤文绿字，开天辟地之宝符，人自不识耳。篇中大意谓，人之鼻孔通于天，故阳中雾露之邪者，为清邪，自鼻气而上入于阳，则发热头疼，颈挛，正与俗称大头瘟、虾蟆瘟之说符也。人之口气通于地，故阴中水土之邪者，为饮食浊味，自口舌而下入于阴，则其人必先内栗，足膝逆冷，便溺妄出，清便下重，脐筑湫痛，正与俗称绞肠瘟、软脚瘟之说符也。然从鼻口所入之邪，必先注中焦，以次分布上下，故中焦受邪，因而不治，则胃中为浊，营卫不通，血凝不流，其酿变即现中焦。俗称瓜瓤瘟，疙瘩瘟证，则又阳毒痈脓、阴毒遍身青紫之类也，此三焦定位之邪也。若三焦邪混而为一，内外不通，脏气熏蒸，上焦拂郁，则口烂食断。若卫气前通者，因热作使，游行经络脏腑，则为痈脓；营气前通者，因召客邪，嚏出、声嗢、咽塞，热壅不行，而下血如豚肝。然以营卫渐通，故非危候。若上焦之阳、下焦之阴两不相接，则脾气于中难以独运。斯五液注下，下焦不阖，而命难全矣。伤寒之邪，先行身之背，次行身之前，次行身之侧，由外廓而入。瘟疫之邪，则直行中道，流布三焦。上焦为清阳，故清邪从之上入；下焦为浊阴，故浊邪从之下入。中焦为阴阳交界，凡清浊之邪，必从此区分。甚者三焦相溷，上行极而下，下行极而上，故声嗢、咽塞、口烂、食断者，亦复下血如豚肝。非定中上不及下，中下不及上也。伤寒邪中外廓，故一表即散；疫邪行在中道，故表之不散。伤寒邪入胃腑，则腹满便结，故可攻下；疫邪在三焦，散漫不收，下之复合。治法：未病前预饮芳香正气药，则邪不能入，此为上也。邪既入，即以逐秽为第一义。上焦如雾，升而逐之，兼以解毒；中焦如沤，疏而逐之，兼以解毒；下焦如渎，决而逐之，兼以解毒。营卫既通，乘势追拔，勿使潜滋。

　　陆九芝曰：《内经》五疫之至，各随其所值之年，由伏而发。其治尽于"木郁达之、火郁发之、土郁夺之、金郁泄之、水郁折之"五法。盖治疫独讲太少之五运，与司天主客之六气。就寒温两面而言，却是温疫多而寒疫少。故五运之有木火土金水，半寒而半温也；六气之有湿寒、寒湿、风火、火风、燥火、火燥也，温又多于寒也。然正不得以温多于寒，而遂置寒疫于不问也。周禹载于温独说春温，而于疫又独说温疫，则既不解温之无寒，又不解疫之有寒故耳。黄坤载则知有寒疫矣。然于温疫则曰无内热。无内热何以谓之温乎？于寒疫则反用石膏，用石膏何以谓之寒乎？喻嘉言论疫专主三焦，颇得治疫之法。坤载于疫遍说六经。夫疫之小者不分经络，疫之大者顷刻变生，尚何六经传遍之有？只是仲景六经之药，不外温清两法。以之分治两疫，亦为甚合。大抵以温而疫，则论中芩、连、栀、柏之统于膏、黄者可用也；以寒而疫，则论中吴萸、蜀椒之统于姜、附者可用也。余独举运气一方冠其首，而又举普济消毒饮之治温疫者，以盖清法；举如圣散子之治寒疫者，以盖温法。而禹载之惑可解，坤载之混可别，及嘉言治温而用姜、附，即鞠通本之而用桂枝者皆可删。总而言之，不传染而有热无寒者，是曰温；传染而有热有寒者，是为疫。不得以治寒疫者治温疫，更不得以治寒疫治温病也。

一妇人，年四十许，得大头瘟证，头面肿大疼痛，两目肿不能开，上焦烦热，心中怔忡。彼家误为疮毒，竟延疡医治疗。医者自出药末，敷头面，疼稍愈。求其出方治烦热怔忡。彼言专习外科，不管心中之病。时愚应他家延请，适至其村，求为诊治。其脉洪滑有力，关前益甚。投以青盂汤，将方中石膏改用二两，煎汁两茶盅，分二次温饮下，尽剂而愈。

一人，年三十余，初则感冒发颐，数日颔下颈项皆肿，延至膺胸，渐肿而下。其牙关紧闭，惟自齿缝可进稀汤，而咽喉肿疼又艰于下咽。延医调治，服清火解毒之药数剂，肿势转增。时当中秋节后，淋雨不止，因病势危急，冒雨驱车迎愚。既至，见其颔下连项壅肿异常，状类时毒（疮中有时毒证）。抚之硬而且热，色甚红，纯是一团火毒之气。下肿已至心口，自牙缝中进水半口，必以手掩口，十分努力始能下咽。且痰涎壅滞胸中，上至咽喉，并无容水之处。进水少许必换出痰涎一口，且觉有气自下上冲，常作呃逆，连连不止。诊其脉，洪滑而长，重按有力，兼有数象。愚谓病家曰：此世俗所称虾蟆瘟也。毒热炽盛，盘踞阳明之府，若火之燎原。必用生石膏清之，乃可缓其毒热之势。从前医者在座，谓曾用生石膏一两，毫无功效。愚曰：石膏乃微寒之药，《本经》原有明文。如此热毒，仅用两许何能见效？遂用生石膏四两，清半夏四钱，金线重楼三钱，连翘、蝉退各一钱。煎服后，觉药停胸间不下，其热与肿似有益增之势。知其证兼结胸，火热无下行之路，故益上冲也。幸药坊即在本村，复急取生石膏四两，赭石三两，又煎汤徐徐温饮下，仍觉停于胸间。又急取赭石三两，蒌仁二两，芒硝八钱，又煎汤饮下，胸间仍不开通。此时咽喉益肿，

张锡纯医方精粹

再饮水亦不能下，病家惶恐无措。愚晓之曰：我所以亟亟连次用药者，正为此病肿势浸长，恐稍迟缓则药不能进。今其胸中既贮如许多药，断无不下行之理。药下行则结开便通，毒火随之下降，而上焦之肿热必消矣。时当晚十点钟。至夜半觉药力下行，黎明下燥粪数枚。上焦肿热觉轻，水浆可进。晨饭时牙关亦微开，服茶汤一碗。午后肿热又渐增。抚其胸，热犹烙手，脉仍洪实。意其燥结必未尽下，遂投以大黄四钱，芒硝五钱。又下燥粪兼有溏粪，病遂大愈。而肿处之硬者仍不甚消，胸间抚之犹热，脉象亦仍有余热。又用生石膏三两，金银花、连翘、金线重楼各数钱，煎汁一大碗，分数次温饮下。日服一剂，三日痊愈。

按：此证二次用石膏、赭石之时即宜加大黄、芒硝。

一人，年二十余，得温疫，三四日间，头面悉肿。其肿处皮肤内含黄水，破后且溃烂，身上间有斑点。闻人言，此证名大头瘟，其溃烂之状，又似瓜瓤瘟，最不易治。惧甚，求为诊视。其脉洪滑而长，舌苔白而微黄。问其心中，惟觉烦热，嗜食凉物。遂晓之曰：此证不难治。头面之肿烂，周身之斑点，无非热毒入胃而随胃气外现之象。能放胆服生石膏，可保痊愈。遂投以青盂汤。方中石膏改用三两，知母改用八钱，煎汁一大碗，分数次温饮下。一剂病愈强半。翌日，于方中减去荷叶、蝉退，又服一剂痊愈。

按：发斑之证异于疹者，以其发处不高，以手拂之，与肤平也。其证有阳毒、阴毒之分。阳毒发斑，系阳明毒热伤血所致。阴毒发斑，或为寒疫之毒，或因汗吐下后中气虚乏，或因过服凉药，遂成阴证。寒伏于下，逼其无根之火上独熏肺而发斑。其色淡红，隐隐见于肌表，与阳证发斑色紫赤者不同。愚生平所治发斑，皆系阳证，至阴证实未之见，其证之甚少可知。然正不可因阴证者甚少，而阴阳之际不详辨也。今采古人阳毒、阴毒发斑治验之案数条于下，以备参观。庶几胸有定见，临证时不至误治也。

吕沧洲云：一人伤寒十余日，身热而静，两手脉尽伏。医者以为坏证弗与药。余诊之，三部脉举按皆无，舌苔滑，两颧赤如火，语言不乱。因告之曰：此子必大发赤斑，周身如锦纹。夫血，脉之波澜也。今血为邪热所搏，掉而为斑，外现于皮肤，呼吸之气无形可倚，犹沟渠之水虽有风不能成波澜也，斑消则脉出矣。及揭其衾，而赤斑烂然。与白虎加人参汤化其斑，脉乃复常。

按：发斑至于无脉，其证可谓险矣。即遇有识者，细诊病情，以为可治，亦必谓毒火郁热盘踞经络之间，以阻塞脉道之路耳。而沧洲独断为发斑则伤血，血伤则脉不见。是诚沧洲之创论，然其言固信而有征也。

忆己亥春，尝治一少年吐血证，其人大口吐血，数日不止，脉若有若无。用药止其血后，脉因火退，转分毫不见。愚放胆用药调补之，竟得无恙（此证详案在第二卷寒降汤下）。夫吐血过多可至无脉，以证沧洲"血伤无脉"之说确乎可信。此阳毒发斑也。

许叔微治一人，内寒外热而发斑，六脉沉细，肩背胸胁斑出数点，随出随隐，旋更发出。语言狂乱，非谵语也；肌表虽热，以手按之须臾，冷透如冰。与姜、附等药数服后，得大汗而愈。此阴毒发斑也。

吴仁斋治一人，伤寒七八日，因服凉药太过，遂变身冷，手足厥逆，通身黑斑。惟心头温暖，乃伏火也。诊其六脉沉

张锡纯医方精粹

细，昏沉不知人事，亦不能言语，状似尸厥。遂用人参三白汤，加熟附子半枚，干姜二钱，水煎服下。待一时许，斑色渐红，手足渐暖。而苏醒后，复有余热不清，此伏火后作也。以黄连解毒汤、竹叶石膏汤调之而愈。此阴毒发斑，中有伏阳也。

虞天民曰：有内伤证，亦出斑疹，但微见红，此胃气极虚，一身之火游行于外。当补益气血，则中有主而气不外游，荣有养而血不外散。此证尤当慎辨。洪吉人解之曰：按此证与阳毒发斑不同，亦与阴毒发斑不同，其方当用补中益气汤，加归、芍之类。

瘟毒之病，有所谓羊毛瘟者（亦名羊毛疹）。其证亦系瘟疫，而心中兼有撩乱之证。若视其前后对心处有小痤（俗名疙瘩），以针鼻点之，其顶陷而不起，其中即有白毛，当以针挑出之。若恐挑之不净，可用发面馍馍去皮，杂以头发，少蘸香油，周身搓擦。再审其证之虚实凉热，投以治疫病之药即愈。此证古书不载，而今人患此证者甚多，其白毛，即周身之汗毛，大抵因有汗受风闭其毛孔，而汗毛不能外出，因不外出，所以作白色（若用黄酒和荞麦面擦之更好）。

清疹汤

治小儿出疹，表里俱热，或烦躁引饮，或喉疼声哑，或喘逆咳嗽。

生石膏捣细，一两　知母六钱　羚羊角二钱　金线重楼切片，钱半　薄荷叶二钱　青连翘二钱　蝉退去足土，钱半　僵蚕二钱

用水煎取清汤一盅半，分二次温饮下，以服后得微汗为佳。若一次得微汗者，余药仍可再服。若服一次即得大汗者，

余药当停服。此药分量，系治七八岁以上者。若七八岁以下者，可随其年之大小，斟酌少用。或将药减半或用三分之一皆可。

喉疼声哑者，可将石膏加重五钱，合前得两半。若疹出不利者，用鲜苇根（活水中者更佳）一大握去节，水煎沸，用其水煎药。

疹证多在小儿。想小儿脏腑间原有此毒，又外感时令之毒气而发，则一发表里俱热。若温病初得之剧者，其阳明经府之间，皆为热毒之所弥漫，故治此证，始则发表，继则清解。其有实热者，皆宜用石膏。至喉疼声哑者，尤为热毒上冲，石膏更宜放胆多用。惟大便滑泻者，石膏、知母皆不宜用，可去此二药，加滑石一两，甘草三钱。盖即滑泻亦非凉证，因燥渴饮水过多，脾胃不能运化故也。故加滑石以利其小便，甘草以和其脾胃，以缓水饮下趋之势。若其滑泻之甚者，可用拙拟滋阴宣解汤（在第五卷），即可止泻，又可表疹外出也。然此证最忌滑泻，恐其毒因滑泻内陷即不能外出。若服以上方而滑泻不止，可用生山药两许，轧细煮作粥，再将熟鸡子黄两三枚捏碎调粥中服之，其滑泻必止。泻止后，再徐徐以凉药清补之。

羚羊角最为治疹良药，于前青盂汤后曾论及之。惜此药今昂贵，坊间且多以他角伪充。若系整者，其角上有节若螺纹，而非若螺纹之斜绕，至其角尖二寸许则无螺纹矣。其中有木胎，作苍黄参半之色（其色似木非真木也），是为真者。可锉取其周遭及角尖。用时另煮，兑药中服，或与所煮他药，前后随服皆可。盖以其药珍重，不欲以他药渣混之也。若药坊已切成片，真伪亦可辨。其真者，片甚硬，其中碎片甚多，以其硬而脆故也。其色有直白者，有间带苍黄色者，即其近木胎处也。

以火燃之，无腥臭气，而转有清郁之气（角上之节有假作旋成者，细审可辨）。

壬寅之岁，曾训蒙于邑之仁村，愚之外祖家也。季春夜半，表弟刘铭轩叩门求方，言其子（年六岁）于数日间出疹。因其苦于服药，强令服即作呕吐，所以未来询方。今夜忽大喘不止，有危在顷刻之势，不知还可救否，遂与同往视之。见其不但喘逆迫促，且精神恍惚，肢体骚扰不安，脉象摇摇而动，按之无根，知其毒火内攻，而肝风已动也。为其苦于服药，遂但取羚羊角三钱，幸药坊即在本村，须臾药至，急煎成汤。视其服下，过二十分钟即安然矣。其疹从此亦愈。其舅孙宝轩，沧州名医也。翌日适来省视，见愚所用羚羊角，讶为仙方（此证于青盂汤下曾略言之）。

奉天北关友人朱贡九之哲嗣文治，年五岁，于庚申立夏后，周身壮热，出疹甚稠密，脉甚洪数，舌苔白厚。知其疹而兼瘟也，欲以凉药清解之，因其素有心下作疼之病，出疹后贪食鲜果，前一日犹觉疼，又不敢投以重剂。遂勉用生石膏、玄参各六钱，薄荷叶、蝉退各一钱，连翘二钱。晚间服药，至翌日午后视之，其热益甚，喉疼，气息甚粗，鼻翅煽动，且自鼻中出血少许，有烦躁不安之意。愚不得已，重用生石膏三两，玄参、麦冬（带心）各四钱，仍少佐以薄荷叶、连翘诸药。俾煎汤二茶盅，分三次温饮下。至翌日视之，则诸证皆轻减矣，然余热犹炽。而大便虽下一次，仍系燥粪。询其心犹发热，脉仍有力，遂于凉解药中，仍用生石膏一两，连服两剂，壮热始退。继用凉润清解之剂，调之痊愈。

按：此证初次投以生石膏、玄参各六钱，其热不但不退而转见增加，则石膏之性原和平，确非大凉可知也。至其证现种

治瘟疫瘟疹方

种危象，而放胆投以生石膏三两，又立能挽回，则石膏对于有外感实热诸证，直胜金丹可知。近世笃信西术者，恒目石膏为无用之物。彼亦曾亲自试验，若愚之放胆用生石膏乎？盖彼所谓石膏无用者，不过用石膏四五钱，极多或至一两，如此以治壮盛之火则诚无用矣。若更用煅者，则不惟无用，而且足害人矣。夫人非圣神，何能出言皆是？世人素重其人，竟于其出言偶差者，亦笃信之，误人即不可胜计。愚愿负当世哲学之名者，其于出言之际，尚自加审慎哉！

又此证因心下素有疼病，故石膏、玄参初止用六钱。若稍涉游移，并石膏、玄参亦不敢用。再认定疹毒，宜托之外出，而多用发表之品，则翌日现证之危险，必更加剧。即后投以大剂凉药，亦不易挽回也。目睹耳闻，知孺子罹瘟疹之毒，为俗医药误者甚多，故于记此案时，而再四详为申明。夫孺子何辜，疾厄可悯。孰任救人之责者，尚其深思愚言哉！

瘟疫之证，虽宜重用寒凉，然须谨防其泄泻。若泄泻，则气机内陷，即无力托毒外出矣。是以愚用大剂寒凉治此等证时，必分三四次徐徐温服下，俾其药力长在上焦。及行至下焦，其寒凉之性已为内热所化，自无泄泻之弊。而始终又须以表散之药辅之，若薄荷、连翘、蝉退、僵蚕之类。则火消毒净，疹愈之后亦断无他患矣。至若升麻、羌活之药，概不敢用。

友人刘仲华，济南博雅士也，精通医学。曾治一孺子，出疹刚见点即回。医者用一切药，皆不能表出。毒气内攻，势甚危急，众皆束手。仲华投以《伤寒论》麻杏甘石汤，一剂疹皆发出，自此遂愈。

夫麻杏甘石汤，为汗后、下后，汗出而喘、无大热者之方。仲华用以治疹，竟能挽回人命于顷刻，可为善用古方者矣（用此方者，当视其热度之高低，热度高者石膏用一两，麻黄用一钱，热度低者石膏用一两，麻黄用二钱）。

前贤善治小儿者，首推钱仲阳。方书载有睦亲宫十太尉病疮疹，众医治之。王曰：疹未出，属何脏腑？一医言胃气热，一医言伤寒不退，一医言疹在母腹中有毒。钱氏曰：若胃气热何以乍凉乍热？若言在母腹中有毒，属何脏也？医曰：在脾胃。钱氏曰：既在脾胃，何以惊悸？夫胎在腹中，月至六七，则已成形，食母秽液，入儿五脏，食至十月，满胃脘中。至生之时，口有不洁，产母以手拭净，则无疾病。俗以黄连汁压之，方下脐粪及涎秽也。此亦母之不洁，余气入儿脏中，本先因微寒入而成。疮疹未出，五脏皆见病证。内一脏受秽多者，乃出疮疹。初欲病时，先呵欠、顿闷、惊悸、乍凉乍热、手足冷、面腮赤、颊赤、嗽、喷嚏，此五脏证俱见。呵欠、顿闷，肝也；时发惊悸，心也；乍凉乍热、手足冷，脾也；面赤、腮颊赤、喷嚏，肺也。惟肾无候，以在腑下，不能食秽。故凡疮疹，乃五脏毒，若出归一证。肝水泡，肺脓疱，心斑，脾疹，惟肾不食秽毒而无诸证。疮黑者属肾，由不慎风冷而不饱，内虚也。又用抱龙丸数服愈。以其别无他候，故未发出，则见五脏证。既出，则归一脏矣。

按： 此论实能将疹之由来，阐发无余蕴矣。尝读赵晴初医话稿，谓斑疹之证，恒有发于肠胃嗌膈之间。因肌肤间不见，往往不知为斑疹而误治者。愚初因无征，未能确信。后见有猪病瘟死者，剖解视之，其脏腑间，皆有红点甚多。由斯观之，斑疹内发而外不见之说，确乎可信。斯在临证者，精心考验，见有若发斑疹病状，而外不见斑疹，亦宜用治斑疹之法治之也。

治瘟疫瘟疹方

治疟疾方

加味小柴胡汤

治久疟不愈，脉象弦而无力。

柴胡三钱　黄芩三钱　知母三钱　潞参三钱　鳖甲醋炙，三钱　清半夏二钱　常山酒炒，钱半　草果一钱　甘草一钱　酒曲三钱　生姜三钱　大枣两枚，捭开

疟初起者，减潞参、鳖甲。热甚者，加生石膏五六钱，或至一两。寒甚者，再加草果五分，或至一钱（神曲皆发不好，故方中用酒曲）。

疟邪不专在少阳，而实以少阳为主，故其六脉恒露弦象。其先寒者，少阳之邪外与太阳并也；其后热者，少阳之邪内与阳明并也。故方中用柴胡以升少阳之邪，草果、生姜以祛太阳之寒，黄芩、知母以清阳明之热。又疟之成也，多挟痰、挟食，故用半夏、常山以豁痰，酒曲以消食也。用人参，因其疟久气虚，扶其正即所以逐邪外出。用鳖甲者，因疟久则胁下结有痞积（方书名疟母，实由肝脾胀大）。消其痞积，然后能断疟根株。用甘草、大枣者，所以化常山之猛烈而服之不至瞑眩也。

或问：叶氏医案，其治疟之方，多不用柴胡。其门人又有相传之说，谓不宜用柴胡治疟。若误用之，实足偾事。其说果可信乎？答曰：叶氏当日声价甚高，疟原小疾，初起之时，鲜

有延之诊治者。迨至疟久，而虚证歧出，恒有疟邪反轻，而他病转重。但将其病之重者治愈，而疟亦可随愈。此乃临证通变之法，非治疟之正法也。至于病在厥阴，亦有先寒后热，出汗少愈，形状类疟之证。此系肝气虚极将脱。若误认为疟，用柴胡升之，凶危立见。此当重用山萸肉，以敛而补之（观第一卷来复汤后医案、自明其理）。是以《本经》山茱萸亦主寒热也。叶氏门人所谓误用柴胡足偾事者，大抵指此类耳。

或问：叶氏治疟，遇其人阴虚燥热者，恒以青蒿代柴胡。后之论者，皆赞其用药，得化裁通变之妙。不知青蒿果可以代柴胡乎？答曰：疟邪伏于胁下两板油中，乃足少阳经之大都会。柴胡之力，能入其中，升提疟邪透膈上出，而青蒿无斯力也。若遇阴虚者，或热入于血分者，不妨多用滋阴凉血之药佐之。若遇燥热者，或热盛于气分者，不妨多用清燥散火之药佐之。

曾治一人，疟间日一发，热时若燔，即不发疟之日，亦觉心中发热，舌燥口干，脉象弦长（凡疟脉皆弦），重按甚实。知其阳明火盛也，投以大剂白虎汤，加柴胡三钱。服后，顿觉心中清爽。翌晨，疟即未发。又煎前剂之半，加生姜三钱，服之而愈。

又尝治一人得温病，热入阳明之府，舌苔黄厚，脉象洪长。又间日一作寒热，此温而兼疟也。然其人素有鸦片嗜好，病虽实，而身体素虚。投以拙拟白虎加人参以麦冬代知母、山药代粳米汤（在第六卷），亦少加柴胡，两剂而愈。

或问：太阳主皮肤，阳明主肌肉，少阳介于皮肤肌肉之间，故可外与太阳并，内与阳明并。今言疟邪伏于胁下两板油中，则在阳明之里矣。又何能外与太阳并，内与阳明并？答曰：此段理解，至精至奥，千古未发。今因子问，愚特详悉言之。人身十二经，手足各六。其他手足同名之经，原各有界限，独少阳经，《内经》谓之游部。所谓游部者，其手足二经，一脉贯通，自手至足，自足至手，气化游行，而毫无滞碍也。故方书论三阳之次第，外太阳，其内少阳，又其内阳明。是少阳在太阳之内，阳明之外也。此指手少阳而言，乃肥肉、瘦肉中间之脂膜，以三焦为府者也。至其传经之先后，即由太阳而阳明，由阳明而少阳。是少阳不惟在太阳之内，并在阳明之内也。此指足少阳而言，即两胁下之板油，以胆为府者也。疟邪伏于其中，其初发也，由板油而达三焦，由三焦而及肥肉、瘦肉间之脂膜，遂可与太阳相并，而为表寒之证，此太阳指太阳之经而言，非指府也。迨至疟邪不能外出，郁而生热。其热由肌肉而内陷，缘三焦直达于胃（三焦即膜油原与胃相连）。遂可与阳明相并，而成里热之证，此指阳明之府而言（胃为阳明之府），非指经也。若但认为阳明之经相并，其热惟在于肌肉间，何以疟当热时，脉现洪实，不但周身发热，胃中亦觉大热，而嗜饮凉水乎？盖古籍立言简括，经府未尝指明。后世方书，又不明少阳为游部之理，而分手足少阳为二经。是以对于此等处，未有一显明发挥者。

西人治疟，恒用鸡纳霜。于未发疟之日，午间、晚间各服半瓦，白糖水送下。至翌晨又如此服一次，其疟即愈。

按：鸡纳霜，系用鸡纳树皮熬炼成霜。其树生于南美洲，其皮有红者、黄者、金黄者。炼霜以其皮金黄者为上，故又称金鸡纳霜。此药又名规尼涅，若制以硫酸，名硫酸规尼涅；制以盐酸，名盐酸规尼涅。性皆凉，而盐酸者尤凉。若治疟，宜用盐酸者，省文曰盐规。为其为树皮之液炼成，故能入三焦，

　　　　　　　　　　　　　　张锡纯医方精粹

外达腠理而发汗（腠理系皮里之膜亦属少阳，方书有谓系肥肉瘦肉中间之膜者非是）。为三焦为手少阳之府，原与足少阳一脉贯通。故又能入胁下板油之中，搜剔疟邪之根蒂也。

　　治疟便方，有单用密陀僧者。然其药制之不能如法，轻率服之，实与性命有关。《医话稿》曾载有医案可考也。即制之如法，服之为行险之道。

治内外中风方

搜风汤

治中风。

防风六钱　真辽人参四钱，另炖同服，贫者可用野台参七钱代之，高丽参不宜用　清半夏三钱　生石膏八钱　僵蚕二钱　柿霜饼五钱，冲服　麝香一分，药汁送服

中风之证，多因五内大虚，或秉赋素虚，或劳力劳神过度，风自经络袭入，直透膜原而达脏腑，令脏腑各失其职。或猝然昏倒，或言语蹇涩，或溲便不利，或溲便不觉，或兼肢体痿废偏枯，此乃至险之证。中之轻者，犹可迟延岁月；中之重者，治不如法，危在翘足间也。故重用防风，引以麝香，深入脏腑以搜风。犹恐元气虚弱，不能运化药力以逐风外出，故用人参以大补元气，扶正即以胜邪也。用石膏者，因风蕴脏腑，多生内热，人参补气助阳分亦能生热，石膏质重气轻，性复微寒。其重也，能深入脏腑；其轻也，能外达皮毛；其寒也，能祛脏腑之热，而即解人参之热也。用僵蚕者，徐灵胎谓邪之中人，有气无形，穿经入络，愈久愈深。以气类相反之药投之，则拒而不入，必得与之同类者合入诸药，使为向导，则药至病所。而邪与药相从，药性渐发，邪或从毛孔出，从二便出，不能复留，此从治之法也。僵蚕因风而僵，与风为同类，故善引

张锡纯医方精粹

祛风之药至于病所成功也。用半夏、柿霜者，诚以此证皆痰涎壅滞。有半夏以降之，柿霜以润之，而痰涎自息也。

此证有表不解，而浸生内热者，宜急用发汗药解其表，而兼清其内热。又兼有内风煽动者，可与后"内中风治法"汇通参观，于治外感之中兼有熄内风之药，方为完善。

中风之证，有偏寒者，有偏热者，有不觉寒热者，拙拟此方治中风之无甚寒热者也。若偏热者，宜《金匮》风引汤加减（干姜、桂枝宜减半）；若偏寒者，愚别有经验治法。

曾治一媪，年五十许，于仲冬忽然中风昏倒，呼之不应，其胸中似有痰涎壅滞，大碍呼吸。诊其脉微细欲无，且迟缓，知其素有寒饮，陡然风寒袭入，与寒饮凝结为恙也。急用胡椒三钱捣碎，煎两三沸，取浓汁多半茶杯灌之，呼吸顿觉顺利。继用干姜六钱，桂枝尖、当归各三钱，连服三剂，可作呻吟，肢体渐能运动，而左手足仍不能动。又将干姜减半，加生黄芪五钱，乳香、没药各三钱，连服十余剂，言语行动遂复其常。

若其人元气不虚，而偶为邪风所中，可去人参，加蜈蚣一条，全蝎一钱。若其证甚实，而闭塞太甚者。或二便不通，或脉象郁涩，可加生大黄数钱，内通外散，仿防风通圣散之意可也。

徐灵胎曾治一人，平素多痰，手足麻木。忽昏厥遗尿，口噤手拳，痰声如锯。医者进参、附、熟地等药，煎成未服。诊其脉，洪大有力，面赤气粗。此乃痰火充实，诸窍皆闭。服参、附立危。遂以小续命汤去桂、附，加生军一钱为末，假称他药纳之，恐旁人之疑骇也。三剂而有声，五剂而能言。然后以养血消痰之药调之。一月后，步履如初。

此案与愚所治之案对观，则凉热之间昭然矣。又遗尿者多属虚，而此案中之遗尿则为实。是知审证者，不可拘于一端也。然真中风证极少，类中风者极多，中风证百人之中真中风不过一二人。审证不确，即凶危立见。此又不可不慎也。

熄风汤

治类中风

人参五钱　赭石煅研，五钱　大熟地一两　山萸肉去净核，六钱　生杭芍四钱　乌附子一钱　龙骨不用煅，五钱，捣　牡蛎不用煅，五钱，捣

类中风之证，其剧者忽然昏倒，不省人事，所谓尸厥之证也。秦越人论虢太子尸厥谓：上有绝阳之络，下有破阴之纽。妙哉其言也！

盖人之一身，阴阳原相维系，阳性上浮而阴气自下吸之，阴性下降而阳气自上提之。阴阳互根，浑沦环抱，寿命可百年无恙也。有时保养失宜，下焦阴分亏损，不能维系上焦阳分，则阳气脱而上奔，又兼肾水不能濡润肝木，则肝风煽动，痰涎上壅，而猝然昏倒，僵直如尸矣。故用赭石佐人参，以挽回其绝阳之络，更有龙骨、牡蛎以收敛之，则阳能下济。用萸肉佐熟地以填补其破阴之纽，更有附子以温煦之，则阴可上达。用芍药者，取其与附子同用，能收敛浮越之元气归藏于阴也。且此证肝风因虚而动，愈迫阳气上浮。然此乃内生之风，非外来之风也，故宜用濡润收敛之品以熄之。芍药与龙骨、牡蛎、萸肉又为宁熄内风之妙品也。

若其肝风虽动，而阴阳不至离绝。其人或怔忡不宁，或目眩头晕，或四肢间有麻木之时，可单将方中龙骨、牡蛎、萸肉各七八钱，更加柏子仁一两以滋润肝木，其风自熄。盖肝为将

军之官，内寄龙雷之火，最难驯服，惟养之、镇之，恩威并用，而后骄将不难统驭也。

或问：中风之证，河间主火，东垣主气，丹溪主湿。所论虽非真中风，亦系类中风。陈修园概目为小家技者何也？答曰：以三子意中几无所谓真中风，直欲执其方以概治中风之证也。如河间地黄饮子治少阴气厥不至，舌喑不能言，足废不能行。果其病固不差，其方用之多效。倘其证兼外感，服之转能固闭风邪，不得外出，遗误非浅。若《金匮》侯氏黑散、风引汤诸方，既治外感，又治内伤。而其所用之药，不但并行不悖，且能相助为理。超超玄著，神妙无穷。以视三子之方，宁非狭小！夫经方既如此超妙，而愚复有熄风汤与前搜风汤之拟者，非与前哲争胜也。盖为仓猝救急之计，与侯氏黑散诸方用意不同也。

按： 类中风之证不必皆因虚。王孟英曰：若其平素禀阳盛，过啖肥甘，积热酿毒，壅塞隧络，多患类中风，宜化痰清热，流利机关。自始至终，忌投补滞。徐氏《洄溪医案》中所治中风案最精当。

逐风汤

治中风抽掣及破伤后受风抽掣者。

生箭芪六钱　当归四钱　羌活二钱　独活二钱　全蝎二钱　全蜈蚣大者两条

蜈蚣最善搜风，贯串经络脏腑，无所不至。调安神经又具特长（因其节节有脑是以善理神经）。而其性甚和平，从未有服之觉瞑眩者。

曾治一媪，年六旬，其腿为狗咬破受风，周身抽掣。延一老医调治，服药十余日，抽掣愈甚。所用之药，每剂中皆有全蝎数钱，佐以祛风、活血、助气之药。仿佛此汤而独未用蜈蚣。遂为拟此汤，服一剂，而抽掣即止。又服一剂，永不反复。

又治一人，年三十余，陡然口眼歪斜。其受病之边，目不能瞬。俾用蜈蚣二条为末，防风五钱，煎汤送服，三次痊愈。

审斯，则蜈蚣逐风之力，原迥异于他药也，且其功效不但治风也。愚于疮痈初起甚剧者，恒加蜈蚣于托药之中，莫不随手奏效。虽本草谓有坠胎之弊，而中风抽掣，服他药不效者，原不妨用。《内经》所谓"有故无殒，亦无殒也"。况此汤中，又有黄芪、当归以保摄气血，则用分毫何损哉！

加味黄芪五物汤

治历节风证，周身关节皆疼。或但四肢作疼，足不能行步，手不能持物。

生箭芪一两　于术五钱　当归五钱　桂枝尖三钱　秦艽三钱广陈皮三钱　生杭芍五钱　生姜五片

热者加知母，凉者加附子，脉滑有痰者加半夏。

《金匮》桂枝芍药知母汤，治历节风之善方也。而气体虚者用之，仍有不效之时，以其不胜麻黄、防风之发也。今取《金匮》治风痹之黄芪五物汤，加白术以健脾补气，而即以逐痹（《本经》逐寒湿痹）。当归以生其血，血活自能散风（方书谓血活风自去）。秦艽为散风之润药，性甚和平，祛风而不伤血。陈皮为黄芪之佐使，而其里白似肌肉，外红似皮肤，筋膜似脉络，棕眼似毛孔，又能引肌肉经络之风达皮肤由毛孔而出也。广橘红其大者皆柚也，非橘也。《本经》原橘柚并称，故用于药

张锡纯医方精粹

中，橘柚似无须分别（他处柚皮不可入药）。且名为橘红，其实皆不去白，诚以原不宜去也。

加味玉屏风散

作汤服。治破伤后预防中风，或已中风而瘛疭，或因伤后房事不戒以致中风。

生箭芪一两　白术八钱　当归六钱　桂枝尖钱半　防风钱半黄蜡三钱　生白矾一钱

此方原为预防中风之药，故用黄芪以固皮毛，白术以实肌肉，黄蜡、白矾以护膜原，犹恐破伤时微有感冒，故又用当归、防风、桂枝以活血散风。其防风、桂枝之分量特轻者，诚以此方原为预防中风而设，故不欲重用发汗之药以开腠理也。自拟此方以来，凡破伤后恐中风者，俾服药一剂，永无意外之变，用之数十年矣。

表侄高淑言之族人，被贼用枪弹击透手心，中风抽掣，牙关紧闭，自牙缝连灌药无效，势已垂危。从前其庄有因破伤预防中风服此方者，淑言见而录之。至此，淑言将此方授族人，一剂而愈。

又一人，被伤后，因房事不戒，中风抽掣，服药不效。友人毛仙阁治之，亦投以此汤而愈。

夫愚拟此方，原但为预防中风，而竟如此多效，此愚所料不及者也。

盖《本经》原谓黄芪主大风。方中重用黄芪一两，又有他药以为之佐使，宜其风证皆可治也。若已中风抽掣者，宜加全蜈蚣两条。苦更因房事不戒，以致中风抽风者，宜再加真鹿角胶三钱（另煎兑服），独活一钱半。若脉象有热者，用此汤时，知母、天冬皆可酌加。

镇肝熄风汤

治内中风证（亦名类中风，即西人所谓脑充血证）。其脉弦长有力（即西医所谓血压过高），或上盛下虚，头目时常眩晕，或脑中时常作疼发热，或目胀耳鸣，或心中烦热，或时常噫气，或肢体渐觉不利，或口眼渐形歪斜，或面色如醉。甚或眩晕，至于颠仆，昏不知人，移时始醒。或醒后不能复原，精神短少。或肢体痿废，或成偏枯。

怀牛膝一两　生赭石轧细，一两　生龙骨捣碎，五钱　生牡蛎捣碎，五钱　生龟板捣碎，五钱　生杭芍五钱　玄参五钱　天冬五钱　川楝子捣碎，二钱　生麦芽二钱　茵陈二钱　甘草钱半

心中热甚者，加生石膏一两。痰多者，加胆星二钱。尺脉重按虚者，加熟地黄八钱，净萸肉五钱。大便不实者，去龟板、赭石，加赤石脂（喻嘉言谓石脂可代赭石）一两。

风名内中，言风自内生，非风自外来也。《内经》谓"诸风掉眩，皆属于肝"。盖肝为木脏，于卦为巽，巽原主风，且中寄相火，征之事实，木火炽盛，亦自有风。此因肝木失和，风自肝起，又加以肺气不降，肾气不摄，冲气、胃气又复上逆。于斯，脏腑之气化皆上升太过，而血之上注于脑者，亦因之太过，致充塞其血管而累及神经。其甚者，致令神经失其所司，至昏厥不省人事。西医名为脑充血证，诚由剖解实验而得也。是以方中重用牛膝以引血下行，此为治标之主药。而复深究病之本源，用龙骨、牡蛎、龟板、芍药以镇熄肝风。赭石以降胃、降冲。玄参、天冬以清肺气，肺中清肃之气下行，自能镇制肝木。至其脉之两尺虚者，当系肾脏真阴虚损，不能与真

　张锡纯医方精粹

阳相维系。其真阳脱而上奔，并挟气血以上冲脑部，故又加熟地、萸肉以补肾敛肾。从前所拟之方，原止此数味，后因用此方效者固多，间有初次将药服下，转觉气血上攻而病加剧者。于斯加生麦芽、茵陈、川楝子，即无斯弊。盖肝为将军之官，其性刚果，若但用药强制，或转激发其反动之力。茵陈为青蒿之嫩者，得初春少阳生发之气，与肝木同气相求，泻肝热兼舒肝郁，实能将顺肝木之性。麦芽为谷之萌芽，生用之亦善将顺肝木之性使不抑郁。川楝子善引肝气下达，又能折其反动之力。方中加此三味，而后用此方者，自无他虞也。心中热甚者，当有外感，伏气化热，故加石膏。有痰者，恐痰阻气化之升降，故加胆星也。

按： 内中风之证，曾见于《内经》。而《内经》初不名为内中风，亦不名为脑充血，而实名之为煎厥、大厥、薄厥。今试译《内经》之文以明之，《内经·脉解》篇曰："肝气当治而未得，故善怒，善怒者名曰煎厥。"盖肝为将军之官，不治则易怒，因怒生热，煎耗肝血，遂致肝中所寄之相火，掀然暴发，挟气血而上冲脑部，以致昏厥。此非因肝风内动，而遂为内中风之由来乎？

又《内经·调经论》曰："血之与气，并走于上，则为大厥，厥则暴死。气反则生，气不反则死。"盖血不自升，必随气而上升，上升之极，必致脑中充血。至所谓气反则生，气不反则死者，盖气反而下行，血即随之下行，故其人可生。若其气上行不反，血必随之充而益充，不至血管破裂不止，犹能望其复苏乎？读此节经文，内中风之理明，脑充血之理亦明矣。

又《内经·生气通天论》曰："阳气者，大怒则形气绝，而血宛（即郁字）于上，使人薄厥。"观此节经文，不待诠解，即知其为肝风内动，以致脑充血也。其曰薄厥者，言其脑中所宛之血，激薄其脑部，以至于昏厥也。细思三节经文，不但知内中风，即西医所谓脑充血，且更可悟得此证治法。于经文之中，不难自拟对证之方，而用之必效也。

特是证名内中风，所以别外受之风也。乃自唐宋以来，不论风之外受内生，浑名曰中风。夫外受之风为真中风，内生之风为类中风，其病因悬殊，治法自难从同。若辨证不清，本系内中风，而亦以祛风之药发表之，其脏腑之血，必益随发表之药上升，则脑中充血必益甚，或至于血管破裂，不可救药。此关未透，诚唐宋医学家一大障碍也，迨至宋末刘河间出，悟得风非皆由外中，遂创为五志过极动火而猝中之论，此诚由《内经》"诸风掉眩，皆属于肝"句悟出。盖肝属木，中藏相火，木盛火炽，即能生风。大法以白虎汤、三黄汤沃之，所以治实火也；以逍遥散疏之，所以治郁火也（逍遥散中柴胡能引血上行最为忌用，是以镇肝熄风汤中止用茵陈、生麦芽诸药疏肝）；以通圣散（方中防风亦不宜用）、凉膈散双解之，所以治表里之邪火也；以六味汤滋之，所以壮水之主，以制阳光也；以八味丸引之，所谓从治之法，引火归源也（虽曰引火归源而桂、附终不宜用）。细审河间所用之方，虽不能丝丝入扣，然胜于但知治中风不知分内外者远矣。且其谓有实热者，宜治以白虎汤，尤为精确之论。愚治此证多次，其昏仆之后，能自苏醒者多，不能苏醒者少。其于苏醒之后，三四日间，现白虎汤证者，恒十居六七。因知此证，多先有中风基础伏藏于内，后因外感而激发，是以从前医家，统名为中风。不知内风之动，虽由于外感之激发，然非激发于外感之风，实激发于外感之因风生热，内外两热相并，遂致内风暴动。此时但宜治外感之热，不可再散外感之风。此所

张锡纯医方精粹

以河间独借用白虎汤，以泻外感之实热，而于麻、桂诸药概无所用。盖发表之药，皆能助血上行，是以不用，此诚河间之特识也。吾友张山雷君（江苏嘉定人），当世之名医也，著有《中风斠诠》一书，发明内中风之证，甚为精详。书中亦独有取于河间，可与拙论参观矣。

　　后至元李东垣、朱丹溪出，对于内中风一证，于河间之外，又创为主气、主湿之说。东垣谓人之元气不足，则邪凑之，令人猝倒僵仆，如风状。夫人身之血，原随气流行，气之上升者过多，可使脑部充血，排挤脑髓神经。至于昏厥，前所引《内经》三节文中已言之详矣，若气之上升者过少，又可使脑部贫血，无以养其脑髓神经，亦可至于昏厥。是以《内经》又谓："上气不足，脑为之不满，耳为之苦鸣，头为之倾，目为之眩。"观《内经》如此云云，其剧者，亦可至于昏厥。且其谓脑为之不满，实即指脑中贫血而言也。由斯而论，东垣之论内中风，由于气虚邪凑，原于脑充血者之中风无关，而实为脑贫血者之中风，开其治法也。是则河间之主火，为脑充血；东垣之主气，为脑贫血。一实一虚，迥不同也。至于丹溪则谓东南气温多湿，有病风者，非风也，由湿生痰，痰生热，热生风。此方书论中风者所谓"丹溪主湿"之说也。然其证原是痰厥，与脑充血、脑贫血皆无涉。即使二证当昏厥之时，间有挟痰者，乃二证之兼证，非二证之本病也。

　　又按：其所谓因热生风之见解，似与河间主火之意相同，而实则迥异。盖河间所论之火生于燥，故所用之药，注重润燥滋阴；丹溪所论之热生于湿，其所用之药，注重去湿利痰。夫湿非不可以生热，然因湿生热，而动肝风者甚少矣（肝风之动多因有燥热）。是则二子之说，仍以河间为长也。

又读《史记·扁鹊传》所治虢太子尸厥证。观其未见太子也，而谓太子"其耳必鸣，其鼻必张"。其所以耳鸣、鼻张者，实因脑中气血充盛之所排挤，岂非上盛乎？乃其见太子也，则谓上有绝阳之络，下有破阴之纽。所谓上有绝阳之络者，即谓脑中血管，为过盛之气血排挤，将破裂也。所谓下有破阴之纽者，盖谓其下焦阴分亏损，不能吸摄其阳分，是以其真阳上脱，挟气血而充塞脑部也。观扁鹊之所云云，虢太子之尸厥，其为内中风之上盛下虚者，确乎无疑。当时扁鹊救醒虢太子，系用针砭法，后亦未言所用何药。今代为拟方，当于镇肝熄风汤中，加敛肝补肾之品。若方后所注加萸肉、熟地黄者，即为治此证之的方矣。

按： 此证若手足渐觉不遂，口眼渐形歪斜，是其脑髓神经已为充血所累，其血管犹不至破裂也。若其忽然昏倒，移时复醒者，其血管或有罅漏，出血不多，犹不至破裂甚剧者也。若其血管破裂甚剧，即昏仆不能复苏矣。是以此证宜防之于预，当其初觉眩晕头疼，或未觉眩晕头疼，而其脉象大而且硬，或弦长有力，即宜服镇肝熄风汤。迨服过数剂后，其脉必渐渐和缓，后仍接续服之。必服至其脉与常脉无异，而后其中风之根蒂始除。若从前失治，至忽焉昏倒，而移时复苏醒者，其肢体必有不遂之处。盖血管所出之血，若黏滞其左边司运动之神经，其右边手足即不遂；若黏滞其右边神经，而左边手足即不遂（左边神经管右半身，右边神经管左半身）。若左右神经皆受伤损，其人恒至全体痿废，治之亦宜用镇肝熄风汤。服至脉象如常，其肢体即渐能动转。然服过数剂之后，再于方中加桃仁、红花、三七诸药，以化其脑中瘀血，方能奏效。

又按： 此证自唐宋以来，浑名之曰中风。治之者，亦不分

270

其为内中、外中，而概以风药发之，诚为治斯证者之误点。至清中叶王勋臣出，对于此证，专以气虚立论。谓人之元气，全体原十分，有时损去五分，所余五分，虽不能充体，犹可支持全身。而气虚者经络必虚，有时气从经络虚处透过，并于一边，彼无气之边，即成偏枯。爰立补阳还五汤，方中重用黄芪四两，以峻补气分，此即东垣主气之说也。然王氏书中，未言脉象何如。若遇脉之虚而无力者，用其方原可见效。若其脉象实而有力，其人脑中多患充血，而复用黄芪之温而升补者，以助其血愈上行，必至凶危立见，此固不可不慎也。

前者邑中有某孝廉，右手废不能动，足仍能行。其孙出门，遇一在津业医者甫归，言此证甚属易治，遂延之诊视。所立病案言脉象洪实，已成痪证无疑。其方仿王氏补阳还五汤，有黄芪八钱。服药之后，须臾昏厥不醒矣。夫病本无性命之忧，而误服黄芪八钱，竟至如此，可不慎哉！

五期《衷中参西录》第三卷中，有论脑充血之原因及治法，且附有验案数则。其所论者，实皆内中风证也。宜与上所论者，汇通参观。

刘铁珊将军丁卯来津后，其脑中常觉发热，时或眩晕，心中烦躁不宁，脉象弦长有力，左右皆然，知系脑充血证。盖其愤激填胸，焦思积虑者已久，是以有斯证也。为其脑中觉热，俾用绿豆实于囊中作枕，为外治之法。又治以镇肝熄风汤，于方中加地黄一两。连服数剂，脑中已不觉热。遂去川楝子，又将生地黄改用六钱。服过旬日，脉象和平，心中亦不烦躁，遂将药停服。

又天津铃铛阁街，于氏所娶新妇，过门旬余，忽然头疼。医者疑其受风，投以发表之剂。其疼陡剧，号呼不止。其翁在中国银行司账，见同伙沈君阅五期《衷中参西录》，见载有脑充血头疼诸案，遂延愚为之诊视。其脉弦硬而长，左部尤甚，知其肝胆之火上冲过甚也。遂投以镇肝熄风汤，加龙胆草三钱，以泻其肝胆之火。一剂，病愈强半。又服两剂，头已不疼，而脉象仍然有力。遂去龙胆草，加生地黄六钱。又服数剂，脉象如常，遂将药停服。

附录：

湖北天门崔兰亭君来函：张港杨新茂粮行主任患脑充血证，忽然仆地，上气喘急，身如角弓，两目直视。全家惶恐，众医束手，殓服已备，迎为诊治。遵先生五期建瓴汤原方治之。一剂，病愈强半。后略有加减，服数剂，脱然痊愈。

按：此镇肝熄风汤，实由五期中建瓴汤加减而成。故附录其来函于此。

俾医界同人，知此二方，任用其一，皆可治脑充血证也。

或问：中风无论内外，其肢体恒多痿废，即其经络必多闭塞。而方中重用龙骨、牡蛎，独不虞其收涩之性，益致经络闭塞乎？答曰：妙药皆令人不易测。若但以收涩视龙骨、牡蛎，是未深知龙骨、牡蛎者也。《神农本草经》谓龙骨能消癥瘕，其能通血脉、助经络之流通可知。后世本草谓牡蛎能开关节老痰，其能利肢体之运动可知。是以《金匮》风引汤，原治热瘫痫，而方中龙骨、牡蛎并用也。

曾治一叟，年近六旬，忽得痿废证，两手脉皆弦硬，心中骚扰不安，夜不能寐。每于方中重用龙骨、牡蛎，再加降胃之药，脉始柔和，诸病皆减。二十剂外，渐能步履。审斯，则龙骨、牡蛎之功用，可限量哉！

又尝治一媪，年过七旬，陡然左半身痿废。其左脉弦硬而

　　张锡纯医方精粹

大，有外越欲散之势（按：西法左半痿废，当右脉有力，然间有脉有力与痿废皆在一边者）。投以镇肝熄风汤，又加净萸肉一两，一剂而愈。夫年过七旬，痿废鲜有愈者。而山萸肉味酸性温，禀木气最厚。夫木主疏通，《神农本经》谓其能逐寒湿痹；后世本草谓其能通利九窍。在此方中，而其酸收之性，又能协同龙骨、牡蛎，以敛戢肝火肝气，使不上冲脑部，则神经无所扰害，自不失其司运动之机能，故痿废易愈也。且此证又当日得之即治，其转移之机关，尤易为力也。

统观此二案，可无疑于方中之用龙骨、牡蛎矣。

加味补血汤

治身形软弱，肢体渐觉不遂，或头重目眩，或神昏健忘，或觉脑际紧缩作疼。甚或昏仆，移时苏醒，致成偏枯，或全身痿废，脉象迟弱。内中风证之偏虚寒者（肝过盛生风，肝虚极亦可生风）。此即西人所谓脑贫血病也，久服此汤当愈。

生箭芪一两　当归五钱　龙眼肉五钱　真鹿角胶三钱，另炖同服
丹参三钱　明乳香三钱　明没药三钱　甘松二钱

服之觉热者，酌加天花粉、天冬各数钱。觉发闷者，加生鸡内金钱半或二钱。服数剂后，若不甚见效，可用所煎药汤送服麝香二厘（取其香能通窍），或真冰片半分亦可。若服后仍无甚效，可用药汤送制好马钱子二分（制马钱子法详后振颓丸下）。

脑充血者，其脑中之血过多，固能伤其脑髓神经。脑贫血者，其脑中之血过少，又无以养其脑髓神经。是以究其终极，皆可使神经失其所司也。古方有补血汤，其方黄芪、当归同用，而黄芪之份量，竟四倍于当归。诚以阴阳互为之根，人之气壮旺者，其血分自易充长。况人之脑髓神经，虽赖血以养

之，尤赖胸中大气上升以斡旋之。是以《内经》谓："上气不足，脑为之不满，耳为之苦鸣，头为之倾，目为之眩。"所谓上气者，即胸中大气上升于脑中者也。因上气不足，血之随气而注于脑者必少，而脑为之不满，其脑中贫血可知。且因上气不足，不能斡旋其神经。血之注于脑者少，无以养其神经，于是而耳鸣、头倾、目眩，其人可忽至昏仆可知。由此知因脑部贫血以成内中风证者，原当峻补其胸中大气。俾大气充足，自能助血上升，且能斡旋其脑部，使不至耳鸣、头倾、目眩也。是以此方不以当归为主药，而以黄芪为主药也。用龙眼肉者，因其味甘色赤，多含津液，最能助当归以生血也。用鹿角胶者，因鹿之角原生于头顶督脉之上。督脉为脑髓之来源，故鹿胶之性善补脑髓。凡脑中血虚者，其脑髓亦必虚，用之以补脑髓，实可与补血之药相助为理也。用丹参、乳香、没药者，因气血虚者，其经络多瘀滞，此于偏枯痿废亦颇有关系。加此通气活血之品，以化其经络之瘀滞，则偏枯痿废者自易愈也。用甘松者，为其能助心房运动有力，以多输血于脑，且又为调养神经之要品，能引诸药至脑以调养其神经也。用麝香、梅片者，取其香能通窍以开闭也。用制过马钱子者，取其能瞤动脑髓神经使之灵活也。

按：甘松即西药中之缬草，此系东人之名。西人则名为拉底克斯瓦洛兰内，其气香，味微酸。《本经》谓其治暴热、火疮、赤气、疥瘙、疽痔、马鞍、热气。《别录》谓其治痈肿、浮肿、结热、风痹、不足、产后痛。甄权谓其治毒风瘰痹，破多年凝血，能化脓为水，产后诸病，止腹痛、余疹、烦渴。《大明》谓其除血气心腹痛、破癥结、催生、落胞、血晕、鼻血、吐血、赤白带下、眼障膜、丹毒、排脓、补瘘。西人则以

张锡纯医方精粹

为兴奋之品，善治心脏麻痹、霍乱转筋。东人又以为镇静神经之特效药，用治癫狂、痫痉诸病。盖为其气香，故善兴奋心脏，使不至于麻痹。而其馨香透窍之力，亦自能开痹通瘀也。为其味酸，故能保安神经，使不至于妄行。而酸化软坚之力，又自能化多年之癥结，使尽消融也。至于其能补痿，能治霍乱转筋者，即心脏不麻痹，神经不妄行之功效外著者也。孰谓中西医理不相贯通哉？

邻村龙潭庄高姓叟，年过六旬，渐觉两腿乏力，浸至时欲眩仆，神昏健忘。恐成痿废，求为诊治。其脉微弱无力。为制此方服之。连进十剂，两腿较前有力，健忘亦见愈，而仍有眩晕之时。再诊其脉，虽有起色，而仍不任重按。遂于方中加野台参、天门冬各五钱，威灵仙一钱，连服二十余剂始愈。用威灵仙者，欲其运化参、芪之补力，使之灵活也。

门人张甲升曾治一人，年三十余，于季冬负重贸易，日行百余里，歇息时，又屡坐寒地。后觉腿疼，不能行步，浸至卧床不能动转，周身筋骨似皆痿废，服诸药皆不效。甲升治以加味补血汤，将方中乳香、没药，皆改用六钱，又加净萸肉一两。数剂后，腿即不疼。又服十余剂，遂痊愈。

按： 加味补血汤，原治内中风之气血两亏者。而略为变通，即治腿疼如此效验，可谓善用成方者矣。

治小儿风证方

定风丹 <small>（附方：预防小儿脐风散方）</small>

治初生小儿绵风。其状逐日抽掣，绵绵不已，亦不甚剧。

生明乳香三钱　生明没药三钱　朱砂一钱　全蜈蚣大者一条
全蝎一钱

共为细末，每小儿哺乳时，用药分许，置其口中，乳汁送
下，一日约服药五次。

一小儿，生后数日即抽绵风。一日数次，两月不愈。为拟
此方，服药数日而愈。所余之药，又治愈小儿三人。

按： 此方以治小儿绵风或惊风，大抵皆效。而能因证制
宜，再煮汤剂以送服此丹，则尤效。宗弟相臣，青县之名医
也。喜用此丹以治小儿惊风。又恒随证之凉热虚实，作汤剂以
送服此丹。其所用之汤药方，颇有可采。爰录其治验之原案二
则于下。

附录：

原案一：己巳端阳前，友人黄文卿幼子，生六月，头身胎
毒终未愈，禀质甚弱。忽肝风内动，抽掣绵绵不休，囟门微
凸，按之甚软，微有赤色，指纹色紫为爪形，目睛昏而无神，
或歪，脉浮小无根。此因虚而气化不固致肝阳上冲脑部扰及神
经也。文卿云：此证西医已诿为不治，不知尚有救否？答曰：

此证尚可为。听吾用药，当为竭力治愈。遂先用定风丹三分，水调灌下。继用生龙骨、生牡蛎、生石决明以潜其阳，钩藤钩、薄荷叶、羚羊角（锉细末三分）以熄其风，生箭芪、生山药、山萸肉、西洋参以补其虚。清半夏、胆南星、粉甘草以开痰降逆和中。共煎汤多半杯，调入定风丹三分，频频灌之。二剂，肝风止。又增损其方，四剂痊愈。

按： 黄芪治小儿百病，明载《本经》，惟此方用之，微有升阳之嫌。然《本经》又谓其主大风。肝风因虚内动者，用之即能熄风可知，且与诸镇肝敛肝之药并用，若其分量止用二三钱，原有益而无损也。

原案二：天津饭店聂姓幼子，生七月，夜间忽患肝风，抽动喘息，不知啼。时当仲夏，天气亢旱燥热。察其风关、气关纹红有爪形，脉数身热，知系肝风内动。急嘱其乳母，将小儿置床上，不致怀抱两热相并。又嘱其开窗，以通空气。先用急救回生丹吹入鼻中，以镇凉其脑系。遂灌以定风丹三分，又用薄荷叶、黄菊花、钩藤钩、栀子、羚羊角以散风清热，生龙骨、生牡蛎、生石决明以潜阳镇逆，天竹黄、牛蒡子、川贝母以利痰定喘。将药煎好，仍调入定风丹三分，嘱其作数次灌下，勿扰其睡。嗣来信，一剂风熄，而病愈矣。

按： 此二证，虽皆系肝风内动抽掣，而疾因虚实迥异。相臣皆治以定风丹，而其煎汤送服之药，因证各殊。如此善用成方，可为妙手灵心矣。

附方：

鲍云韶《验方新编》预防小儿脐风散方，用：

枯矾、硼砂各二钱半　朱砂二分　冰片、麝香各五厘

共为末。凡小儿降生后，洗过，即用此末擦脐上。每小儿

换褓布时，仍擦此末。脐带落后，亦仍擦之。擦完一料，永无脐风之证。

按： 此方最妙，愚用之多次皆效。真育婴之灵丹也。

镇风汤 （附方：逐寒荡惊汤；加味理中地黄汤）

治小儿急惊风。其风猝然而得，四肢搐搦，身挺颈疭，神昏面热，或目睛上窜，或痰涎上壅，或牙关紧闭，或热汗淋漓。

钩藤钩三钱　羚羊角一钱，另炖兑服　龙胆草二钱　青黛二钱
清半夏二钱　生赭石轧细，二钱　茯神二钱　僵蚕二钱　薄荷叶一钱
朱砂二分，研细送服

磨浓生铁锈水煎药。

小儿得此证者，不必皆由惊恐。有因外感之热，传入阳明而得者，方中宜加生石膏；有因热疟而得者，方中宜加生石膏、柴胡。

急惊之外，又有所谓慢惊者，其证皆因寒。与急惊之因热者，有冰炭之殊。方书恒以一方治急慢惊风二证，殊属差谬。慢惊之证，惟庄在田《福幼编》辨之最精，用方亦最妙。其辨慢惊风，共十四条：一、慢惊吐泻，脾胃虚寒也。一、慢惊身冷，阳气抑遏不出也。一、慢惊鼻风煽动，真阴失守，虚火烧肺也。一、慢惊面色青黄及白，气血两虚也。一、慢惊口鼻中气冷，中寒也。一、慢惊大小便清白，肾与大肠全无火也。一、慢惊昏睡露睛，神气不足也。一、慢惊手足抽掣，血不行于四肢也。一、慢惊角弓反张，血虚筋急也。一、慢惊乍寒乍热，阴血虚少，阴阳错乱也。一、慢惊汗出如洗，阴虚而表不固也。一、慢惊手足瘛疭，血不足养筋也。一、慢惊囟门下

陷，虚至极也。一、慢惊身虽发热，口唇焦裂出血，却不喜饮冷茶水，进以寒凉，愈增危笃，以及所吐之乳、所泻之物皆不甚消化，脾胃无火可知。唇之焦黑，乃真阴之不足也明矣。其证多得之吐泻之余，久疟、久痢，或痘后，或因风寒、饮食积滞，过用攻伐之药伤脾，或禀赋本虚，或误服凉药，或因急惊而用药攻降太过，或失于调养，皆可致此证也。其治法：先用逐寒荡惊汤，大辛大热之剂，冲开胸中寒痰，可以受药不吐，然后接用加味理中地黄汤，诸证自愈。

附方：

逐寒荡惊汤：

胡椒、炮姜、肉桂各一钱　丁香十粒

共捣成细渣。以灶心土三两煮汤，澄清，煎药大半茶杯（药皆捣碎不可久煎，肉桂忌久煎，三四沸即可），频频灌之。接服加味理中地黄汤，定获奇效。

按：此汤当以胡椒为君，若遇寒痰结胸之甚者，当用二钱，而稍陈者，又不堪用。

族侄荫篥六岁时，曾患此证，饮食下咽，胸膈格拒，须臾吐出。如此数日，昏睡露睛，身渐发热。投以逐寒荡惊汤原方，尽剂未吐。欲接服加味理中地黄汤，其吐又作。恍悟此药取之乡间小药坊，其胡椒必陈，且只用一钱，其力亦小。遂于食料铺中，买胡椒二钱，炮姜、肉桂、丁香，仍按原方。煎服一剂，而寒痰开豁，可以受食。继服加味理中地黄汤，一剂而愈。

又方中所用灶心土，须为变更，凡草木之质，多含碱味。草木烧化，其碱味皆归灶心土中。若取其土煎汤，碱味浓厚，甚是难服，且与脾胃不宜。以灶圹内周遭火燎红色之土代之，则无碱味，其功效远胜于灶心土。

附方：

加味理中地黄汤：

熟地五钱　焦白术三钱　当归、党参、炙芪、故纸炒捣、枣仁炒捣、枸杞各二钱　炮姜、萸肉去净核、炙草、肉桂各一钱　生姜三片　红枣三枚，掰开　胡桃二个用仁，打碎为引

仍用灶心土（代以灶圹土）二两，煮水煎药。取浓汁一茶杯，加附子五分，煎水搀入。量小儿大小，分数次灌之。

如咳嗽不止者，加米壳、金樱子各一钱。如大热不退者，加生白芍一钱。泄泻不止，去当归加丁香七粒。隔二三日，止用附子二三分。盖因附子大热，中病即宜去之。如用附子太多，则大小便闭塞不出；如不用附子，则脏腑沉寒，固结不开。若小儿虚寒至极，附子又不妨用一二钱。此所谓神而明之，存乎其人，用者审之。若小儿但泻不止，或微见惊搐，尚可受药，吃乳便利者，并不必服逐寒荡惊汤。服此汤一剂，而风定神清矣。若小儿尚未成慢惊，不过昏睡发热。或有时热止，或昼间安静，夜间发热，均宜服之。若新病壮实之小儿，眼红口渴者，乃实火之证，方可暂行清解。但果系实火，必大便闭结，气壮声洪，且喜多饮凉水。若吐泻交作，则非实火可知。此方补造化阴阳之不足，有起死回生之功。倘大虚之后，服一剂无效，必须大剂多服为妙。方书所谓天吊风、慢脾风皆系此证。

按：此原方加减治泻不止者，但加丁香，不去当归。而当归最能滑肠，泻不止者，实不宜用。若减去当归，恐滋阴之药少，可多加熟地一二钱（又服药泻仍不止者，可用高丽参二钱捣为末，分数次用药汤送服，其泻必止）。

　　　　　　　　　　　　　　　张锡纯医方精粹

又按：慢惊风不但形状可辨，即其脉亦可辨。

族侄荫棠七八岁时，疟疾愈后，忽然吐泻交作。时霍乱盛行，其家人皆以为霍乱证。诊其脉，弦细而迟，六脉皆不闭塞。愚曰："此非霍乱。吐泻带有黏涎否？"其家人谓："偶有带时。"愚曰："此寒痰结胸，格拒饮食，乃慢惊风将成之兆也。"投以逐寒荡惊汤、加味理中地黄汤各一剂而愈。

又此二汤治慢惊风，虽甚效验。然治此证者，又当防之于预，乃为完全之策。

一孺子，年五六岁，秋夏之交，恣食瓜果当饭，至秋末，其行动甚迟，正行之时，或委坐于地。愚偶见之，遂恳切告其家人曰：此乃慢惊风之先兆也。小儿慢惊风证，最为危险，而此时调治甚易，服药两三剂，即无患矣。其家人不以为然。至冬初，慢惊之形状发现，呕吐不能受食，又不即治。迁延半月，病势垂危，始欲调治，而服药竟无效矣。

又有状类急惊，而病因实近于慢惊者。一童子，年十一二，咽喉溃烂。医者用吹喉药吹之，数日就愈。忽然身挺，四肢搐搦，不省人事，移时始醒，一日数次。诊其脉，甚迟濡。询其心中，虽不觉凉，实畏食凉物，其呼吸似觉短气。时当仲夏。以童子而畏食凉，且征以脉象病情，其为寒痰凝结，瘀塞经络无疑。投以《伤寒论》白通汤，一剂痊愈。

治痫风方

加味磁朱丸

治痫风。

磁石二两，能吸铁者，研极细水飞出，切忌火煅　赭石二两　清半夏二两　朱砂一两

上药各制为细末。再加酒曲半斤，轧细过罗，可得细曲四两。炒熟二两，与生者二两，共和药为丸，桐子大。铁锈水煎汤，送服二钱，日再服。

磁石，为铁氧二种原质化合，含有磁气。其气和异性相引，同性相拒，颇类电气，故能吸铁。煅之则磁气全无，不能吸铁，用之即无效。然其石质甚硬，若生用入丸散中，必制为极细末，再以水飞之，用其随水飞出者方妥，或和水研之。若拙拟磨翳散（在第八卷）之研飞炉甘石法，更佳。

又朱砂无毒，而煅之则有毒。按化学之理，朱砂原硫黄、水银二原质合成。故古方书皆谓朱砂内含真汞。汞即水银也，若煅之，则仍将分为硫黄、水银二原质，所以有毒。

又原方原用神曲，而改用酒曲者，因坊间神曲窨发皆未能如法，多带酸味。转不若造酒曲者，业有专门，曲发甚精，用之实胜于神曲也。

磁朱丸方，乃《千金方》中治目光昏耗、神水宽大之圣

方也。李濒湖解曰：磁石入肾，镇养真阴，使肾水不外移。朱砂入心，镇养心血，使邪火不上侵。佐以神曲消化滞气，温养脾胃生发之气，乃道家媒合婴儿姹女之理。

按：道家以肾为婴儿，心为姹女，脾为黄婆。每当呼气外出之时，肾气随呼气上升，是婴儿欲有求于姹女也。当此之际，即借脾土镇静之力，引心气下降，与肾气相会。此所谓心肾相交，即道家所谓黄婆媒合婴儿姹女之理也。然从前但知治眼疾，而不知治痫风。至柯韵伯称此方治痫风如神，而愚试之果验。然不若加赭石、半夏之尤为效验也。

此方所以能治痫风者，因痫风之根伏藏于肾。有时肾中相火暴动，痫风即随之而发，以致痰涎上涌，昏不知人。夫相火为阴中之火，与雨间之电气为同类。夫电气喜缘铁传递。磁石中含铁质，且能吸铁，故能伏藏电气，即兼能伏藏与电气同类之相火也。又相火之发动，恒因君火之潜通。有朱砂之宁静心火，则相火愈不妄动矣。又电气入土则不能发声，故喻嘉言谓：伏制阴分之火，当以培养脾土为主。盖以土能制电，即能制水中之火。有神曲以温补脾胃，则相火愈深潜藏矣。原方止此三味，为加赭石、半夏者，诚以痫风之证，莫不气机上逆，痰涎上涌。二药并用，既善理痰，又善镇气降气也。送以铁锈汤者，以相火生于命门，寄于肝胆，相火之暴动实于肝胆有关。此肝胆为木脏，即为风脏，内风之煽动，亦莫不于肝胆发轫。铁锈乃金之余气，故取金能制木之理，镇肝胆以熄内风。又取铁能引电之理，借其重坠之性，以引相火下行也。

友人祁伯卿之弟患痫风，百药不效。后得一方，用干熊胆若黄豆粒大一块（约重分半），凉水少许浸开服之（冬月宜温水浸开温服）。数次而愈。伯卿向愚述之，因试其方，果效。

治痫风方

通变黑锡丹

治痫风。

铅灰研细, 二两　硫化铅研细, 一两　麦曲炒熟, 两半

上三味, 水和为丸, 桐子大。每服五六丸, 多至十丸。用净芒硝四五分, 冲水送服。若服药后, 大便不利者 (铅灰、硫化铅皆能涩大便), 芒硝又宜多用。

古方有黑锡丹, 用硫黄与铅化合, 以治上热下凉, 上盛下虚之证, 洵为良方。而犹未尽善者, 因其杂以草木诸热药, 其性易升浮, 即不能专于下达。向曾变通其方, 专用硫化铅和熟麦曲为丸, 以治痫风数日一发者, 甚有效验。乃服至月余, 因觉热停服, 旬余病仍反复。遂又通变其方, 多用铅灰, 少用硫化铅, 俾其久服不致生热, 加以累月之功, 痫风自能除根。更佐以健脾、利痰、通络、清火之汤剂, 治法尤为完善 (五期《衷中参西录》七卷中有愈痫单方宜参观)。

取铅灰法: 用黑铅数斤, 熔化后, 其面上必有浮灰。屡次熔化, 即可屡次取之。

制硫化铅法: 用黑铅四两, 铁锅内熔化。再用硫黄细末四两, 撒于铅上。硫黄皆着, 急用铁铲拌炒, 铅经硫黄烧炼, 结成砂子, 取出晾冷, 碾轧成饼者 (系未化透之铅) 去之, 余者再用乳钵研极细。

一味铁氧汤 (附方: 抱水三物丸)

治痫风及肝胆之火暴动成胁疼, 或头疼目眩, 或气逆喘吐, 上焦烦热, 至一切上盛下虚之证皆可。用其汤煎药, 又兼能补养血分。方用:

长锈生铁和水，磨取其锈，磨至水皆红色，煎汤服之。

化学家名铁锈为铁氧，以铁与氧气化合而成锈也。其善于镇肝胆者，以其为金之余气，借金以制木也；其善治上盛下虚之证者，因其性重坠，善引逆上之相火下行。相火为阴中之火，与电气为同类，此即铁能引电之理也；其能补养血分者，因人血中原有铁锈，且取铁锈嗅之，又有血腥之气。此乃以质补质，以气补气之理。且人身之血，得氧气则赤，铁锈原铁与氧气化合，故能补养血分也。西人补血之药，所以有铁酒。

一六岁幼女，初数月一发痫风，后至一日数发，精神昏昏若睡，未有醒时，且两目露睛，似兼慢惊。遂先用《福幼编》治慢惊之方治之，而露睛之病除。继欲治其痫风，偶忆方书有用三家磨刀水洗疮法。因思三乃木数，可以入肝，铁锈又能镇肝，以其水煎药，必能制肝胆上冲之火，以熄内风。乃磨水者，但以水贮罐中。而煎药者，误认为药亦在内，遂但煎其水服之，其病竟愈。后知药未服，仍欲煎服。愚曰：磨刀水既对证，药可不服。自此日煎磨刀水服两次。连服数日，痫风永不再发。

一人，年三十许，痫风十余年不愈，其发必以夜。授以前加味磁朱丸方，服之而愈。年余其病又反复，然不若从前之剧。俾日磨浓铁锈水煎汤服之，病遂除根。

族家嫂，年六旬，夜间忽然呕吐头疼，心中怔忡甚剧，上半身自汗，其家人以为霍乱证。诊其脉，关前浮洪，摇摇而动。俾急磨浓铁锈水，煎汤服下即愈。

友人韩厘廷曾治一人，当恼怒之后，身躯忽然后挺，气息即断，一日数次。厘廷诊其脉，左关虚浮。遂投以萸肉（去净核）、龙骨、牡蛎（皆不用煅）、白芍诸药，用三家磨刀水煎之。

一日连服二剂，病若失。

西药治痫风者，皆系麻醉脑筋之品，强制脑筋使之不发，鲜能袚除病根。然遇痫风之剧而且勤，身体羸弱，不能支持者，亦可日服其药两次，以图目前病不反复，而徐以健脾、利痰、通络、清火之药治之。迨至身形强壮，即可停止西药，而但治以健脾、利痰、通络、清火之品。或更佐以镇惊（若朱砂、磁石类）、祛风（若蜈蚣、全蝎类）、透达脏腑（若麝香、牛黄类）之品，因证制宜，病根自能祛除无余也。

爰将西药之可用者，开列于下。

臭剥，系貌罗谟与加留谟化合，故亦名貌罗加留谟。为光白色、方形结晶，无臭气，有辛咸味，乃麻醉镇痉药，在神经系统能呈镇静作用，故为神经诸病及癫痫病之特效药。至因神经不眠、妊妇呕吐、男子梦遗等证，用之皆效。每服一瓦，可渐加至三瓦。久服伤脾胃，昏人神智。此药宜与臭素安母纽谟、臭素那笃留谟同用（三药等分可服两瓦）。盖三种皆为盐基同性之药，那笃留谟不损神智、伤脾胃较甚；安母纽谟不伤脾胃，力则稍逊。

抱水过鲁拉儿，为无色透明斜系棱柱结晶。有特异之香气，味微苦，兼苛辣。乃亚舍答儿、亚尔埕菲笃之三格儿化合物。长于催睡镇痉，功用与臭剥相近，而其力实猛于臭剥且长于臭剥。用之大量，一次不过半瓦。

附方：

抱水三物丸

愚常用臭剥与臭素安母纽谟各两瓦，抱水过鲁拉儿一瓦，掺炒熟麦面十瓦，为丸桐子大，名之曰抱水三物丸，每服十五六丸，以治痫痉、不睡、梦遗甚效。

张锡纯医方精粹

治肢体痿废方

补偏汤

治偏枯。

生黄芪一两五钱　当归五钱　天花粉四钱　天冬四钱　甘松三钱　生明乳香三钱　生明没药三钱

偏枯之证，因其胸中大气虚损，不能充满于全身。外感之邪即于其不充满之处袭之经络，闭塞血脉，以成偏枯之证。病在左者，宜用鹿茸（汤浸兑服）、鹿角（锉细炙服），或鹿角胶（另炖同服）作引；病在右者，宜用虎骨（锉细炙服）或虎骨胶（另炖同服）作引（作引之理详见第四卷活络效灵丹下）。初服此汤时，宜加羌活二钱，全蜈蚣一条（焙焦研服），以祛风通络，三四剂后去之。脉大而弦硬者，宜加山萸肉（核皆去净）、生龙骨、生牡蛎各数钱，至脉见和软后去之。服之觉闷者，可佐以疏通之品，如丹参、生鸡内金（捣细）、陈皮、白芥之类。凡破气之药皆不宜用。觉热者，可将花粉、天冬加重。热甚者，可加生石膏数钱，或至两许。试观《金匮》治热瘫痫有风引汤，方中石膏与寒水石并用。《千金》小续命汤为六经中风之通剂，去附子，加石膏、知母，名白虎续命汤，古法可考也。觉凉者，宜去花粉、天冬。凉甚者加附子、肉桂（捣细冲服）。

甘松，西人名拉底克斯瓦洛兰内，东人名缬草，气香、味微酸。《本经》谓其治暴热、火疮、赤气、疥瘙、疽。《别录》谓其除浮肿、结热、风痹、不足。甄权谓其治毒风痛痹、破多年凝血、产后诸病。《日华》谓其治血气心腹疼、癥结，血动鼻衄、吐血、赤白带下、赤眼障膜、丹毒，排脓补瘘。西人则以为奋兴之品，用治霍乱转筋。东人谓有镇静神经之效，用治癫狂痫痉。盖甘松气香能通，故善助心脏之奋兴。味酸能敛，故善制脑筋之妄行。其性善化湮瘀、活血脉，故能愈疼消癥，善治一切血证及风痹，痛痹痿废也。且能助心脏、调脑筋，尤为痿痹之要着也。

或问：王勋臣谓，偏枯原非中风。元气全体原有十分，有时损去五分、余五分，虽不能充体，犹可支持全身。而气虚者经络必虚，有时气从经络虚处透过，并于一边，彼无气之边即成偏枯，故患此证者未有兼发寒热头疼诸证者。若执王氏之说，则《灵枢经》所谓"虚邪偏客于半身，其入深者内居荣卫，荣卫衰则真气去，邪风独留，发为偏枯"，与《素问》所谓"风中五脏六腑之俞，所中则为偏枯"者，皆不足言欤？答曰：王氏谓偏枯因气虚，诚为卓识。而必谓偏枯不因中风，乃王氏阅历未到也。

忆数年前，族家姊，年七旬有三，得偏枯证，三四日间，脉象洪实，身热燥渴，喘息迫促，舌强直几不能言。愚曰：此乃瘫痪基础预伏于内，今因外感而发也。然外感之热已若燎原，宜先急为治愈，然后再议他证。遂仿白虎加人参之意，共用生石膏十两，大热始退（详案在第六卷仙露汤下）。

审是则偏枯之根源，非必由中风。而其初发之机，大抵皆由中风。特中风有轻重，轻者人自不觉有外感耳。

或又问曰：王氏之论既非吻合，而用其补阳还五汤者何以

　　　　　　　　　　　　　　张锡纯医方精粹

恒多试验？答曰：王氏之补阳还五汤以补气为主，故重用黄芪四两为君，而《神农本经》黄芪原主大风。许胤宗治中风不醒，不能进药者，用黄芪、防风数斤，煮汤乘热置病人鼻下熏之，病人即醒，则黄芪善治风可知。由是观之：王氏之论非吻合，王氏之方实甚妥善也。且治偏枯当补气分，亦非王氏之创论也。《金匮》治风痹身体麻木，有黄芪五物汤，方中亦以黄芪为君，实王氏补阳还五汤之权舆也。

或问：偏枯之证既有外感袭入经络，闭塞血脉，子方中复有时加龙骨、牡蛎、萸肉收涩之品，其义何居？答曰：龙骨敛正气而不敛邪气。此徐灵胎注《本经》之言，诚千古不刊之名论也。而愚则谓：龙骨与牡蛎同用，不惟不敛邪气，转能逐邪气使之外出。陈修园谓：龙属阳而潜于海，故其骨能引逆上之火、泛滥之水下归其宅。若与牡蛎同用，为治痰之神品。而愚则谓：龙骨、牡蛎同用，最善理关节之痰。凡中风者，其关节间皆有顽痰凝滞。是以《金匮》风引汤治热瘫痫，而龙骨、牡蛎并用也。不但此也，尝诊此证，左偏枯者其左脉必弦硬，右偏枯者其右脉必弦硬。夫弦硬乃肝木生风之象，其内风兼动。可知龙骨、牡蛎大能宁静内风，使脉之弦硬者变为柔和。

曾治一叟，年近六旬，忽得痿废证，两手脉皆弦硬，心中骚扰不安，夜不能寐。每于方中重用龙骨、牡蛎，再加降胃之药，脉始柔和，诸病皆减。二十剂外，渐能步履。

审是，则龙骨、牡蛎之功用可限量哉！至萸肉为补肝之主药，其酸温之性，又能引诸药入肝以熄风。

曾治一媪，年过七旬，陡然左半身痿废。其左脉弦硬而大。有外越欲散之势。投以此汤加萸肉一两，一剂而愈。

夫年过七旬，瘫痪鲜有愈者。盖萸肉禀木气最厚，木主疏通，《神农本经》谓其逐寒湿痹。后世本草亦谓其能通利九窍。

李士材治肝虚胁疼，与当归同用，其方甚效。愚尝治肝虚筋病，两腿牵引作疼甚剧者，尝重用至两许，佐以活气血之药，即遂手奏效（详案在第二卷曲直汤下）。是萸肉既能补正，又善逐邪。酸收之中，实大具条畅之性，故于偏枯之证，脉之弦硬而大者，用之亦即有捷效也。

按：过酸则伤筋，故病忌食酸。萸肉至酸，而转能养筋。此亦药性之特异者也。

或问：西人谓人身之知觉运动，皆脑气筋主之，故于偏枯痿废诸证，皆谓脑气筋受病。而子之论则责重胸中大气，岂西人脑气筋之说不足凭欤？答曰：人之胸中大气，能斡旋全身，故司运动；能保合神明，故司知觉。西人不知胸中大气，遂于百体之知觉运动专之属脑气筋。不知百体之知觉运动虽关乎脑气筋，而脑筋之病与不病又关乎胸中大气。《内经》云："上气不足，脑为之不满，耳为之苦鸣，头为之倾，目为之眩。"由是观之，脑气筋为上气之所统摄，即为大气之所统摄，而深有赖于大气斡旋之力也。且愚临证体验多年，遇有大气猝然下陷，不能与外气相接者，其人即呼吸顿停，昏不知人。而脑气筋司知觉、司运动之良能，亦因而顿失。迨大气徐徐上升，达于心部，神明有依，始能知觉；达于肺部，呼吸复常，始能运动。拙拟升陷汤（在第四卷）后，有友人赵厚庵自述之言可验也。由是知脑气筋不过藉大气斡旋之力，于人之能知觉、能运动者，以运用其驱使之权而已。岂与大气比哉？试再即前哲之言征之。

唐容川曰：西医知脑髓之作用，而不知脑髓之来历。所谓

张锡纯医方精粹

脑气筋，但言其去路，而不知髓有来路，所以西法无治髓之药也。不知背脊一条髓筋，乃是髓入于脑之来路。盖《内经》明言：肾藏精，精生髓。细按其道路，则以肾系贯脊而生，脊髓循上入脑，于是而为脑髓。是脑非生髓之所，乃聚髓之所，故名髓海。既聚于此，而又散走脏腑肢体以供使用。是脏腑肢体能使脑髓，而非脑髓用脏腑肢体也。

又曰：肾系贯脊，通于脊髓。肾精足则入脊化髓，上循脑而为脑髓。是脑者，精气之所会，髓足则精气能供五脏六腑之驱使，故知觉运动无不爽健。即此论观之，若其人大气充盛，肾脏充实，脑气筋亦断无自病之理也。

振颓汤

治痿废。

生黄芪六钱　知母四钱　野台参三钱　于术三钱　当归三钱
生明乳香三钱　生明没药三钱　威灵仙钱半　干姜二钱　牛膝四钱

热者，加生石膏数钱，或至两许。寒者，去知母，加乌附子数钱。筋骨受风者，加明天麻数钱。脉弦硬而大者，加龙骨、牡蛎各数钱，或更加山萸肉亦佳。骨痿废者，加鹿角胶、虎骨胶各二钱（另炖同服）。然二胶伪者甚多，若恐其伪，可用续断、菟丝子各三钱代之。手足皆痿者，加桂枝尖二钱。

痿证之大旨，当分为三端：有肌肉痹木，抑搔不知疼痒者。其人或风寒袭入经络；或痰涎郁塞经络；或风寒痰涎，互相凝结经络之间，以致血脉闭塞。而其原因，实由于胸中大气虚损。盖大气旺，则全体充盛，气化流通，风寒痰涎，皆不能为羔；大气虚，则腠理不固，而风寒易受，脉管湮淤，而痰涎易郁矣。有周身之筋拘挛，而不能伸者。盖人身之筋，以宗筋为主，而能荣养宗筋者阳明也。其人脾胃素弱，不能化谷生液，以荣养宗筋，更兼内有蕴热以铄耗之，或更为风寒所袭，致宗筋之伸缩自由者，竟有缩无伸，浸成拘挛矣。有筋非拘挛，肌肉非痹木，惟觉骨软不能履地者，乃骨髓枯涸，肾虚不能作强也。

故方中用黄芪以补大气，白术以健脾胃，当归、乳香、没药以流通血脉，灵仙以祛风消痰。恐其性偏走泄，而以人参之气血兼补者佐之。干姜以开气血之痹，知母以解干姜、人参之热，则药性和平，可久服而无弊。其阳明有实热者，加石膏以清阳明之热，仿《金匮》风引汤之义也。营卫经络有凝寒者，加附子以解营卫经络之寒，仿《金匮》近效术附汤之义也。至其脉弦硬而大，乃内风煽动，真气不固之象，故加龙骨、牡蛎以熄内风，敛真气。骨痿者加鹿角胶、虎骨胶，取其以骨补骨也。筋骨受风者，加明天麻，取其能搜筋骨之风，又能补益筋骨也。若其痿专在于腿，可但用牛膝以引之下行。若其人手足并痿者，又宜加桂枝兼引之上行。盖树之有枝，犹人之有指臂。故桂枝虽善降逆气，而又能引药力达于指臂间也。

或问：此方治痿之因热者，可加生石膏至两许，其证有实热可知。而方中仍用干姜何也？答曰：《金匮》风引汤，治热瘫痫之的方。原石膏、寒水石与干姜并用。盖二石性虽寒而味则淡，其寒也能胜干姜之热，其淡也不能胜干姜之辣。故痿证之因热者，仍可借其异常之辣味，以开气血之痹也。

张锡纯医方精粹

治女科方

玉烛汤 （附方：西人铁锈鸡纳丸、中将汤）

治妇女寒热往来，或先寒后热，汗出热解，或月事不调，经水短少。

生黄芪_{五钱}　生地黄_{六钱}　玄参_{四钱}　知母_{四钱}　当归_{三钱}　香附_{醋炒，三钱}　柴胡_{一钱五分}　甘草_{一钱五分}

汗多者，以茵陈易柴胡，再加萸肉数钱。热多者，加生杭芍数钱。寒多者，加生姜数钱。

妇女多寒热往来之证，而方书论者不一说。有谓阳分虚则头午寒，阴分虚则过午热者。夫午前阳盛，午后阳衰而阴又浸盛。当其盛时，虚者可以暂实。何以其时所现之病状，转与时成反比例也？有谓病在少阳则寒热往来，犹少阳外感之邪，与太阳并则寒，与阳明并则热者。而内伤之病原无外邪，又何者与太阳、阳明并作寒热也？有谓肝虚则乍热乍寒者。斯说也，愚曾验过。遵《本经》山茱萸主寒热之旨，单重用山萸肉（去净核）二两煎汤，服之立愈（验案在第一卷来复汤下）。然此乃肝木虚极，内风将动之候，又不可以概寻常寒热也。盖人身之气化，原与时序之气化息息相通。一日之午前，犹一岁之有春夏。而人身之阳气，即感之发动，以敷布于周身。妇女性多忧思，以致脏腑经络多有郁结闭塞之处，阻遏阳气不能外达，或转因发动而内陷，或发动不遂，其发动排挤经络，愈加闭塞，于是周身之寒作矣。迨阳气蓄极，终当愤发，而其愤发之机与抑遏之力，相激相荡于脏腑经络之间，热又由兹而生，此前午之寒，所以变后午之热也。黄芪为气分之主药，能补气更能升气，辅以柴胡之轩举，香附之宣通，阳气之抑遏者皆畅发矣。然血随气行，气郁则血必瘀，故寒热往来者，其月事恒多不调，经血恒多虚损。用当归以调之，地黄以补之，知母、元参与甘草甘苦化阴以助之，则经血得其养矣，况地黄、知母诸凉药与黄芪温热之性相济，又为燮理阴阳、调和寒热之妙品乎！

至方书有所谓日晡发热者，日晡者，申时也，足少阴肾经主令之候也。其人或肾经阴虚，至此而肾经之火乘时而动，亦可治以此汤，将黄芪减半，地黄改用一两。有经闭结为癥瘕，阻塞气化作寒热者，可用后理冲汤。有胸中大气下陷作寒热者，其人常觉呼吸短气，宜用拙拟升降汤（在第四卷）。方后治验之案，可以参观。

附方：

西人铁锈鸡纳丸：

治妇女经血不调，身体羸弱咳喘，或时作寒热甚效。

方用：

铁锈、没药忌火，各一钱　金鸡纳霜、花椒各五分　共为细末，炼蜜为丸六十粒。

每服三粒至五粒

按：铁锈乃铁与氧气化合而成。人身之血，得氧气而赤。铁锈中含氧气，而又色赤似血，且嗅之兼有血腥之气，故能荣养血分，流通经脉。且人之血中，实有铁锈，以铁锈补血，更有以铁补铁之妙也。金鸡纳霜，加味小柴胡汤（在第七卷）下，曾详其药之原质及其治疟之功用。此方中亦用之者，为其善治贫血，且又能入手足少阳之经，以调和寒热也。又佐以花椒者，恐金鸡纳霜之性，偏于寒凉，而以辛热济之，使归于和平也。

附方：

东亚人有中将汤，以调妇女经脉，恒有效验。其方秘而不传。留学东亚者，曾以化验得之。门人高如璧曾开其方相寄，药品下未有分量。愚为酌定其分量，用之甚有功效，亦与东人制者等。今将其方开列于下，以备选用。

延胡索醋炒，三钱　当归六钱　官桂二钱　甘草二钱　丁香二钱　山楂核醋炒，三钱　郁金醋炒，二钱　沙参四钱　续断酒炒，三钱　肉蔻赤石脂炒，三钱（去石脂不用）　苦参三钱　怀牛膝三钱

共十二味，轧作粗渣，分三剂，每用一剂，开水浸盖碗中约半点钟，将其汤饮下。如此浸服二次。至第三次用水煎服，日用一剂。数剂，经脉自调。

此方中凉热、补破、涩滑之药皆有。愚所酌分量，俾其力亦适相当。故凡妇女经脉不调证，皆可服之，而以治白带证尤效。

理冲汤

治妇女经闭不行，或产后恶露不尽，结为癥瘕，以致阴虚作热，阳虚作冷，食少劳嗽，虚证杳来。服此汤十余剂后，虚证自退。三十剂后，瘀血可尽消。亦治室女月闭血枯。并治男子劳瘵，一切脏腑癥瘕、积聚、气郁、脾弱、满闷、痞胀、不能饮食。

生黄芪三钱　党参二钱　于术二钱　生山药五钱　天花粉四钱

知母四钱　　三棱三钱　　莪术三钱　　生鸡内金黄者三钱

用水三盅，煎至将成，加好醋少许，滚数沸服。

服之觉闷者，减去于术。觉气弱者，减三棱、莪术各一钱。泻者，以白芍代知母，于术改用四钱。热者，加生地、天冬各数钱。凉者，知母、花粉各减半，或皆不用。凉甚者，加肉桂（捣细冲服）、乌附子各二钱。瘀血坚甚者，加生水蛭（不用炙）二钱。若其人坚壮无他病，惟用以消癥瘕积聚者，宜去山药。室女与妇人未产育者，若用此方，三棱、莪术宜斟酌少用，减知母之半，加生地黄数钱，以濡血分之枯。若其人血分虽瘀，而未见癥瘕，或月信犹未闭者，虽在已产育之妇人，亦少用三棱、莪术。若病人身体羸弱，脉象虚数者，去三棱、莪术，将鸡内金改用四钱。因此药能化瘀血，又不伤气分也。迨气血渐壮，瘀血未尽消者，再用三棱、莪术未晚。若男子劳瘵，三棱、莪术亦宜少用，或用鸡内金代之亦可。

初拟此方时，原专治产后瘀血成癥瘕。后以治室女月闭血枯亦效，又间用以治男子劳瘵亦效验。大有开胃进食，扶羸起衰之功。《内经》有四乌贼骨一藘茹丸，原是男女并治，为调血补虚之良方。此方窃师《内经》之意也。从来医者调气行血，习用香附而不习用三棱、莪术。盖以其能破癥瘕，遂疑其过于猛烈，而不知能破癥瘕者，三棱、莪术之良能，非二药之性烈于香附也。愚精心考验多年，凡习用之药，皆确知其性情能力。若论耗散气血，香附犹甚于三棱、莪术。若论消磨癥瘕，十倍香附亦不及三棱、莪术也。且此方中，用三棱、莪术以消冲中瘀血，而即用参、芪诸药以保护气血，则瘀血去而气血不至伤损。且参、芪能补气，得三棱、莪术以流通之，则补而不滞，而元气愈旺。元气既旺，愈能鼓舞三棱、莪术之力以

296

消癥瘕，此其所以效也。

一妇人，年三十余，癥瘕起于少腹，渐长而上。其当年长者稍软，隔年即硬如石，七年之间，上至心口，旁塞两胁，饮食减少，时觉昏愦。剧时昏睡一昼夜，不饮不食。屡次服药，竟分毫无效。后愚为诊视，脉虽虚弱，至数不数。许为治愈，授以此方。病人自揣其病，断无可治之理，竟置不服。次年病益进，昏睡四日不醒。愚用药救醒之，遂恳切告之曰：去岁若用愚方，病愈已久，何至危困若斯！然此病尚可为，慎勿再迟延也。仍为开前方。病人喜，信愚言。连服三十余剂，磊块皆消。惟最初所结之病根，大如核桃之巨者尚在。又加生水蛭（不用炙）一钱，服数剂痊愈。

一妇人，年二十余，癥瘕结于上脘，其大如橘，按之甚硬，时时上攻作疼，妨碍饮食。医者皆以为不可消。后愚诊视。治以此汤，连服四十余剂，消无芥蒂（方中鸡内金既善消积，又善为胃引经）。

一媪，年六旬，气弱而且郁，心腹满闷，不能饮食，一日所进谷食，不过两许。如此已月余矣。愚诊视之，其脉甚微细，犹喜至数调匀，知其可治。遂用此汤，将三棱、莪术各减一钱，连服数剂，即能进饮食。又服数剂，病遂痊愈。

奉天省议员孙益三之夫人，年四十许，自幼时有癥瘕结于下脘，历二十余年。癥瘕之积，竟至满腹。常常作疼，心中怔忡，不能饮食，求为诊治。因思此证，久而且剧，非轻剂所能疗。幸脉有根柢，犹可调治。遂投以理冲汤，加水蛭三钱。恐开破之力太过，参、芪又各加一钱，又加天冬三钱，以解参、芪之热。数剂后，遂能进食。服至四十余剂，下瘀积若干，癥瘕消有强半。益三柳河人，因有事与夫人还籍，药遂停止。阅一载，腹中之积，又将复旧，复来院求为诊治。仍照前方加减，俾其补破凉热之间，与病体适宜。仍服四十余剂，积下数块。又继服三十余剂，瘀积大下。其中或片或块且有膜甚厚，若胞形。此时身体觉弱，而腹中甚松畅。恐瘀犹未净，又调以补正活血之药，以善其后。

隔数月，益三又介绍其同邑友人王尊三之夫人，来院求为治癥瘕。自言瘀积十九年矣，满腹皆系硬块。亦治以理冲汤。为其平素气虚，将方中参芪加重，三棱、莪术减半。服数剂，饮食增加，将三棱、莪术渐增至原定分量。又服数剂，气力较壮，又加水蛭二钱，樗鸡（俗名红娘）十枚。又服二十余剂，届行经之期，随经下紫黑血块若干，病愈其半。又继服三十剂，届经期瘀血遂大下，满腹积块皆消。又俾服生新化瘀之药，以善其后。

一少年，因治吐血，服药失宜，痃癖结于少腹（在女子为癥瘕在男子为痃癖），大如锦瓜，按之甚坚硬，其上相连有如瓜蔓一条，斜冲心口，饮食减少，形体羸弱。其脉微细稍数。治以此汤，服十余剂，痃癖全消。

人之脏腑，一气贯通，若营垒连络，互为犄角，一处受攻，则他处可为之救应。故用药攻病，宜确审病根结聚之处，用对证之药一二味，专攻其处。即其处气血偶有伤损，他脏腑气血犹可为之输将贯注，亦犹相连营垒之相救应也。又加补药以为之佐使，是以邪去正气无伤损。世俗医者，不知此理，见有专确攻病之方，若拙拟理冲汤者，初不审方中用意何如，君臣佐使何如，但见方中有三棱、莪术，即望而生畏，不敢试用。自流俗观之，亦似慎重。及观其临证调方，漫不知病根结于何处，惟是混开混破。恒集若香附、木香、陈皮、砂仁、枳壳、厚朴、延胡、灵脂诸药，或十余味或数十味为一方。服之令人脏腑之气皆乱，常有病本可治，服此等药数十剂而竟至不治者。更或见有浮火虚热，而加芩、栀、蒌实之属，则开破与寒凉并用。虽脾胃坚壮者，亦断不能久服，此其贻害尤甚也。愚目击此等方，莫不直指其差谬。闻者转以愚好诋毁医辈，岂知愚心之愤惋，有不能自已者哉？

理冲丸 （附方：秘传治女子干病方）

治同前证。

水蛭不用炙，一两　生黄芪一两半　生三棱五钱　生莪术五钱
当归六钱　知母六钱　生桃仁带皮尖，六钱

上药七味，共为细末，炼蜜为丸，桐子大。开水送服二钱，早晚各一次。

仲景抵当汤、大黄䗪虫丸、百劳丸，皆用水蛭，而后世畏其性猛，鲜有用者，是未知水蛭之性也。《本经》曰：水蛭气味咸平无毒，主逐恶血、瘀血、月闭，破癥瘕，积聚，无子，利水道。徐灵胎注云：凡人身瘀血方阻，尚有生气者易治；阻之久，则生气全消而难治。盖血既离经，与正气全不相属。投之轻药，则拒而不纳；药过峻，又转能伤未败之血，故治之极难。水蛭最善食人之血，而性又迟缓善入。迟缓则生血不伤，善入则坚积易破，借其力以消既久之滞，自有利而无害也。观《本经》之文与徐氏之注，则水蛭功用之妙，为何如哉！特是徐氏所谓迟缓善入者，人多不解其理。盖水蛭行于水中，原甚迟缓。其在生血之中，犹水中也，故生血不伤也。着人肌肉，即紧贴善入，其遇坚积之处，犹肌肉也，故坚积易消也。水蛭破瘀血，而不伤新血，徐氏之论确矣。不但此也，凡破血之

药，多伤气分，惟水蛭味咸、专入血分，于气分丝毫无损，且服后腹不觉疼，并不觉开破，而瘀血默消于无形。真良药也！愚治妇女月闭癥瘕之证，其脉不虚弱者，恒但用水蛭轧细，开水送服一钱，日两次。虽数年瘀血坚结，一月可以尽消。

水蛭、虻虫皆为破瘀血之品。然愚尝单用以实验之：虻虫无效，而水蛭有效。以常理论之，凡食血之物，皆能破血。然虻虫之食血以嘴，水蛭之食血以身。其身与他物紧贴，即能吮他物之血，故其破瘀血之功独优。至破瘀血而不伤新血者，徐氏之注详矣，而犹有剩义。盖此物味咸气腐，与瘀血气味相近，有同气相求之妙。至新血虽亦味咸，却无腐气，且其质流通似水。水蛭之力，在新血之中，若随水荡漾而毫无着力之处，故不能伤新血也。

《本经》水蛭文中"无子"二字，原接上文"主"字，一气读下，言能主治妇人无子也。盖无子之病，多因血瘀冲中。水蛭善消冲中瘀血，故能治之，而不善读《本经》者恒多误解。

友人韩厘廷治一少妇，月信不通，曾用水蛭。后有医者谓：妇人服过水蛭即终身不育，病家甚是懊悔。后厘廷闻知，向愚述之。愚曰：水蛭主治妇人无子，《本经》原有明文，何医者之昧昧也！后其妇数月即孕。至期举一男，甚胖壮。

近世方书，多谓水蛭必须炙透方可用。不然，则在人腹中能生殖若干水蛭害人，诚属无稽之谈。

曾治一妇人，经血调和，竟不产育。细询之，少腹有癥瘕一块，遂单用水蛭一两，香油炙透，为末。每服五分，日两次，服完无效。后改用生者，如前服法。一两犹未服完，癥瘕尽消。逾年，即生男矣。此后屡用生者，治愈多人，亦未有贻

　　　　　　　　　　　　　　张锡纯医方精粹

害于病愈后者。

或问：同一水蛭也，炙用与生用，其功效何如此悬殊？答曰：此物生于水中，而色黑（水色）、味咸（水味）、气腐（水气），原得水之精气而生。炙之则伤水之精气，故用之无效。水族之性，如龙骨、牡蛎、龟板大抵皆然。故王洪绪《证治全生集》谓用龙骨者，宜悬于井中，经宿而后用之，其忌火可知，而在水蛭为尤甚。特是水蛭不炙，为末甚难。若轧之不细，晒干再轧，或纸包置炉台上令干亦可。此须亲自检点。若委之药坊，至轧不细时，必须火焙矣。西人治火热肿疼，用活水蛭数条，置患处，覆以玻璃杯，使吮人毒血，亦良法也。

方中桃仁不去皮尖者，以其皮赤能入血分，尖乃生发之机，又善通气分。杨玉衡《寒温条辨》曾有斯说。愚疑其有毒，未敢遽信。遂将带皮生桃仁，嚼服一钱，心中安然，以后始敢连皮尖用之。至于不炒用而生用者，凡果中之仁，皆含生发之气，原可藉之以流通既败之血也。徐氏《本经百种注》曰：桃得三月春和之气以生，而花鲜明似血。故凡血瘀、血枯之疾，不能调和畅达者，此能入于其中而和之、散之。然其生血之功少、而去瘀之功多者，盖桃核本非血类，实不能有所补益。若癥瘕皆已败之血，非生气不能流通。桃之生气在于仁，而味苦又能开泄，故能逐旧而不伤新也。夫既藉其生气以流通气血，不宜炒用可知也。若入丸剂，蒸熟用之亦可。然用时须细心检点，或说给病家检点，恐药坊间以带皮之生杏仁伪充，则有毒不可服矣。

附方：

秘传治女子干病方

红蛳螺榆树内红虫大如蚕，二个　樗树此树如椿而味臭俗名臭椿荚二

个　人指甲全的　壮年男子发三根

用树荚夹蛔螺、指甲以发缠之，将发面馒头如大橘者一个，开一孔，去中瓤，俾可容药。纳药其中，仍将外皮原开下者杜孔上，木炭火煨，存性，为细末。用黄酒半斤炖开，兑童便半茶盅送服。忌腥冷、惊恐、恼怒。此方用过数次皆验，瘀血开时必吐衄又兼下血，不必惊恐，移时自愈。以治经水一次未来者尤效。

安冲汤

治妇女经水行时多而且久，过期不止或不时漏下。

白术炒，六钱　生黄芪六钱　生龙骨捣细，六钱　生牡蛎捣细，六钱　大生地六钱　生杭芍三钱　海螵蛸捣细，四钱　茜草三钱　川续断四钱

友人刘干臣其长郎妇，经水行时多而且久，淋漓八九日始断，数日又复如故。医治月余，初稍见轻，继又不愈，延愚诊视。观所服方，即此安冲汤，去茜草、螵蛸。遂仍将二药加入，一剂即愈。又服一剂，永不反复。干臣疑而问曰：茜草、螵蛸治此证如此效验，前医何为去之？答曰：彼但知茜草、螵蛸能通经血，而未见《内经》用此二药雀卵为丸，鲍鱼汤送下，治伤肝之病，时时前后血也。故于经血过多之证，即不敢用。不知二药大能固涩下焦，为治崩之主药也。海螵蛸为乌贼鱼骨，其鱼常口中吐墨，水为之黑。故能补益肾经，而助其闭藏之用。

友人孙荫轩夫人，曾患此证甚剧。荫轩用微火将海螵蛸煨至半黑半黄为末，用鹿角胶化水送服，一次即愈。其性之收涩可知。茜草一名地血，可以染绛。《内经》名蘆茹，即蘆茹根

　　　　　　　　　　　张锡纯医方精粹

也。蒲留仙《聊斋志异》载，有人欲乌其须，或戏授以茜草细末，其须竟成紫髯，洗之不去。其性之收涩，亦可知也。干臣又问曰：二药既收涩若此，而又能通经络者何也？答曰：螵蛸可以�324物，故能消瘀。茜草色赤似血，故能活血。且天下妙药，大抵令人难测。如桂枝能升元气，又能降逆气；山萸肉能固脱，又能通利九窍。凡若此者，皆天生使独，而不可以气形味色推求者也。曾游东海之滨，见海岸茜草蕃生。其地适有膈上瘀血者。俾剖取茜草鲜根，煮汁，日日饮之，半月而愈。

一妇人，年三十余，夫妻反目，恼怒之余，经行不止，且又甚多。

医者用十灰散加减，连服四剂不效。后愚诊视，其右脉弱而且濡。询其饮食多寡，言分毫不敢多食，多即泄泻。遂投以此汤，去黄芪，将白术改用一两。一剂血止，而泻亦愈。又服一剂，以善其后。

一妇人，年二十余，小产后数日，恶露已尽，至七八日，忽又下血。延医服药，二十余日不止。诊其脉，洪滑有力，心中热而且渴。疑其夹杂外感，询之身不觉热。又疑其血热妄行。遂将方中生地改用一两，又加知母一两。服后血不止，而热渴亦如故。因思此证，实兼外感无疑。遂改用白虎加人参汤，以山药代粳米。方中石膏重用生者三两。煎汤两盅，分两次温饮下。外感之火遂消，血亦见止。仍与安冲汤一剂，遂痊愈。又服数剂，以善其后。

固冲汤 （附方：治老妇血崩方）

治妇女血崩。

白术炒，一两　生黄芪六钱　龙骨煅，捣细，八钱　牡蛎煅，捣细，八钱　萸肉_{去净核}，八钱　生杭芍_{四钱}　海螵蛸_{捣细，四钱}　茜草_{三钱}　棕边炭_{二钱}　五倍子_{轧细，五分，药汁送服}

脉象热者，加大生地一两。凉者，加乌附子三钱。

从前之方，龙骨、牡蛎皆生用，其理已详于理冲丸下。此方独用煅者，因煅之则收涩之力较大，欲借之以收一时之功也。

一妇人，年三十余，陡然下血，两日不止。及愚诊视，已昏愦不语，周身皆凉，其脉微弱而迟，知其气血将脱，而元阳亦脱也。遂急用此汤，去白芍，加野台参八钱，乌附子三钱。一剂血止，周身皆热，精神亦复。仍将白芍加入，再服一剂，以善其后。

长子荫潮曾治一妇人，年四十许，骤得下血证甚剧，半日之间，即气息奄奄，不省人事。其脉右寸关微见，如水上浮麻，不分至数，左部脉皆不见。急用生黄芪一两，大火煎数沸灌之，六部脉皆出，然微细异常，血仍不止。观其形状，呼气不能外出，又时有欲大便之意，知其为大气下陷也（大气下陷，详第四卷升陷汤下）。遂为开固冲汤方，将方中黄芪改用一两。早十一点钟，将药服下，至晚三点钟，即愈如平时。

后荫潮在京，又治一血崩证，先用固冲汤不效，加柴胡二钱，一剂即愈。足见柴胡升提之力，可为治崩要药。

或问：血崩之证，多有因其人暴怒，肝气郁结，不能上达，而转下冲肾关，致经血随之下注者，故其病俗亦名之曰气冲。兹方中多用涩补之品，独不虑于肝气郁者有妨碍乎？答曰：此证虽有因暴怒气冲而得者，然当其血大下之后，血脱而气亦随之下脱，则肝气之郁者，转可因之而开。且病急则治其标，此证诚至危急之病也。若其证初得，且不甚剧，又实系肝气下冲者，亦可用升肝理气之药为主，而以收补下元之药辅之也。

附方：

《傅青主女科》有治老妇血崩方，试之甚效。其方用：

生黄芪一两　当归一两，酒洗　桑叶十四片　三七末三钱，药汁送下

水煎服。二剂血止，四剂不再发。若觉热者，用此方宜加生地两许。

温冲汤

治妇人血海虚寒不育。

生山药八钱　当归身四钱　乌附子二钱　肉桂去粗皮，二钱，后入　补骨脂炒捣，三钱　小茴香炒，二钱　核桃仁二钱　紫石英煅研，八钱　真鹿角胶二钱，另炖同服，若恐其伪可代以鹿角霜三钱

人之血海，其名曰冲，在血室之两旁，与血室相通，上隶于胃阳明经，下连于肾少阴经。有任脉以为之担任，督脉为之督摄，带脉为之约束。阳维、阴维、阳跷、阴跷，为之拥护，共为奇经八脉。此八脉与血室，男女皆有。在男子则冲与血室为化精之所，在女子则冲与血室实为受胎之处。《内经·上古通天论》所谓"太冲脉盛，月事以时下，故有子"者是也。是以女子不育，多责之冲脉。郁者理之，虚者补之，风袭者祛之，湿盛者渗之，气化不固者固摄之，阴阳偏胜者调剂之。冲脉无病，未有不生育者。而愚临证实验以来，凡其人素无他病，而竟不育者，大抵因相火虚衰，以致冲不温暖者居多，因为制温冲汤一方。其人若平素畏坐凉处，畏食凉物，经脉调和，而艰于生育者，即与以此汤服之。或十剂，或数十剂，遂

能生育者多矣。

一妇人，自二十出嫁，至三十未育子女。其夫商治于愚。因细询其性质禀赋，言生平最畏寒凉，热时亦不敢食瓜果。其经脉则大致调和，偶或后期两三日。知其下焦虚寒，因思《本经》谓紫石英"气味甘温，治女子风寒在子宫，绝孕十年无子"。遂为拟此汤。方中重用紫石英六钱，取其性温质重，能引诸药直达于冲中，而温暖之。服药三十余剂，而畏凉之病除。后数月遂孕，连生子女。益信《本经》所谓治"十年无子"者，诚不误也。

清带汤

治妇女赤白带下。

生山药一两　生龙骨捣细，六钱　生牡蛎捣细，六钱　海螵蛸去净甲，捣，四钱　茜草三钱

单赤带，加白芍、苦参各二钱。单白带，加鹿角霜，白术各三钱。

鹿角霜系鹿角沉埋地中，日久欲腐，掘地而得者。其性微温，为补督、任、冲三脉之要药。盖鹿角甚硬，埋久欲腐，服之转与肠胃相宜，而易得其气化也。药房鬻者，多系用鹿角煅透为霜，其性燥，不如出土者。至谓系熬鹿角胶所余之渣者，则非是。

带下为冲任之证。而名谓带者，盖以奇经带脉原主约束诸脉。冲任有滑脱之疾，责在带脉不能约束，故名为带也。然其病非仅滑脱，也若滞下。然滑脱之中，实兼有瘀滞。其所瘀滞者，不外气血，而实有因寒、因热之不同。此方用龙骨、牡蛎以固脱，用茜草、海螵蛸以化滞，更用生山药以滋真阴、固元

气。至临证时，遇有因寒者，加温热之药。因热者，加寒凉之药，此方中意也。而愚拟此方，则又别有会心也。尝考《神农本经》龙骨善开癥瘕，牡蛎善消鼠瘘，是二药为收涩之品，而兼具开通之力也。又考轩岐《内经》四乌贼骨一藘茹丸，以雀卵鲍鱼汤送下，治伤肝之病，时时前后血。乌贼鱼骨即海螵蛸，藘茹即茜草，是二药为开通之品，而实具收涩之力也。四药汇集成方，其能开通者，兼能收涩；能收涩者，兼能开通。相助为理，相得益彰。此中消息之妙，有非言语所能罄者。

一妇人，年二十余，患白带甚剧，医治年余不愈。后愚诊视，脉甚微弱。自言下焦凉甚。遂用此方，加干姜六钱，鹿角霜三钱，连服十剂痊愈。

又一媪年六旬，患赤白带下。而赤带多于白带，亦医治年余不愈。诊其脉，甚洪滑。自言心热头昏，时觉眩晕，已半载未起床矣。遂用此方，加白芍六钱。数剂，白带不见，而赤带如故，心热、头眩晕亦如故。又加苦参、龙胆草、白头翁各数钱。连服七八剂，赤带亦愈，而诸疾亦遂痊愈。

自拟此方以来，用治带下，愈者不可胜数，而独载此两则者，诚以二证病因寒热悬殊，且年少者用此方，反加大热之药；年老者用此方，反加苦寒之药。欲临证者，当知审证用药，不可拘于年岁之老少也。

按：白头翁不但治因热之带证甚效也。邑治东二十里，有古城址基，周十余里。愚偶登其上，见城背阴多长白头翁，而彼处居人未之识也。遂剖取其鲜根，以治血淋、溺血与大便下血之因热而得者甚效，诚良药也。是以仲景治厥阴热痢有白头翁汤也。愚感白头翁具此良材，而千百年埋没于此不见用，因作俚语以记之曰："白头翁住古城阴，埋没英材岁月深。偶遇知音来劝驾，出为斯世起疴沉。"

带证，若服此汤未能除根者，可用此汤送服秘真丹（在第二卷）一钱。

按： 带下似滞下之说，愚向持此论。后观西法，亦谓大肠病则流白痢，子宫病则流白带，其理相同。法用儿茶、白矾、石榴皮、没石子等水洗之。若此证之剧者，兼用其外治之法亦可。

又其内治白带法，用没石子一两捣烂，水一斤半，煎至一斤，每温服一两，日三次，或研细作粉，每服五分，日二次亦可。又可单以之熬水洗之，或用注射器注射之。

按： 没石子味苦而涩。苦则能开，涩则能敛。一药而具此两长，原与拙拟清带汤之意相合。且其收敛之力最胜，凡下焦滑脱之疾，或大便滑泻，或小便不禁，或男子遗精，或女子崩漏，用之皆效验。今之医者，多忽不知用。惜哉！

又东人中将汤，治白带亦甚效，玉烛汤下载有其方，可采用。若以治赤带，方中官桂、丁香，宜斟酌少用，苦参宜多用。

加味麦门冬汤

治妇女倒经。

干寸冬带心，五钱　野台参四钱　清半夏三钱　生山药四钱，以代粳米　生杭芍三钱　丹参三钱　甘草二钱　生桃仁带皮尖捣，二钱　大枣三枚，捭开

妇女倒经之证，陈修园《女科要旨》借用《金匮》麦门冬汤，可谓特识。然其方原治"火逆上气，咽喉不利"。今用

张锡纯医方精粹

以治倒经，必略为加减，而后乃与病证吻合也。

或问：《金匮》麦门冬汤所主之病，与妇人倒经之病迥别，何以能借用之而有效验？答曰：冲为血海，居少腹之两旁。其脉上隶阳明，下连少阴。少阴肾虚，其气化不能闭藏以收摄冲气，则冲气易于上干。阳明胃虚，其气化不能下行以镇安冲气，则冲气亦易于上干。冲中之气既上干，冲中之血自随之上逆，此倒经所由来也。麦门冬汤于大补中气以生津液药中，用半夏一味，以降胃安冲。且以山药代粳米，以补肾敛冲。于是，冲中之气安其故宅，冲中之血自不上逆，而循其故道矣。特是经脉所以上行者，固多因冲气之上干。实亦下行之路，有所壅塞。观其每至下行之期，而后上行可知也。故又加芍药、丹参、桃仁以开其下行之路，使至期下行，毫无滞碍。是以其方非为治倒经而设，而略为加减，即以治倒经甚效。愈以叹经方之函盖无穷也。

按：用此方治倒经大抵皆效。而间有不效者，以其兼他证也。

曾治一室女，倒经年余不愈，其脉象微弱。投以此汤。服药后甚觉短气。再诊其脉，微弱益甚。自言素有短气之病，今则益加重耳。恍悟其胸中大气，必然下陷，故不任半夏之降也。遂改用拙拟升陷汤（在第四卷）。连服十剂，短气愈，而倒经之病亦愈。

又一少妇，倒经半载不愈。诊其脉，微弱而迟，两寸不起。呼吸自觉短气，知其亦胸中大气下陷。亦投以升陷汤。连服数剂，短气即愈。身体较前强壮，即停药不服。其月经水即顺。逾十月，举男矣。

或问：倒经之证，既由于冲气、胃气上逆。大气下陷者，其气化升降之机正与之反对，何亦病倒经乎？答曰：此理甚微奥。人之大气，原能斡旋全身，为诸气之纲领。故大气常充满于胸中，自能运转胃气，使之下降；镇摄冲气，使不上冲。大气一陷，纲领不振，诸气之条贯多紊乱。此乃自然之理也。是知冲气、胃气之逆，非必由于大气下陷。而大气下陷者，实可致冲胃气逆也。致病之因既不同，用药者岂可胶柱鼓瑟哉？

寿胎丸

治滑胎。

菟丝子_{炒熟，四两}　桑寄生_{二两}　川续断_{二两}　真阿胶_{二两}

上药将前三味轧细，水化阿胶，和为丸，一分重（干足一分）。每服二十丸，开水送下，日再服。气虚者，加人参二两。大气陷者，加生黄芪三两（大气陷证详第四卷升陷汤下）。食少者，加炒白术二两。凉者，加炒补骨脂二两。热者，加生地二两。

菟丝无根，蔓延草木之上，而草木为之不茂，其善吸他物之气化以自养可知。胎在母腹，若果善吸其母之气化，自无下坠之虞。且男女生育，皆赖肾脏作强。菟丝大能补肾，肾旺自能荫胎也。寄生根不着土，寄生树上，又复隆冬茂盛，雪地冰天之际，叶翠子红，亦善吸空中气化之物。且其寄生于树上，亦犹胎之寄母腹中，气类相感，大能使胎气强壮，故《本经》载其能安胎。续断亦补肾之药，而其节之断处，皆有筋骨相连，大有连属维系之意。阿胶系驴皮所熬，驴历十二月始生，较他物独迟。以其迟，挽流产之速，自当有效。且其胶系阿井之水熬成，阿井为济水之伏流，以之熬胶，最善伏藏血脉，滋阴补肾，故《本经》亦载其能安胎也。至若气虚者，加人参以补气。大气陷者，用黄芪以升补大气。饮食减少者，加白术以健补脾胃。凉者，加补骨脂以助肾中之阳（补骨脂善保胎，修园曾详论之）。热者，加生地黄以滋肾中之阴。临时斟酌适宜，用之无不效者。

友人张洁泉善针灸，其夫人素有滑胎之病。是以洁泉年近四旬，尚未育麟。偶与谈及，问何以不治。洁泉谓：每次服药，皆无效验。即偶足月，产下亦软弱异常，数日而殇。此盖关于禀赋，非药力所能挽回也。愚曰：挽回此证甚易，特视用药何如耳。时其夫人受孕三四月，遂治以此方，服药两月，至期举一男，甚强壮。

按：此方乃思患预防之法，非救急之法。若胎气已动，或至下血者，又另有急救之方。

曾治一少妇，其初次有妊，五六月而坠。后又有妊，六七月间，忽胎动下血。急投以生黄芪、生地黄各二两，白术、山萸肉（去净核）、龙骨（煅捣）、牡蛎（煅捣）各一两，煎汤一大碗，顿服之。胎气遂安。将药减半，又服一剂。后举一男，强壮无恙。

和血熄风汤 （附方：黄芪桃红汤、俗传治产后风方）

治产后受风发搐。

当归一两　生黄芪六钱　真阿胶不炒，四钱　防风三钱　荆芥三钱　川芎三钱　生杭芍二钱　红花一钱　生桃仁带皮尖，钱半，捣

此方虽治产后受风，而实以补助气血为主。盖补正气即所以逐邪气，而血活者，风又自去也（血活风自去——方书成语）。若产时下血过多或发汗过多，以致发搐者，此方仍不可用，为其犹有发表之药也。当滋阴养血，以荣其筋。熄其内风，其搐自止。若血虚而气亦虚者，又当以补气之药辅之。而补气之药以

黄芪为最，因黄芪不但补气，实兼能治大风也（《本经》谓黄芪主大风）。

一妇人，产后七八日发搐，服发汗之药数剂不效，询方于愚。因思其屡次发汗不效，似不宜再发其汗，以伤其津液。遂单用阿胶一两，水融化，服之而愈。

一妇人，产后十余日，周身汗出不止，且发搐。治以山萸肉（去净核）、生山药各一两，煎服两剂，汗止而搐亦愈。

东海渔家妇，产后三日，身冷无汗，发搐甚剧。时愚游海滨，其家人造寓求方。其地隔药房甚远，而海滨多产麻黄，可以采取。遂俾取麻黄一握，同鱼鳔胶一具，煎汤一大碗，乘热饮之，得汗而愈。用鱼鳔胶者，亦防其下血过多，因阴虚而发搐，且以其物为渔家所固有也。

一妇人，产后发汗过多，覆被三层皆湿透，因致心中怔忡，精神恍惚，时觉身飘飘上至屋顶。此虚极将脱，而神魂飞越也。延愚诊视，见其汗出犹不止，六脉皆虚浮，按之即无。急用生山药、净萸肉各一两，生杭芍四钱，煎服。汗止，精神亦定。翌日，药力歇，又病而反复。时愚已旋里。病家复持方来询。为添龙骨、牡蛎（皆不用煅）各八钱，且嘱其服药数剂，其病必愈。执意药坊中，竟谓方中药性过凉，产后断不宜用。且言此证系产后风，彼有治产后风成方，屡试屡验，怂恿病家用之。病家竟误用其方，汗出不止而脱。夫其证原属过汗所致，而再以治产后风发表之药，何异鸩毒！斯可为发汗不审虚实者之炯戒矣。

《傅青主女科》曰：产后气血暴虚，百骸少血濡养。忽然口紧牙紧，手足筋脉拘搐，类中风痉痉，虽虚火泛上有痰，皆当以末治之。勿执偏门，而用治风消痰方，以重虚产妇也。当

张锡纯医方精粹

用生化汤，加参、芪以益其气。又曰：产后妇人，恶寒恶心，身体颤动，发热作渴。人以为产后伤寒也，谁知其气血两虚，正不敌邪而然乎！大抵人之气不虚，则邪断难入。产妇失血过多，其气必大虚。气虚则皮毛无卫，邪原易入，不必户外之风来袭体也，即一举一动，风可乘虚而入。然产后之风，易入亦易出。凡有外感之邪，俱不必祛风。况产后之恶寒者，寒由内生也；发热者，热由内弱也；身颤者，颤由气虚也。治其内寒，外寒自散；治其内弱，外热自解；壮其元气，而身颤自除也。

按： 傅氏之论甚超。特其虽有外感，不必祛风二句，不无可议。夫产后果有外感，原当治以外感之药，惟宜兼用补气生血之药，以辅翼之耳。若其风热已入阳明之府，表里俱热，脉象洪实者，虽生石膏亦可用。故《金匮》有竹皮大丸，治妇人乳中虚，烦乱呕逆，方中原有石膏。《神农本经》石膏治产乳，原有明文。特不宜与知母并用。又宜仿白虎加人参汤之意，重用人参，以大补元气。更以玄参代知母，始能托邪外出。则石膏之寒凉，得人参之温补，能逗留胃中，以化燥热，不至直趋下焦，而与产妇有碍也。拙拟仙露汤（在第六卷）后曾详论之，且有名医治验之案可参视。

附方：

《医林改错》治产后风，有黄芪桃红汤，方用：

生黄芪半斤　生桃仁带皮尖，三钱，捣碎　红花二钱

水煎服。

按： 产后风，项背反张者，此方最效。

附方：

俗传治产后风方：

当归五钱　麻黄、红花、白术各三钱　大黄、川芎、肉桂、紫菀各二钱

水煎服。

按：此方效验异常。即至牙关紧闭，不能用药者。将齿拗开灌之，亦多愈者。人多畏其有大黄而不敢用。不知西人治产后风，亦多用破血之药。盖以产后有瘀血者多，此证用大黄以破之，所谓血活风自去也。况犹有麻、桂之辛热，归、术之补益，以调燮之乎？

滋阴清胃汤

治产后温病，阳明府实，表里俱热者。

玄参两半　当归三钱　生杭芍四钱　甘草钱半　茅根二钱

上药五味，煎汤两盅，分二次温服，一次即愈者，停后服。

产后忌用寒凉。而温热入阳明府后，又必用寒凉方解，因此医者恒多束手。不知石膏、玄参《本经》皆明载治产乳。是以热入阳明之重者，可用白虎加人参以山药代粳米汤（在第六卷），更以玄参代知母（方后有案）。其稍轻者，治以此汤，皆可随手奏效。愚用此两方，救人多矣。临证者当笃信《本经》，不可畏石膏、玄参之寒凉也。况石膏、玄参，《本经》原皆谓其微寒，并非甚寒凉之药也。

滋乳汤

治少乳。其乳少，由于气血虚或经络瘀者，服之皆有效验。

生黄芪一两　当归五钱　知母四钱　玄参四钱　穿山甲炒捣，

二钱　　六路通大者三枚，捣　　王不留行炒，四钱

用丝瓜瓤作引，无者不用亦可。若用猪前蹄两个煮汤，用以煎药更佳。

消乳汤（附方：治结乳肿疼兼治乳痈方）

治结乳肿疼或成乳痈。新起者，一服即消。若已作脓，服之亦可消肿止疼，俾其速溃。并治一切红肿疮疡。

知母八钱　　连翘四钱　　金银花三钱　　穿山甲炒捣，二钱　　瓜蒌切丝，五钱　　丹参四钱　　生明乳香四钱　　生明没药四钱

在德州时，有军官张宪臣之夫人，患乳痈，肿疼甚剧。投以此汤，两剂而愈。然犹微有疼时，怂恿其再服一两剂，以消其芥蒂。以为已愈，不以为意。隔旬日，又复肿疼，复求为治疗。愚曰：此次服药不能尽消，必须出脓少许。因其旧有芥蒂未除，至今已溃脓也。后果服药不甚见效。遂入西医院中治疗。旬日后，其疮外破一口，医者用刀阔之，以期便于敷药。又旬日，内溃益甚，满乳又破七八个口，医者又欲尽阔之使通。病人惧，不敢治，强出院还家，复求治于愚。见其各口中皆脓乳并流，外边实不能敷药。然内服汤药，助其肌肉速生，自能排脓外出，许以十日可为治愈。遂将内托生肌散（在后）作汤药服之。每日用药一剂，煎服二次，果十日痊愈。

表侄刘子馧，从愚学医，颖悟异常。临证疏方，颇能救人疾苦。曾得一治结乳肿疼兼治乳痈方：用生白矾、明雄黄、松萝茶各一钱半，共研细，分作三剂，日服一剂，黄酒送下，再多饮酒数杯更佳。此方用之屡次见效，真奇方也。若无松萝茶，可代以好茶叶。

升肝舒郁汤

治妇女阴挺。亦治肝气虚弱，郁结不舒。

生黄芪六钱　当归三钱　知母三钱　柴胡一钱五分　生明乳香三钱　生明没药三钱　川芎一钱五分

肝主筋，肝脉络阴器，肝又为肾行气。阴挺自阴中挺出，形状类筋之所结。病之原因，为肝气郁而下陷无疑也。故方中黄芪与柴胡、川芎并用，补肝（黄芪补肝之理详第四卷醒脾升陷汤下）即以舒肝，而肝气之陷者可升。当归与乳香、没药并用，养肝即以调肝，而肝气之郁者可化。又恐黄芪性热，与肝中所寄之相火不宜，故又加知母之凉润者，以解其热也。

一妇人，年三十余，患此证。用陈氏《女科要旨》治阴挺方，治之不效。因忆《傅氏女科》有治阴挺之方，其证得之产后，因平时过怒伤肝，产时又努力太过，自产门下坠一片，似筋非筋，似肉非肉，用升补肝气之药，其证可愈。遂师其意，为制此汤服之，数剂即见消，十剂痊愈。

一室女，年十五，因胸中大气下陷，二便觉常下坠，而小便尤甚。乃误认为小便不通，努力强便。阴中忽坠下一物，其形如桃，微露其尖，牵引腰际下坠作疼，夜间尤甚，剧时号呼不止。投以理郁升陷汤（在第四卷），将升麻加倍。二剂疼止。十剂后，其物全消。

盖理郁升陷汤，原与升肝舒郁汤相似也。

资生通脉汤

治室女月闭血枯，饮食减少，灼热咳嗽。

白术炒，三钱　生怀山药一两　生鸡内金黄色的，二钱　龙眼

肉六钱　山萸肉去净核，四钱　枸杞果四钱　玄参三钱　生杭芍三钱
桃仁二钱　红花钱半　甘草二钱

灼热不退者，加生地黄六钱或至一两。咳嗽者，加川贝母
三钱，米壳二钱（嗽止去之）。泄泻者，去玄参，加熟地黄一两，
云苓片二钱，或更酌将白术加重。服后泻仍不止者，可于服药
之外，用生怀山药细末煮粥，搀入捻碎熟鸡子黄数枚，用作点
心。日服两次，泻止后停服。大便干燥者，加当归、阿胶各数
钱。小便不利者，加生车前子三钱（袋装），地肤子二钱或将芍
药（善治阴虚小便不利）加重。肝气郁者，加生麦芽三钱，川芎、
莪术各一钱。汗多者，将萸肉改用六钱，再加生龙骨、生牡蛎
各六钱。

室女月闭血枯，服药愈者甚少，非其病难治，实因治之不
得其法也。《内经》谓："二阳之病发心脾，有不得隐曲，在
女子为不月。"夫二阳者，阳明胃腑也。胃腑有病，不能消化
饮食。推其病之所发，在于心脾。又推其心脾病之所发，在于
有不得隐曲（凡不能自如者，皆为不得隐曲）。盖心主神，脾主思，
人有不得隐曲，其神思郁结，胃腑必减少酸汁（化食赖酸汁，欢喜
则酸汁生者多，忧思则酸汁生者少），不能消化饮食，以生血液，所以
在女子为不月也。夫女子不月，既由于胃腑有病，不能消化饮
食。治之者，自当调其脾胃，使之多进饮食，以为生血之根
本。故方中用白术以健胃之阳，使之瞤动有力（饮食之消亦仗胃有
瞤动）。山药、龙眼肉以滋胃之阴，俾其酸汁多生。鸡内金原含
有酸汁，且能运化诸补药之力，使之补而不滞。血虚者必多灼
热，故用玄参、芍药以退热。又血虚者，其肝肾必虚，故用萸
肉、枸杞以补其肝肾。甘草为补脾胃之正药，与方中萸肉并
用，更有酸甘化阴之妙。桃仁、红花为破血之要品，方中少用

之，非取其破血，欲藉之以活血脉、通经络也。至方后附载因证加减诸药，不过粗陈梗概。至于证之变更多端，尤贵临证者，因时制宜耳。

沧州城东，曹庄子曹姓女，年十六岁，天癸犹未至，饮食减少，身体羸瘦，渐觉灼热。其脉五至，细而无力。治以资生通脉汤。服至五剂，灼热已退，饮食加多。遂将方中玄参、芍药各减一钱，又加当归、怀牛膝各三钱。服至十剂，身体较前胖壮，脉象亦大有起色。又于方中，加蟅鸡（俗名红娘虫）十枚。服至七八剂，天癸遂至。遂减去蟅鸡，再服数剂，以善其后。

奉天大南关马氏女，自十四岁月事已通，至十五岁秋际，因食瓜果过多，泄泻月余方愈。从此，月事遂闭。延医诊治，至十六岁季夏，病浸增剧。其父原籍辽阳，时充奉天兵工厂科长。见愚所著《衷中参西录》，因求为诊治。其身形羸弱异常，气息微喘，干嗽无痰，过午潮热，夜间尤甚，饮食减少，大便泄泻。其脉数，近六至，微细无力。俾先用生怀山药细末八钱，水调煮作粥。又将熟鸡子黄四枚，捻碎搀粥中，再煮一两沸，空心时服。服后须臾，又服西药百布圣二瓦，以助其消化。每日如此两次，用作点心。服至四日，其泻已止。又服数日，诸病亦稍见轻。遂投以资生通脉汤，去玄参加生地黄五钱，川贝三钱。连服十余剂，灼热减十分之八，饮食加多，喘嗽亦渐愈。遂将生地黄换作熟地黄，又加怀牛膝五钱。服至十剂，自觉身体爽健，诸病皆无，惟月事犹未见。又于方中加䗪虫（即土鳖虫，背多横纹者真，背光滑者非是）五枚、蟅鸡十枚。服至四剂，月事已通。遂去䗪虫、蟅鸡，俾再服数剂，以善其后。

甘肃马姓，寓天津英租界安居里，有女十七岁，自十六岁

张锡纯医方精粹

秋际，因患右目生内障，服药不愈，忧思过度，以致月闭，自腊月服药，直至次年孟秋月底不愈。其兄向为陆军团长，时赋闲家居，喜涉阅医书。见愚新出版五期《衷中参西录》，极为推许。遂来寓问询，求为诊治。其人体质瘦弱，五心烦热，过午两颧色红，灼热益甚，心中满闷，饮食少许，即停滞不下，夜不能寐，脉搏五至，弦细无力。为其饮食停滞，夜不能寐，投以资生通脉汤，加生赭石（研细）四钱，熟枣仁三钱。服至四剂，饮食加多，夜已能寐，灼热稍退。遂去枣仁，减赭石一钱，又加地黄五钱，丹皮三钱。服药十剂，灼热大减。又去丹皮，将龙眼肉改用八钱，再加怀牛膝五钱。连服十余剂，身体浸壮健。因其月事犹未通下，又加䗪虫五枚、樗鸡十枚。服至五剂，月事已通。然下者不多。遂去樗鸡、地黄，加当归五钱，俾服数剂，以善其后。

治眼科方

蒲公英汤 <small>（附方：还少丹）</small>

治眼疾肿疼，或胬肉遮睛，或赤脉络目，或目睛胀疼，或目疼连脑，或羞明多泪，一切虚火实热之证。

鲜蒲公英<small>四两，根叶茎花皆用，花开残者去之，如无鲜者可用干者二两</small>代之。

上一味，煎汤两大碗，温服一碗。余一碗乘热熏洗。

按：目疼连脑者，宜用蒲公英二两，加怀牛膝一两煎汤饮之。

此方得之姻兄于俊卿。言其令堂尝患眼疾，疼痛异常，延医调治，数月不愈。有高姓媪，告以此方，一次即愈。愚自得此方后，屡试皆效，甚是奇异，诚良方也。

夫蒲公英遍地皆有，仲春生苗，季春开花，色正黄。至初冬其花犹有开者，状类小菊，其叶似大蓟。田家采取生啖，以当菜疏。其功长于治疮，能消散痈疔毒火，然不知其能治眼疾也。使人皆知其治眼疾，如此神效，天下无瞽目之人矣。

古服食方，有还少丹。

蒲公英连根带叶取一斤，洗净，勿令见天日，晾干。用斗子解盐<small>（即《本经》大盐晒于斗之中者，出山西解池）</small>一两，香附子五钱，二味为细末，入蒲公英，水内淹一宿，分为十二团，用皮纸三四层裹扎定，用六一泥（即蚯蚓泥）如法固济，灶内焙干。乃以武火煅通红为度，冷定取出，去泥为末。早晚擦牙漱之，吐咽任便，久久方效。年未及八十者，服之须发反黑，齿落更生。年少服之，至老不衰。

由是观之，其清补肾经之功可知。且其味苦，又能清心经之热。所以治眼疾甚效者，或以斯欤？

磨翳散

治目睛胀疼，或微生云翳，或赤脉络目，或目眦溃烂，或偶因有火，视物不真。

生炉甘石三钱　硼砂二钱　黄连一钱　人指甲五分锅焙脆，无翳者不用

上药先将黄连捣碎，泡碗内。冷时两三日，热时一日，将泡黄连水过罗，约得清水半茶盅。再将余三味捣细，和黄连水入药钵中研之，如研前药之法，以极细为度。研好连水带药，用大盘盛之。白日置阴处晾之，夜则露之。若冬日微晒亦可。若有风尘时，盖以薄纸。俟干，贮瓶中，勿透气。用时凉水调和，点眼上，日三四次。若有目翳，人乳调和点之。若目翳大而厚者，不可用黄连水研药，宜用蝉退（带全足去翅土）一钱，煎水研之。盖微茫之翳，得清火之药即退。若其翳已遮睛，治以黄连成冰翳，而不能消矣。

明目硼硝水

治眼疾暴发、红肿疼痛。或眦多胬肉，或渐生云翳，及因有火而眼即发干昏花者。

硼砂五钱　芒硝三钱，硝中若不明亮用水化开澄去其中泥土

上药和凉水多半盅，研至溶化。用点眼上，一日约点三十次。若陈目病一日点十余次。冬日须将药碗置热水中，候温点之。

益瞳丸

治目瞳散大昏耗，或觉视物乏力。

萸肉去净核，二两　野台参六钱　柏子仁炒一两　玄参一两　菟丝子一两　炒羊肝一具，切片焙干

上药共为细末，炼蜜为丸，桐子大。每服三钱，开水送下，日两次。

一妇人，年三旬，瞳子散大，视物不真，不能针黹，屡次服药无效。其脉大而无力。为制此丸，服两月痊愈。

张锡纯医方精粹

治疮科方

消瘰丸

治瘰疬。

牡蛎煅,十两　生黄芪四两　三棱二两　莪术二两　朱血竭一两　生明乳香一两　生明没药一两　龙胆草二两　玄参三两　浙贝母二两

上药十味，共为细末，蜜丸，桐子大。每服三钱。用海带五钱，洗净切丝，煎汤送下。日再服。

瘰疬之证，多在少年妇女。日久不愈，可令信水不调，甚或有因之成劳瘵者。其证系肝胆之火上升，与痰涎凝结而成。初起多在少阳部位，或项侧，或缺盆，久则渐入阳明部位。一颗垒然高起者为瘰，数颗历历不断者为疬。身体强壮者甚易调治。

曾治一少年，项侧起一瘰疬，其大如茄，上连耳，下至缺盆。求医治疗，言服药百剂，亦不能保其必愈。而其人家贫佣力，为人芸田，不惟无钱买如许多药，即服之亦不暇。然其人甚强壮，饮食甚多。俾于一日三餐之时，先用饭汤送服煅牡蛎细末七八钱。一月之间，消无芥蒂。

又治一妇人，在缺盆起一瘰疬，大如小橘。其人亦甚强壮无他病。俾煮海带汤，日日饮之。半月之间，用海带二斤

而愈。

若身体素虚弱者，即煮牡蛎、海带，但饮其汤，脾胃已暗受其伤。盖其咸寒之性，与脾胃不宜也。此方重用牡蛎、海带，以消痰软坚，为治瘰疬之主药。恐脾胃弱者，久服有碍，故用黄芪、三棱、莪术以开胃健脾（三药并用能开胃健脾，第一卷十全育真汤下曾详之言）。使脾胃强壮，自能运化药力，以达病所。且此证之根在于肝胆，而三棱、莪术善理肝胆之郁。此证之成，坚如铁石，三棱、莪术善开至坚之结。又佐以血竭、乳香、没药，以通气活血，使气血毫无滞碍，瘰疬自易消散也。而犹恐少阳之火炽盛，加胆草直入肝胆以泻之；玄参、贝母清肃肺金以镇之。且贝母之性，善于疗郁结，利痰涎，兼主恶疮；玄参之性，《名医别录》谓其散颈下核，《开宝本草》谓其主鼠瘘。二药皆善消瘰疬可知。

族侄女患此证，治数年不愈。为制此方，服尽一料而愈。

按： 方书谓牡蛎左顾者佳，然左顾右顾辨之颇难。此物乃海中水气结成，亿万相连，或覆或仰，积聚如山，古人谓之蚝山。覆而生者其背凸，仍覆置之，视其头向左回者为左顾。仰而生者其背凹，仍仰置之，其头亦向左回者为右顾。若不先辨其覆与仰，何以辨其左右顾乎？然瘰疬在左边，左顾者佳。若瘰疬在右边，用左顾者未必胜于右顾者也。

血竭，色赤、味辣。色赤，故入血分；味辣，故入气分。其通气活血之效，实较乳香、没药为尤捷。诸家本草，未尝言其辣。且有言其但入血分者，皆未细心实验也。然此药伪者甚多，必未研时微带紫黑，若血干之色；研之红如鸡血，且以置热水中则溶化，须臾复凝结水底成块者，乃为真血竭。

　　　　　　　　　　张锡纯医方精粹

化腐生肌散

治瘰疬已溃烂者，用此药擦之。他疮破后者亦可用之。

炉甘石_{煅六钱}　乳香_{三钱}　没药_{三钱}　明雄黄_{二钱}　硼砂_{三钱}
硇砂_{二分}　冰片_{三分}

共研细，收贮瓶中勿令透气。日擦患处三四次，用此药长肉。将平时收口不速者，可加珍珠一分，煅，研细，搀入。其煅法详护眉神应散后。

西药之防腐生肌者，首推沃度仿谟。以之和于十倍或二十倍之脂肪油中，日涂疮上二三次。或作药棉塞疮孔，其防腐生肌之力甚优。

又治皮肤疮疡毒痤火毒，恒用海碘酒涂之，两三次即消。海碘酒者，用海碘、沃剥等分，而溶以二十五倍之烧酒也。

沃度仿谟一名黄碘，为有光泽、黄色、小叶形或小板形之结晶，有烧臭味，为防腐生肌之要品，系用沃度制成。沃度即海碘也。其原质存于海草中，若昆布、海带、海藻之类。其形状为灰黑色菱角形小板形状，或叶状之干燥结晶，有金属样光泽，放特异之臭气。其性善变物质，以之接触于皮肤，皮肤即变褐色，二三日后作屑脱落，故善消皮肤之毒。

沃剥即沃度加留谟之省文，一名沃度加里。其原质存于海水之海产动物、植物或矿泉中。其人工的制法：于加里卤液中溶解沃度，同时其生成之沃度酸盐，以木炭还原之，即成白色干燥骰形之结晶，有特异之辛咸味。其功用近于沃度，而无沃度之腐蚀性，故宜与沃度同用。

内托生肌散

治瘰疬疮疡破后，气血亏损不能化脓生肌。或其疮数年不愈，外边疮口甚小，里边溃烂甚大，且有串至他处不能敷药者。

生黄芪四两　甘草二两　生明乳香一两半　生明没药一两半
生杭芍二两　天花粉三两　丹参一两半

上七味，共为细末，开水送服三钱，日三次。若将散剂变作汤剂，须先将花粉改用四两八钱，一剂分作八次煎服，较散剂生肌尤速。

从来治外科者，于疮疡破后不能化脓生肌者，不用八珍即用十全大补。不知此等药若遇阳分素虚之人服之犹可。若非阳分素虚或兼有虚热者，连服数剂有不满闷烦热、饮食顿减者乎？夫人之后天，赖水谷以生气血，赖气血以生肌肉，此自然之理也。而治疮疡者，欲使肌肉速生，先令饮食顿减，斯犹欲树之茂而先戕其根也。虽疮家阴证，亦可用辛热之品。然林屋山人阳和汤，为治阴证第一妙方，而重用熟地一两以大滋真阴，则热药自无偏胜之患。故用其方者，连服数十剂而无弊也。

如此方重用黄芪补气分以生肌肉，有丹参以开通之，则补而不滞；有花粉、芍药以凉润之，则补而不热。又有乳香、没药、甘草化腐解毒，赞助黄芪以成生肌之功。况甘草与芍药并用，甘苦化合，味同人参，能双补气血，则生肌之功愈速也。至变散剂为汤剂，花粉必加重者，诚以黄芪煎之则热力增，花粉煎之则凉力减，故必加重而其凉热之力始能平均相济也。至黄芪必用生者，因生用则补中有宣通之力。若炙之，则一于温

　　　　　　　　张锡纯医方精粹

补，固于疮家不宜也，

林屋山人《证治全生集》黄芪、甘草皆忌炙用。集中载：

治一王姓媳，颈内瘰疬数个，两腋恶核三个。又大腿患一毒，不作肿疼，百日余渐发大，形大如斗，按之如石，皮现青筋，常作抽疼。经治，数人皆称曰瘤。余曰：瘤乃软者，世无石硬之瘤，而此是石疽也。问可治否？答曰：初起时皆可消，日久发大，上现青筋纹，虽按之如故，然其根下已成脓矣。如偶作一抽之疼，乃有脓之证也。上现青筋者，其内已作黄浆可知。如上现小块，高低如石岩者，不治。如现红筋者，其内已通血海，不治。倘生斑点，即自溃之证。若溃即放血，三日内毙。今患处现青筋者，医至半软为半功，溃后脓浓厚，可冀收功也。遂外以鲜商陆捣涂，内服阳和汤。十日则一抽之疼止，十三剂里外作痒，十六剂顶软，十八剂连根皆软。其颈项之瘰疬、两腋之恶核皆消。止剩石疽高起，内脓垂下。令服参一钱。因在筋络之处，先以银针刺穿，后以刀阔其口，以纸钉塞孔内。次日，两次流水斗许。大剂滋补托里，则去人参倍增生黄芪，连服十剂亦见愈。适有伊戚亦外科家，令其芪、草换炙者。服不三日，四围发肿，内作疼痛。复延余治，仍令照前方服二十剂，外以阳和膏随其根盘贴满，独留疮口，且以布条紧束。人问：因何用膏贴又加布束？答曰：凡属阴疽，外皮活，内膜生，开深伤膜，膜烂则无治。所出之脓在皮里膜外，仅似空弄。又不能以生肌药放入，故内服温补滋阴活血之剂，外贴活血温暖膏药，加之以紧束，使其皮膜相连，易于脓尽，且易于接连生肌。果束后数日，内腔浓厚。加参服两月收功。

一人，年二十余，因抬物用力过度，腰疼半年不愈，忽于疼处发出一疮，在脊梁之旁，微似红肿，状若覆盂，大径七

治疮科方

寸。疡医以为腰疼半年，始现此疮，其根蒂必深而难治。且其内外发热，饮食懒进，舌苔黄厚，脉象滑数，知其证兼外感实热。投以白虎加人参汤，热退能食。数日，又复虚汗淋漓，昼夜不止。遂用龙骨、牡蛎（皆不用煅）、生杭芍、生山药各一两为方，两剂汗止。继治以清火、消肿、解毒之药，若拙拟消乳汤，去瓜蒌加金线重楼、三七（冲服）之类。更加鹿角霜钱许以引经。惟消乳汤以知母为君，重八钱，兹则所用不过五六钱。外用五倍子、三七、枯矾、金线重楼、白及为末，以束其根；乳香、没药、雄黄、金线重楼、三七为末，以敷其顶，皆用醋调之。旬日疮消三分之二，其顶甚软。遂以乌金膏（以雄黄炒巴豆仁至黑色，研细，名乌金膏）调香油敷其软处。二日，疮破，出稠脓若干。将此内托生肌散改作汤剂投之，外敷拙拟化腐生肌散。七八日间，疮口长平，结痂而愈。自言其疮自始至终未尝觉疼。盖因用药节节得着也。然徒精外科者，又何能治此疮乎？

徐灵胎治疮最重围药，以围药束住疮根，不使毒势散漫，又能阻隔周身之热力不贯注于疮，则疮必易愈。愚治此疮所用束根之药，实师徐氏之意也。

张锡纯医方精粹